GEORG PERNTER

SPIRITUALITÄT
ALS LEBENSKUNST

IGW-Publikationen

Hg. Institut für Integrative Gestalttherapie Würzburg (IGW)
Institut für Integrative Gestalttherapie Wien (IGWien)

Die Reihe wird gemeinsam vom Institut für Integrative Gestalttherapie Würzburg (IGW) und dem Institut für Integrative Gestalttherapie Wien (IGWien) herausgegeben. Die beiden Schwesterinstitute wollen damit im deutschen Sprachraum einen Beitrag zum öffentlichen fachlichen Diskurs unter Gestalttherapeutinnen und Gestalttherapeuten leisten sowie bei gegebenem Thema auch unter Personen, die andere Therapieansätze vertreten. Als Autorinnen und Autoren treten Lehrende und Graduierte der beiden Institute auf, aber auch andere Kolleginnen und Kollegen.
Verantwortlich für die Reihe sind:
Peter Schulthess, Zürich (IGW), und Heide Anger, Wien (IGWien)

Der Autor

Georg Pernter, Theologe und Gestaltberater mit eigener Praxis in Bozen/Südtirol; Klinischer Gestalttherapeut und Magister der Theologie (Religionspädagogik und Germanistik); zweijährige Fortbildung in Gestalttherapie (Ö.G.I.-Wien); Advanced Training in »Rites of Passage« bei Paul Rebillot; Fortbildung in Gestalt-Paartherapie bei Joseph C. Zinker und Sandra Cardoso-Zinker; psychotherapeutische Ausbildung in integrativer Gestalttherapie beim IGWien mit Abschluss in klinischer Gestalttherapie beim IGWürzburg; Advanced Training in »Gestalt Body Process« (Heilsame Körperprozesse in der Psychotherapie) bei Jim Kepner; diverse Fortbildungen in Kontemplation, Sacred Dance, Ritual- und dynamischer Atemarbeit; Initiator und Leiter von Musicalprojekten in der Kinder- u. Jugendarbeit; Geschäftsführer des Zentrums Tau, Kaltern; Leiter von Jona-Gestaltkreationen (Beratung, Coaching, Workshops);
(www.gestalt-bz.eu; www.spiritualitaet-als-lebenskunst.de).

Georg Pernter

SPIRITUALITÄT
ALS LEBENSKUNST

Gestalttherapeutische Impulse

E H P
– 2008 –

© 2008 EHP – Verlag Andreas Kohlhage, Bergisch Gladbach
www.ehp.biz

Bibliografische Information der Deutschen Bibliothek
Die Deutsche Bibliothek verzeichnet diese Publikation in der
Deutschen Nationalbibliografie; detaillierte Daten sind im Internet
über http://dnb.ddb.de abrufbar.

Umschlagentwurf: Uwe Giese
– unter Verwendung eines Aquarells von Traudi Pernter: Untitled –

Gedruckt in der EU

ISBN 978-3-89797-903-1

Inhalt

Meinen Töchtern Hanna und Sara

Vorwort: Für die Herausgeber der Reihe

Der Psycho-Spiri-Markt boomt. Viele Publikationen entstehen und verbinden Psychotherapie mit Spiritualität, auch im Bereich der humanistischen Psychologie und der Gestalttherapie. Benötigen wir jetzt auch noch dieses Buch? In der Buchreihe des IGW? Ich will nicht verschweigen, dass die beiden verantwortlichen Herausgeber erst etwas zögerten. Nach der Lektüre des Manuskriptes aber fand ich eine klare Antwort: Ja. dieses Buch benötigen wir, denn dieses Buch hebt sich angenehm ab von anderen.

Der Autor ist als Theologe zweifellos ein Experte im sprituellen Bereich und er ist gestalttherapeutisch ausgebildet. Er zeigt ein Verständnis von Spiritualität, das sich abhebt von anderen Publikationen, welche mit fließenden Grenzen zur Esoterik operieren und oft unkritisch Konzepte der Gestalttherapie mit Konzepten der Transpersonalen Psychologie, Esoterik und spirituellen Ritualen anderer Kulturen vermischen, um daraus einen ›Gestalt-Spiritualitäts-Ansatz‹ zu konstruieren.

Es geht dem Autor nicht um eine weltverbessernde, missionierende religiöse Spiritualität, die es zu entwickeln gilt und die verankert ist in einem konfessionellen Gottesbild. Vielmehr geht es ihm um eine persönliche, individuelle Spiritualität, welche sich mehr in einer bewussten Lebenshaltung äußert, die offen ist für das Numinose und mit einer transzendenten Wirklichkeit rechnet. Sie drückt sich aus in einer Achtung vor allem Lebendigen, vor der Schöpfung, und in einer Sorge um die förderliche Entwicklung von Individuen, Sozietäten bis hin zu deren ökologischen Umwelt- und Lebensbedingungen.

Spiritualität als Lebenskunst, als Ausdruck des sich Einlassens auf Beziehungen, auf die Welt, in der man lebt, als Ausdruck einer Haltung, in der nicht das eigene Ego zuoberst steht, sondern die Fähigkeit besteht, sich selbst zu transzendieren, sich als eingebunden in ein größeres Ganzes zu sehen und doch sich selbst als Eigenes zu erleben, mit der Fähigkeit zu selbstverantwortlichem Handeln und Mitgestalten der sozialen und politischen Umgebung, in der man lebt. Das ist ein der Welt zugewandtes Verständnis von Spiritualität, das gut zur Gestalttherapie passt, zu ihrer sozialen Ethik, ihren theoretischen Konzepten und ihren politischen Implikationen. Oft genug ist sie missverstanden worden als Weg zur hedonistischen Selbstinszenierung.

In einer Zeit und einer Welt der zunehmenden Zersplitterung und Fragmentierung und zugleich einer fortschreitenden (kapitalistischen) Globalisierung mit enormer, schwer zu verarbeitender Informationsvielfalt ist es kein Zufall, dass die Suche nach Sinn, die untrennbar mit Spiritualität einhergeht, neu akzentuiert wird. Entsprechend bilden sich auf dem Lebenshilfe- und Psychomarkt, aber auch im Feld religiöser Bewegungen laufend neue Angebote, die regen Zuspruch erfahren. Nur zu oft werden dabei Verbindungen zwischen Esoterik, Transzendentaler Psychologie und Ritualen aus initiatischer Therapie eingegangen, ohne dass kritisch hinterfragt wird, ob und wie das zusammenpasst. Religiöse Praktiken aus fremden Kulturen und Religionen werden herangezogen, Menschen- und Glaubensbilder aus diesen Kulturen in unsere Lebenshilfe- und Psychotherapiepraxis (fragmentiert und aus dem gesellschaftlich-kulturellen Zusammenhang gerissen) eingebaut, »integriert«, ohne kritische Reflexion, was man da denn mit hereinholt.

Das Bedürfnis nach Zugehörigkeit zu einem größeren Ganzen, das Bedürfnis, in der Entwicklung dieser Welt doch so etwas wie einen schöpferischen Plan zu erkennen, von einer unbekannten aber doch geglaubten höheren Macht gesteuert, so dass doch dies alles Sinn gibt, auch das Irrationale, Unverstehbare, ist ein menschliches Urbedürfnis und immer wieder, je nach zeitgeschichtlicher gesellschaftlicher Entwicklung, Nährboden für kollektive Regressionen ganzer gesellschaftlicher Subsysteme, die dann gerne empfänglich sind für Heilsbotschaften von spirituellen, psychologischen und politischen Führungsfiguren und gerne bereit sind, sich dem Willen des Führers und seiner eingeforderten Rituale und Handlungen zu unterwerfen. Der gemeinsame Kampf für eine bessere Welt ist dann gefragt, für einen höheren Wert und die Bildung eines besseren Menschen. Mit echter Spiritualität und Religiosität haben solche Heilslehren nichts zu tun. Oft sind darin Züge einer Sektenbildung zu erkennen, und bei den Führern eine massive narzisstische Problematik, die sie die Bedürfnisse der Nachfolgenden ausbeuten lässt.

Karin Daecke (2006/2007)[1] hat in einem umfangreichen Werk dargelegt, wie die Entwicklung von psychotherapeutischer Theoriebildung und Praxis (feldtheoretisch begründet) untrennbar verbunden ist mit der gesellschaftlichen Entwicklung, politischen und wirtschaftlichen Verhältnissen und dem aus ihnen hervorgehenden Zeitgeist. »Keiner kann dem Zeitgeist entfliehen, aber man kann sich kritisch mit ihm auseinandersetzen. Der Blick auf die Geschichte bietet hierfür immer Positionen perspektivischer Distanz« schreibt sie auf der Titelseite. Ihre Sorge gilt der unbewussten Tradierung strukturell-faschistischer Phänomene in der evolutionären Psychologieentwicklung. Dass die Gestalttherapie davor nicht gefeit ist, zeigt sie sehr deutlich in einer Analyse der Entwicklung der humanistischen Psychologie zur Transpersonalen Psychologie während der McCarthy-Ära in Amerika und der entsprechenden Entwicklung von Esalen. Verpasst wurde damals während der Umwandlung der humanistischen Psychologie als dritter Kraft zur Transpersonalen Psychologie als vierter Kraft eine klare Abgrenzung der einer humanistischen sozialen Ethik verpflichteten Exponenten von einer Transpersonalität, welche auf Auflösung der Individualität und dafür Nährung regressiver, oft drogeninduzierter (Grof), Bedürfnisse nach universeller oder gar kosmischer Verschmelzung abzielte, was psychologisch und politisch recht bedenkliche Implikationen haben kann, wenn man an die germanische Selbsterhöhung zu einem völkischen, besseren Ganzen im Nationalsozialismus denkt, aber auch an das Amerika der späteren Jahre (Busch mit seinen freikirchlichen Anbindungen ist nur jüngster Ausdruck davon).

Die frühen Konzepte der Gestalttherapie sind frei von einem evolutionären Anspruch. Perls wollte keine besseren Menschen machen. Er wollte ihnen zu mehr Bewusstheit verhelfen, zu mehr Gewahrsein und zur Fähigkeit, sich wirklich einzulassen auf die Welt, Teil von ihr zu sein und sie so verändernd mitzugestalten. Er war nicht an der (NS-nahen) Grazer oder Leipziger Schule der Gestaltpsychologie orientiert, sondern der Berliner, deren Exponenten ins Exil flüchten mussten, um zu überleben. Sein Gestaltordnungsbezug blieb stets ein relativer und situativ feldbezogener, gesellschaftsbezogen reflektiert, im Unterschied zu starren, absoluten und verklärten Gestaltordnungen. Perls wollte selbstbestimmte Individuen fördern, die in der Lage waren, Beziehungen und soziale Welten kritisch und tatkräftig mitzugestalten, sich kreativ anzupassen an unabänderliche Begebenheiten, selbst wenn dies allenfalls die Flucht bedeutete. Es hat ihm und Lore wohl auch das Leben gerettet, dass er rechtzeitig Deutschland verließ angesichts der Demonstration, zu welch vernichtendem Machtanspruch idealisierte und verabsolutierte Ganzheitsentwicklungen führen können. Ob sich in diesem Gewahrsein und Spüren, wann es Zeit zum Gehen ist, seine Spiritualität zeigte?

Mit welcher Leichtfertigkeit heute auch unter GestalttherapeutInnen (etwa mit Bezug auf Hellinger, Theosophie, Graf Dürckheim, New Age, Bhagwan) zurückgegriffen wird auf verabsolutierende Ordnungen der Welt, wie selbstverständlich man in den Sog gerät, den humanistischen Ansatz und die Gestalttherapie zur Psychagogik für eine Erziehung zum »besseren Menschen« zu degradieren und die ursprünglichen emanzipatorischen Konzepte der Gestalttherapie zu unterlaufen, erschreckt. Auch das Ausmaß an narzisstischer Selbstdarstellung mancher Neuerer der Gestalttherapie. Unreflektiert bleiben die zeitgeschichtlichen ideologischen Hintergründe der Zutaten, unreflektiert bleiben die Widersprüche im Menschenbild, wohlfeil verkauft wird all das aber als Integration von Spiritualität und Psychotherapie.

Davon hebt sich Pernter wirklich erfreulich ab und ich danke ihm dafür. Er schreibt in einfacher, verständlicher Sprache. Er beschreibt in Kenntnis der theologischen Spiritualitätsliteratur und Forschung, was unter Spiritualität verstanden wird, und versteht es, dies mit den Konzepten der Gestalttherapie in Beziehung zu bringen und Überschneidungen aufzuzeigen. Er sieht als gemeinsame Aufgabe der Psychotherapie und der spirituellen Begleitung das Eröffnen bereichernder Felder für ein gelingendes Leben, die Förderung der ganzen Persönlichkeit. Gekonnt stellt er Konzepte der Spiritualität und der Gestalttherapie dar und bringt sie in fruchtbare und anregende Verbindung. Das macht gelegentlich den Anschein, als verstünde er das Schreiben selbst als Spiritualität und Ausdruck seiner Lebenskunst.

Der Autor schließt sein Buch mit dem Ausdruck der Hoffnung, dass es ihm ein Stück weit gelingen möge, die Spiritualität in jenen TherapeutInnenkreisen hoffähig zu machen, die sonst mit ihr nicht viel zu tun hätten, zu zeigen, dass sie eigentlich etwas ganz Normales und Alltägliches ist und dass die Gestalttherapie mit ihrer Betonung von Achtsamkeit, Verantwortlichkeit, dialogischer Beziehungs-Begegnungsgestaltung und dem ganzheitlichen Menschenbild, das wesentliche Element zur Spiritualität schon in sich hat und nicht »draußen« (der Esoterik, der Theologie, dem Schamanimus oder wo auch immer) danach suchen muss, um sie erst so zu einer spirituellen Psychotherapie zu erweitern. »Es ist alles schon da.«

Peter Schulthess

1. Karin Daecke: Moderne Erziehung zur Hörigkeit? Die Tradierung strukturell-faschistischer Phänomene in der evolutionären Psychologieentwicklung und auf dem spirituellen Psychomarkt. Edition Psychotherapie und Zeitgeschichte. Neuendettelsau 2006

Zum Geleit

- Lass dem Priester, was des Priesters ist und lass dem Psychotherapeuten, was des Psychotherapeuten ist.
- Das eine hat mit Glauben, das andere mit Wissen zu tun, sogar mit Wissenschaft.
- Religion ist Opium fürs Volk, als Therapeuten geht es uns um Erkenntnis, Heilung im Alltag, Erlernen von Lebenskunst im Hier-und-Jetzt.
- Spiritualität als Lebenskunst? Ist das nicht ein Widerspruch in sich?

Im 12. Jahrhundert lebte in Persien ein Dichter und Sufi-Mystiker, der nach der Überlieferung gut zu leben wusste und 110 Jahre alt wurde: Fariduddin Attar. Er schrieb die berühmte Geschichte vom Wiedehopf, der die anderen Vögel zusammenrief, um sich auf die Suche nach ihrem geheimnisvollen König Simurgh im Qaf-Gebirge zu machen (Fariduddin Attar – ›Vogelgespräche‹). Ergriffen von tiefer Sehnsucht begeben sie sich auf die Reise. Bald jedoch stellt sich heraus, dass es eine Reise voller Gefahren und Mühsal ist. Und je länger der Weg ist und je schwieriger, desto mehr der Weggefährten wollen aufgeben, finden Entschuldigungen, zweifeln am Sinn des Unterfangens. Doch der Wiedehopf ermutigt sie immer wieder mit eindrücklichen Geschichten der alten Meister, bis sie am Ende, erschöpft und abgerissen, endlich den herrlichen Sitz des Königs Simurgh erreichen. Sie haben die sieben Täler durchwandert, die nach alter Sufi-Tradition zur Sonne der Nähe und Güte führen, nachdem sie ihre irdischen Bedingungen, Gebundenheiten und gewohnte Denkweisen überwunden haben. Staunend sehen sie Simurgh im Spiegel ihres Selbst. Der König und sie sind eins.

Attar beschreibt hier den mühevollen Weg der Menschen, die sich auf die Reise zur inneren Wahrheit begeben, ihrer Sehnsucht folgend, im Wechsel von Zweifel und Hingabe. Am Ende hat sich die Suche gelohnt, sie führt zu Wärme, Güte und Weisheit, zu Gott.

In spirituellen Traditionen finden wir immer wieder dieses Bild vom inneren Weg. Jesus sagt: ›Liebe deine Feinde‹ – ›Hör auf, den Splitter im Auge des Anderen zu sehen ohne den Balken im eigenen Auge wahrzunehmen‹ – Hör auf zu projizieren, löse dich von deinen Introjekten, ›Liebe deinen Nächsten wie dich selbst‹ oder ›Du kannst niemanden lieben, bevor du nicht dich selbst, so wie du bist, liebst‹.

Und sage niemand, diese Aufgabe sei leicht zu erfüllen. Die Täler unserer inneren Zustände müssen durchwandert werden, wollen wir zur Heilung und zum guten Leben finden.

Avalokiteshvara, der Buddha des Mitgefühls im tibetischen Buddhismus, der heiter lächelnd im Zentrum des Mandalas sitzt, auch ›der mit klarem Auge Sehende‹ und ›der kostbare, Wunsch erfüllende Edelstein‹ genannt, kann nur erreicht werden, nachdem der Suchende mit vielen inneren Dämonen gekämpft hat.

Aufgeklärte Moslems wissen, dass der Krieg gegen die Ungläubigen nichts anderes ist als der Kampf gegen die eigenen inneren destruktiven Zweifler und die Auseinandersetzung mit dem inneren Richter.

Auch wenn die Gestalttherapie eine wissenschaftlich erforschte Methode zur Heilung der kranken, verwirrten, gespaltenen, verletzten Seele ist, lässt sie sich mühelos ›rückbinden‹ an spirituelle Traditionen und Weisheitslehren.

So zu werden, wie wir gedacht waren, uns zu erinnern an uns selbst und damit an das Göttliche in uns, ist letztlich das, worum es auch in der Psychotherapie gehen darf und soll. Und auch dieser Weg ist nicht leicht, führt durch Aufruhr und schmerzliche Zustände, braucht Geduld und behutsame Führung.

Unser äußeres Leben spiegelt den Zustand unserer Seele. Lebenskunst zeigt sich im gesunden Austausch zwischen mir und der Welt, im Gefühl für das rechte Maß, im liebevollen und klaren Umgang mit mir selbst, mit den Mitmenschen und der Natur, im kraftvollen, kreativen Einsatz meiner Potentiale, in Intensität, Begeisterungsfähigkeit und Lebensfreude.

Wenn wir uns als Psychotherapeuten die Grenzen der Machbarkeit eingestehen, erkennen, dass die Lösung oft im ›Lassen-Können‹ steckt, wenn wir absichtslos den Phänomenen treu bleiben und Bewusstsein fördern helfen, dann fließt Spiritualität mühelos in unser Handeln ein, Psyche, Leib und Göttliches sind im Fluss.

Gestalttherapeuten sollten wie Bildhauer sein. Der Künstler findet, was im Stein steckt und entfernt das Überflüssige.

Der Lebenskünstler findet im lärmenden Chaos des Lebens immer wieder voller Vertrauen die Gestalt, die jetzt zu ihm passt.

Seine Spiritualität zeigt sich auch im liebevollen Annehmen des Unvollkommenen, des Ungeschickten und der Grenzen, die uns durch die Materie gesetzt sind.

Sein Reich ist von dieser Welt, auch wenn das vielleicht noch nicht alles ist.

Lieber Georg, gerne habe ich Dein Buch gelesen, interessant und fundiert, wissenschaftlich einwandfrei und doch mit der Offenheit für das Nicht-Fassbare, das wir Glauben und Gnade nennen.

Dass die Gestaltphilosophie eine gute Orientierung für Lebenskunst ist, habe ich schon immer gedacht. Der spirituelle Aspekt aber ist hier besonders gut herausgearbeitet und belegt. Jenseits von esoterischer Seichtheit und wohlfeilen Heilswegen hast Du den tiefen inneren Zusammenhang der Urfragen der Menschheit und des gestalttherapeutischen Ansatzes aufgezeigt.

Unser Gedankenaustausch hat mir viel Spaß gemacht.

In diesem Sinne – alles Gute für dieses Buch!

Almut Ladisich-Raine

Einleitung: Welche Farbe hat der Wind?

»Wir brauchen eine Therapie,
in der die Lebendigkeit gesucht und gefördert wird,
in der die Lebendigkeit geweckt wird«
(Willi Butollo 1996, 60)

»Nicht Wissen um des Wissens, sondern um des *Lebenswissens* willen,
um Einblick in die Grundstrukturen des Lebens und der Welt,
der geschichtlichen Herkunft und gesellschaftlichen Gegenwart zu gewinnen.«
(Wilhelm Schmid 2007, 437)

»Ich habe keine Lehre. Ich zeige nur etwas. Ich zeige Wirklichkeit,
ich zeige etwas an der Wirklichkeit, was nicht oder zu wenig gesehen worden ist.
Ich nehme ihn, der mir zuhört, an der Hand und führe ihn zum Fenster.
Ich stoße das Fenster auf und zeige hinaus.
Ich habe keine Lehre, aber ich führe ein Gespräch.«
(Martin Buber 1962, 1114, zit. n. Zahrnt 1989, 120)

Spiritualität, ein »luftiges« Phänomen – für viele ist Spiritualität eine »terra incognita«. Eine Wüste. Ein Fass ohne Boden. Nicht greifbar. Vergleichbar ist Spiritualität mit dem »Wind, den man zwar spüren, aber nicht ergreifen kann« (Nye 1999, zit. n. Bucher 2007, 21). »Welche Farbe hat der Wind?« (Perls 1981, 118) ist jener Koan, den Fritz Perls, einer der Begründer der Gestalttherapie, von seinem Zenmeister erhalten hatte. Und dieser war hoch zufrieden mit Perls' Lösung, als er nämlich den Meister einfach anhauchte und so wortlos ausdrückte: »Diese Farbe hätte der Wind …«.

Dem »Wind« mehr Farbe zu geben, ist das Anliegen dieses Buches: Farben, die erkennbar sind und nach mehr Leben schmecken … Vielleicht mag es für manche ein Wind werden, für andere bloß ein altes Lüftchen bleiben. »Aber ich weiß, dass unsichtbar nicht verschwunden heißt.« (Divakaruni, 2001, 85) Ein Gespräch möchte ich führen mit denen, die sich dafür interessieren. Keinen fertigen Monolog halten, auch wenn das bei einem Buch ein ganz eigener »Dialog« sein wird.

»Nichts Neues unter der Sonne« – so lautet ein altes romanisches Diktum. Muss man das Rad neu erfinden, wenn es bereits gute Erfahrungen gibt? Neu in diesem Buch kann man das Bemühen sehen, eine alltagsbezogene Spiritualität zu formulieren mit dem Anspruch, Menschen ehrlich zu begegnen und in ihrer Sprache jene Fragen zu formulieren, welche die alten Fragen der spirituellen Suche(r) sind. Das ist ein freundschaftlicher Austausch, eine gegenseitige Bereicherung. Mein Wunsch ist es, dass dabei die »Hymne an den unbekannten Gott« (Sam Keen) und an das Leben hier auf dieser Welt gelingt und Feuer nicht nur im Bauch, sondern auch im Kopf und in den Füßen entfacht wird.[1] Ist das Leben – überspitzt formuliert – nicht zu kurz, um in jahrelanger mühevoller Arbeit auf dem Sitzkissen auszuharren und auf persönliche Erleuchtung zu warten?

Spiritualität ist Vielfalt. Ich bekenne vorab: Ich habe einiges an spirituellen Ausdrucksmöglichkeiten ausprobiert. Dabei habe ich viel gelernt: Die Fröhlichkeit und den Witz in »tiefgehenden«, auch ernsten religiösen Ritualen bei Indianern, das strenge Ausharren im Sitzen und die lauschende (nicht immer friedliche) Stille in der Kontemplation, die achtsame Awareness und Fokussiertheit auf den Augenblick im Zen, die Bewegung und Ausgerichtetheit bei den Sufis, die Wiederentdeckung der Natur, ihre erfrischende Belebung und Inspiration durch Franziskus, eine berührende Sinnlichkeit in einem umsichtigen Tantra, die Zentrierung und das körperlich-heilsame Eintreten in ein räumlich-leibhaftiges Mantra im Sacred Dance …

Es geht mir hier um ein Plädoyer für eine Ausprägung vielgestaltiger Formen von persönlicher Spiritualität. Eine solche hat das realistische Wachstum des Menschen im Sinne und lässt Persönlichkeitsentwicklung zu. In der Achtung vor der Vielgestaltigkeit menschlicher Lebenswege geht es um das Finden, Erkennen, Umsetzen von verschiedenen Ausdrucksformen: je nach Charakter, Lebensphase, Befindlichkeit, Anforderungen, Bedürfnissen.

Spiritualität, Therapie, Lebenskunst. Ein ungewöhnliches Trio? Das Projekt, Spiritualität und Therapie zusammenzubringen, steht vor dem prinzipiellen Problem, von Experten verschiedenster Fach-Disziplinen argwöhnisch oder skeptisch betrachtet zu werden. In meinem Falle werden das Psychologen sein oder Theologen oder selbsternannte »Spiri«-Gurus (vgl. Bucher 2007, 6).

Ich schlage hier einen gut begründbaren Weg ein. Beide, Therapie wie Spiritualität, haben meines Erachtens nämlich ein gemeinsames Ziel und Grundanliegen, unabhängig von den erreichten Bewusstseinsstufen und der Tiefe des Erlebten. Denn schließlich – auch dies ist ein Grundtenor seriöser spiritueller Ansätze – geht es um das Sein in dieser Welt. Spiritualität muss sich im Alltag, beim Einzelnen, in seinem Lebens-Zeit-Fenster bewähren. Dort hat sie ihren – wenn ich es theologisch ausdrücke – »Sitz im Leben«. In Therapie und Spiritualität geht es letztlich um Lebenskunst. Dies ist ein alter, nun wieder populär gewordener Begriff. Die Kunst, gut zu leben, hat u.a. Wilhelm Schmid, der Berliner Philosoph und philosophische Seelsorger (!), in seinen Büchern einem breiten Publikum ausführlich und kenntnisreich dargestellt (Schmid 1998 und 2007). Hier möchte ich anknüpfen.

Es geht mir um eine persönliche, um individuelle Spiritualität, die vom Begriff her nicht notwendigerweise oder a priori traditionelle Religion oder ein personales, konfessionell verankertes Gottesverständnis voraussetzt, wohl aber den Gedanken, die Annahme einer letzten, tragenden Macht, etwa im Sinne des »Numinosen« bei Otto Rudolf (1927) oder des »Ultimaten« bei Oser und Gmünder (1984) zulässt. Ich denke, dass sich mein Ansatz ebenso mit einer »Spiritualität ohne Gott« im Sinne des französischen Philosophen André Comte-Sponville (2008) gut verträgt. Spiritualität ist eine Lebenshaltung, die mit transzendenter Wirklichkeit rechnet bzw. auch darauf ausgerichtet ist oder auch nicht.

Das Buch beginnt mit ganz persönlichen, satirischen Gedankensplittern zum umfangreichen Themenkomplex »Psychotherapie – Gestalttherapie – Religion – Spiritualität«. Diese Fragmente spiegeln meinen ersten Reflexionsstandpunkt im weiten Feld von Spiritualität wider und fußen auf meinen Erfahrungen als ehemaliger Buchhändler (in einem ganz besonderen Laden) und als Mitarbeiter eines Zentrums, das sich der Integration von Spiritualität und Therapie verschrieben hat. Darauf folgt eine überblicksartige Einleitung zum Thema Spiritualität im postsäkularen Zeitalter.

Im **zweiten Teil** geht es um eine Kennzeichnung und »Definition« von Spiritualität und dann um eine inhaltliche Konkretisierung im Hinblick auf therapeutische Arbeit.

Den dritten großen Abschnitt widme ich verschiedenen Sichtweisen von Psychotherapie und Spiritualität sowie einigen Hinweisen auf empirische Studien. Spiritualität ist eine Ressource, wenngleich amerikanische Studien damit mitunter lediglich den Kirchgang messen und die Ausgangslage alles andere als übersichtlich ist. Daran anschließend kommen spirituelle Wirkfaktoren im therapeutischen Raum zur Sprache, die Hundt (2007) in einer empirischen Studie herausgearbeitet hat. Sie sollen aufzeigen, dass spirituelle Therapie ganz schlicht mit dem »Wunderbaren« (Schellenbaum) umgeht, dass kein Klamauk und Brimborium veranstaltet werden muss, nur weil von Spiritualität die Rede geht.

Der **vierte Teil** nähert sich der Gestalttherapie. Mit dem Begriff »Lebenskunst« glaube ich, eine gute Verbindung gefunden zu haben, ein gemeinsames Feld, in dem Spiritualität und Gestalttherapie sich finden und aufeinander treffen können. In der Kunst des Lebens, die sich wie ein roter Faden durch das Buch zieht, treffen sich meines Erachtens beide Ansätze am besten.

Im **fünften Teil** ist der Fokus auf Gestalttherapie und eine offene Spiritualität gerichtet. Auch hier ist lange noch nicht alles ausformuliert. Es geht um die Richtung. Denn nicht das Ziel ist hier wichtig, sondern, wie es einmal der Wiener Gestalttherapeut Alfred Grillmeier sinngemäß formuliert hat, »in der Wüste muss nur die Richtung stimmen, da sich Ziele oft als bloße Fata Morgana erweisen und dir alles vorgaukeln können«.

Die **Abbildungen** stellen eine graphische Übersicht dar, die das Thema kurz zu umreißen versuchen und auf einer anderen Ebene das verdeutlichen, worum es geht. Sie sind bewusst vereinfachend; diesbezüglich gilt auch hier zu beachten, was Korzybski in ein Bonmot gefasst hat: »Die Landkarte ist nicht das Territorium.« (zit. n. Yontef 1999, 230)

Die vorangestellten **Zitate** aus unterschiedlichen Quellen sind zum einen Leitmotive für die betreffenden Absätze, zum anderen als Motto, das ich verfolge, gedacht. Manchmal sind sie einfach nur prägnante Sätze, die in ihrer Essenz das Thema aufreißen oder sich wie ein Kontrabass durchziehen.

»Sehnsucht nach Mehr leben – Sehnsucht nach mehr Leben.« So lautete das Manuskript, das als Vorlage für dieses Buch diente. Es ist nicht bloß in theoretischer, professoraler Auseinandersetzung mit wissenschaftlicher Literatur im stillen Kämmerlein entstanden, sondern stellte eine Reflexion meiner Praxisarbeit mit Klientinnen und Klienten und des Umfeldes dar, in dem ich gearbeitet hatte.

Klarzustellen ist: Spiritualität soll keinesfalls dafür herhalten müssen, die eigene therapeutische Unprofessionalität zu kaschieren. Ich hoffe, mögliche Bedenken von Kollegen und Kolleginnen zerstreuen zu können, dass durch den Einbezug von Spiritualität Gestalttherapie ihrer Vitalität und ihrer therapeutischen Effizienz beraubt wird. Von den relativ jungen Anfängen bis in die Gegenwart hinein wurde Gestalttherapie immer wieder mit Spiritualität verknüpft. Oftmals jedoch zu kurzsichtig. Der Verweis auf Fritz Perls, der irgendwann im Verlauf seines Lebens eine Zen-Shessin gemacht hat, genügt nicht, um Gestalttherapie und Spiritualität miteinander zu verbinden. Im Übrigen war seine Replik darauf äußerst abschätzig. In der mir vorliegenden gestalttherapeutischen Literatur wird Spiritualität eigentlich nie begrifflich definiert. Oft wird mit Spiritualität bedingungs- oder kritiklos ein mystischer Weg verstanden. Das ist meines Erachtens nicht unbedingt notwendig bzw. ein gedanklicher Kurzschluss. Spiritualität ist mehr als ein konkreter spiritueller Weg. Andersherum: Der Begriff »Spiritualität« ist weiter angesetzt und nicht ausschließlich auf Mystik beschränkt bzw. bloß für diese reserviert.

Mein Anliegen ist es, eine ganz »alltäglich-gewöhnliche« Spiritualität aufzuzeigen, die Leben durchdringt und zu Ganzheit und Lebendigkeit inspiriert.

Abgrenzungen und Eingrenzungen. Spiritualität ist ein weites Feld, auch Gestalttherapie. Die Vielschichtigkeit und Komplexität des Themas erfordert für die Zukunft ein verstärktes interdisziplinäres Vorgehen. Ansätze sind bereits sichtbar: Kongresse, Buchprojekte u.a. Ich führe keinen expliziten Dialog mit philosophischen Bemühungen um Transzendenz-Erfahrungen, obgleich mir ein solcher Austausch fruchtbar erscheint, gerade im Hinblick auf den Ansatz von Spiritualität, den ich hier vorlege.

Während der Lektüre, nicht nur im Rahmen dieser Arbeit, haben Ausführungen über Spiritualität bei mir einen eigenen »Geschmack« hinterlassen. Sie mundeten nicht, weil zu kompliziert, zu abgehoben, zu lebensfremd und teilweise sogar lebensfeindlich.

Auch gebe ich keinen konkreten mystischen, spirituellen Weg vor. Es gibt »keinen« Weg. Anders ausgedrückt: Viele »Wege führen nach Rom«, wussten schon die Römer. Viele Wege führen zum »großen Geheimnis« (indianisch), zu Gott (jüdisch-christlich), zu Allah (islamisch), zum Nichts, in den Pantheon … Und daneben: Spiritualität ist immer auch ein individueller Weg zu mir, zur Umgebung, zu Menschen.

Danke. An erster Stelle danke ich meiner Frau Traudi, die das Buch im Hintergrund mitgetragen, ausgehalten und für die notwendige Lebenskunst im Familienalltag gesorgt hat. Ich danke dem IGW (Institut für Integrative Gestalttherapie Würzburg/Wien): Werner Gill für die Unterstützung und Ermutigung, dieses Projekt in Angriff zu nehmen. Ich hoffe, dass mein Buch ein wenig jene vielfältig-tiefe Weite atmet, die ich bei dir kennengelernt habe. Betrachte dich als Vater dieses Buches, du hattest die Idee dazu. Was daraus geworden ist, das geht auf meine Kappe … Danke auch an Almut Ladisich-Raine für den persönlichen Raum und den *support* in der Supervision in den vergangenen Jahren, auch für den Esprit sowie das Feedback samt Verbesserungsvorschlägen v. a. zu Kapitel 5, nicht zuletzt für das Gestalt-Archiv (Gestalttherapie-Zeitschriften) und das Vorwort. Anne Haberzettl für das Darauf-Pochen, fertig zu schreiben und Peter Toebe für die freundliche Aufnahme des ursprünglichen Manuskriptes (ein Fest nach langem Zittern). Für mündliche, wohlwollende Rückmeldungen sowie die einleitenden Worte schulde ich weiters dem Herausgeber Peter Schulthess ein Dankeschön.

Viele Menschen haben einen Beitrag zum Buch geleistet: Meine ersten Korrektorinnen und Seminarpartnerinnen: Ulrike F.M. Mair und Uta Platter, die die Rohfassung des Buches bereitwillig Blatt für Blatt durchnahmen und Jagd machten auf Stilunsicherheiten und inhaltliche Unklarheiten. Für kritische Durchsicht und Ordnung sorgte weiters meine Schwester Marianna Pernter (Kap. 1). Das Endlektorat besorgte mit viel Liebe und Engagement Petra Tappeiner (dich als Lektorin hat buchstäblich der Himmel geschickt!). Die Graphiken besorgten Michael Stauder und Claudia Frass, Profis und Freunde von »freigeist« in Bozen. Dem Zentrum Tau in Kaltern danke ich für etliche Bücher, die ich der Bibliothek entwendet habe. Euch allen und euch Ungenannten: Herzlich Danke in tiefer Verbundenheit. »Schreib ein lesbares Buch« – tönte es aus allen Ecken. Ich wünsche mir, dass dies gelungen ist.

Zu guter Letzt ein Danke dem Verleger Andreas Kohlhage. Ohne EHP gäbe es »Spiritualität als Lebenskunst« am Buchmarkt nicht. Danke für die Ermutigung, im Endstadium nicht locker zu lassen und die Bereitschaft, dieses Projekt umzusetzen.

»Müde bin ich, geh zur Ruh« – »Schutzengele mein«. Weit spannt sich der Bogen von meinen Kindergebeten über die katholische Erziehung, dem hoffnungslos überfordernden Bemühen im Bischöflichen Knabeninternat ein guter Christ zu werden …, weiter zum kreativen, ganzheitlichen Erlebnisraum Musical bis hin zu allerlei spirituellen Ausflügen und dann zur Gestalttherapie, immer im Bestreben nach MEHR Lebendigkeit, nach Leben und Verbundenheit.

Bozen, Herbst 2008

Anmerkungen

1. So ein Buchtitel von Keen 1992.

I Einführung

1. Satirische Annäherungen im Feld: Fragmente zu Psychotherapie und Spiritualität

> »Ich lebe mein Leben in wachsenden Ringen,
> die sich über die Dinge ziehn.
> Ich werde den letzten vielleicht nicht vollbringen,
> aber versuchen will ich ihn.
>
> Ich kreise um Gott, um den uralten Turm,
> und ich kreise jahrtausendelang;
> und ich weiß noch nicht: bin ich ein Falke, ein Sturm
> oder ein großer Gesang.«
> *(Rainer Maria Rilke 1972, 11)*

> »Es gibt viele grosse Theorien über Gott und die Welt.
> Doch am Ende kommt es immer darauf an, wie ich mit den ganz
> praktischen Anforderungen des ganz gewöhnlichen Alltags umgehe.
> Der Ort, an dem die grossen Fragen des Lebens zu reflektieren [...] sind,
> ist immer da, wo ich gerade bin.«
> *(Lorenz Marti 2004, 11f, zit. n. Hiestand & Müller 2005, 277)*

> »Das Erstaunliche ist, dass die wissenschaftlichen Revolutionen
> uns nicht fundamental traurig machen.
> Wir werden auf ein Bündel von Chemikalien reduziert,
> ohne wirklich freien Willen, wir leben auf einem kreuznormalen Planeten,
> aber viele Menschen finden das immer noch aufregend.
> Vielleicht liegt es daran, dass wir durch unser größeres Verständnis der Welt
> nun das *ganze Bild* sehen können.
> Wir sind Teil von etwas Größerem, und wenn wir das wirklich verstehen,
> ist es nicht degradierend, es adelt uns vielmehr.«
> *(Vilaynur S. Ramachandran 2005, 4, zit. n. Horx 2005b, 282)*

Divisionismus oder Pointillismus – so nennt sich eine französische Malrichtung Ende des 19. Jahrhunderts. Farbtupfer auf einer Leinwand. Aus der Distanz ergeben farbige Punkte für den Betrachter ein sinnvolles Ganzes. Fragmente sind ähnlich. Gedankensplitter. Sentenzen.

Die hier folgenden sind bewusst pointiert formuliert, weil Ausführungen über Spiritualität oft schwerfällig und mühsam zu lesen sind. In guter gestalttherapeutischer Manier und Praxis, dass ein gewisser Hintergrund erst die Prägnanz einer Figur deutlich macht und ein Pol erst den Gegenpol richtig zur Geltung bringt, sind diese rudimentären Spuren zu sehen.

»Unfertige« Ansichten sind dabei, bei längerem Verweilen vielleicht auch sehr untherapeutische, unspirituelle, »unmögliche«. Sie stehen wie ein unzensiertes Promemoria am Beginn des Buches. Fragmente[1] sind sie, weil sie nicht fertig sind oder – wie bei einer archäologischen Grabung – erst zu säubern sind, zu verifizieren, zu katalogisieren. Fragmente – darauf hat Ulrich Lessin (2002) schon hingewiesen – sind ein Gegengewicht zu Totalisierungstendenzen. Eine fragmentarische Perspektive kann wie ein Korrektiv wirken gegen den Wahn, alles unterordnen und einordnen zu wollen. Sie brechen auf, ecken an. Gar nicht rund wollen sie zum eigenen Nachdenken anregen. Das ist ihr Ziel. Sie bleiben Notizen, die, wenn sie auch manchmal bissig oder sarkastisch erscheinen, niemals verletzen wollen.

Gute phänomenologische Grundeinsicht ist, dass der eigene »Standpunkt« immer auch begrenzt ist und man daher auch nicht alles sehen, begreifen oder erfassen kann. Leben und vor allem Lebensweisheit (die sich mit zunehmender Erfahrung hoffentlich verändert) dürfen wohl unvollendet bleiben …

Fragment 1: Spiritualität gilt als ein Weg nach innen. Aber wie komme ich nach innen, wenn es kein Innen gibt? Und: Wo bleibt das Außen?

Fragment 2: Der Begriff »Spiritualität« ist ein so missbrauchter bzw. inflationär verwendeter Begriff, gegenwärtig so verwaschen und trotzdem immer noch in Mode. Unter dem Deckmantel des Spirituellen wird vieles verkauft, wo sich einem bei näherem Hinsehen der Magen umdreht. Was aber nun ist Spiritualität?

Fragment 3: Spiritualität präsentiert sich so vergeistigt und weltfremd, abgehoben vom Leben, perfektionistisch, dass ein normal sterbliches Menschlein dem, was Spiritualität meint, erst gar nicht nachzueifern beginnen braucht.

Fragment 4: »Triffst du Buddha unterwegs…« (Kopp 1988) höre ihm zu und misstraue ihm, schalte deinen Kopf nicht aus und lebe, zwänge dich nicht ein und höre auf dich …

Und überhaupt: Sagt mir nur ein erleuchteter Buddha, wie Leben, wie Spiritualität geht und wie es oder sie zu sein hat?

Fragment 5: »If you meet Buddha, kill him!«[2] Sektiererischen Ausartungen jeglicher Art, sei es von spirituellen Gurus und sendungsbewussten Messiassen, sei es von Star-Therapeuten oder Möchtegern-Seelenklempnern, ist prinzipiell zu misstrauen. Allein ein klarer Kopf, allein ein in sich fest ruhender Mensch kann dem Adäquates entgegenhalten.

Fragment 6: Alles, was nicht dem »lebendigen Leben« verhilft, kann ich getrost ins Museum stellen, denn: Spiritualität ist auch Lebenshilfe.

Fragment 7: Wir haben nur dieses eine Leben, deshalb will ich es bunt treiben. Indem ich lebendig lebe und nicht bloß überlebe, nähere ich mich dem, was die »Sache mit Gott« (Heinz Zahrnt) und all die spirituellen Dinge meinen.

Fragment 8: Spiritualität – besonders im Rahmen von Therapie – muss so angelegt sein, dass mehrere weltanschauliche Positionen Platz finden. Das hat für mich mit einer Weite nach innen wie nach außen zu tun. Genau dies ist im Übrigen die ursprüngliche Bedeutung von »katholisch« …

Fragment 9: Wenn die sogenannte Erleuchtung nicht im einfachen, all-täglichen Leben möglich ist, kann sie bleiben, wo sie ist. Oder: Muss denn alles kompliziert und schwierig sein?
Und andersherum: »Die Erleuchtung findet am Hauptbahnhof statt!«[3]

Fragment 10: Allen Erleuchteten sei hinter die Ohren geschrieben: Ein Erleuchteter »vergisst«, dass er erleuchtet ist und tut das, was er immer schon getan hat. Oder: Gegen spirituellen Snobismus und für eine Betonung der Horizontalen innerhalb der Spiritualität.

Fragment 11: Eine authentische Spiritualität kann mit den Attributen gesund, lebendig, erdig, ganzheitlich, vernünftig, alltäglich, verantwortet, erfahrungsorientiert … beschrieben werden. Das ist theologisch wie psychotherapeutisch veritabel und vertretbar.

Fragment 12: Aschewerfende und Goldkettchen herbeizaubernde Spiri-Gurus, keifende, polternde und moralinsaure Prediger haben hier wohl nichts (mehr) zu suchen. Im Namen Gottes »Gott sei Dank!« Weil sie einen Nimbus ums Göttliche machen, wissen, wo der (mein!) Weg hin-geht, apodiktisch Wahrheit verkünden und dadurch »Andersdenkende« ausgrenzen.

Fragment 13: Die eine Wahrheit gibt es nicht (mehr) und hat es nie ge-geben. Wahr ist vielmehr, dass Wahrheit sich individuell ortet, von jedem Individuum für sich selbst je neu erfahrbar und erlebt/gelebt, gesucht werden muss (religiös ausgedrückt: um seines »Heiles« willen; therapeutisch: um seiner Authentizität willen).

Fragment 14: Spiritualität hat mit Qualitäten von Gehen, Wandeln, Innehalten zu tun. Diese Kennzeichen implizieren automatisch auch einen ethischen Impuls und Ansatz.

Fragment 15: Vielleicht lässt sich das umkämpfte Territorium von Spiritualität und Religion sowie Psychologie und Therapie um des Menschen willen – weg von einer dualistischen Hortung des je eigenen Bereiches – überwinden durch den Vergleich mit einem bunt gemischten Blumenstrauß. Die – personifizierend gedacht – Religion/Spiritualität und die Psychologie/Therapie sitzen im Kreis, in dessen Mitte dieser Blumenstrauß als Symbol der Wahrheit ist. Wer hat Recht, wenn die eine behauptet, es sei bloß ein Rosenstrauß, weil sie nur die Rosen sieht, die andere auf einem Lilienstrauß beharrt? Ein Strauß ist ein Strauß, ist ein Strauß. Wollen wir den Strauß sehen, der die Buntheit erst ausmacht oder nur die einzelnen Blumen?

Fragment 16: Der Therapeut darf ruhig Buddhist sein. Das ist seine Privatangelegenheit. In der Praxis aber muss er dem suchenden, fragenden, unsicheren Christen-Klienten zum Christ-Sein, dem Buddhisten-Klienten zu seinem je eigenen, individuellen Buddhist-Sein verhelfen (sofern er will) und darf ihm nicht seine spirituellen Ansichten aufoktroyieren, mögen seine eigenen Erfahrungen auch noch so plausibel, noch so »spirituell erhebend« sein und ihn »weitergebracht« haben.

Fragment 17: »Ungetrennt und unvermischt« rangen sich die alten Kirchenväter vormals ab. Diese theologische Grundformel, ursprünglich auf die Gottes- und Menschennatur Jesu appliziert, könnte eine Spur sein für das Verhältnis von Theologie, Spiritualität und Therapie. In gestalttherapeutischen Termini ausgedrückt: »Nicht trennen und nicht mischen«. Das meint hier: keine Konfluenz, aber auch kein statisch abgekapseltes, monadisches In-der-Welt-Sein, sondern ein Sein in Beziehung, ein Sein im Feld.

Fragment 18: Alte Gräben zwischen Spiritualität, Theologie, Religion einerseits und Psychologie, Therapie andererseits überwinden, weil sie nicht mehr relevant sind und uns in einer »Wir sind wir«-Mentalität verharren lassen und daher abschotten?

Fragment 19: »Gott ist tot« (F. Nietzsche) – »Du bist alt, lieber Gott« (W. Borchert).

Und ich bin müde, dich zu verteidigen und will nicht noch mehr Zeit verschwenden, dich in neuen, verständnisvolleren, gütigeren, moderneren Worten erklären müssen und am Leben erhalten. Zweitausend Jahre und mehr müssen reichen. Zweitausend und mehr Jahre und die Welt ist auch nicht besser und nichts hat sich verändert (vgl. Ventura & Hillman 2005).

Fragment 20: Oder bist du das, was uns letztlich zutiefst angeht? (Paul Tillich)

Dann gilt es, Prioritäten zu setzen und zu schauen, wie wir persönlich, individuell-privat, aber auch gesellschaftlich-politisch leben und handeln, ohne moralistisch zu werden, einzuengen und auf Fixiertheit zuzusteuern.

Fragment 21: Einige Ansätze – spirituelle wie therapeutische – scheinen mir die himmlische Vertikale hinaufzuflüchten. Wo aber bleibt der Pöbel (im guten Sinn des Wortes)? Wo ist eine »normale« Psychotherapie und Spiritualität für die real existierenden, im Produktionsprozess schwitzenden, am Bruttosozialprodukt beteiligten Menschen?

Fragment 22: Promemoria und Plädoyer für eine alltägliche, »stinknormale«, spirituelle (ja!), therapeutisch (na klar!) verantwortete Lebenseinstellung, Lebenshaltung. Hier begegnen sich Spiritualität und Psychotherapie. Aber nur für jene, die das auch sehen können.

Schau genauer hin also![4]

Fragment 23: Wenn Therapie (griechisch »therapeìa«) die »Arbeit der Götter tun«[5] bedeutet und »religio« Rückverwurzelung meint in meinem eigenen Grund, dann müsste es doch ein wie auch immer geartetes Naheverhältnis von Therapie und Religion/Spiritualität geben.

Fragment 24: Eine gefährliche Gleichung? Das Leben besteht im Gehen, im Kochen, im Sitzen, im Putzen, im Hintern-Abwischen. So weit, so gut. Gott ist das Leben, sagt MAN. Gott ist im Leben, behauptet SIE. Also: Gott ist im Gehen, im Kochen, usw. Würde MAN mir noch folgen oder bereits »Blasphemie« schreien, würde SIE da noch fromm sein?

Wo aber, bitte schön, soll ein Unterschied sein zwischen Gott und Leben?[6]

Fragment 25: Ist heute nicht vielmehr eine trans-religiöse, konfessionslose Spiritualität gefragt und nötiger denn je, die Heimat und Räume bieten kann für Menschen, die sich keinem traditionellen religiösen Weg, auch keiner spirituellen Disziplin verpflichten möchten? Wie könnte eine solche aussehen? Ist dies ein apriorischer Widerspruch, das Gebot der Stunde oder nur wieder eine jener verkaufsfördernden Moden (»der letzte und neueste Schrei«) im Eso-Eck aufgrund einer Profilierungssucht irgendeines Autors?

Fragment 26: Wie heute von Spiritualität reden und schreiben, wenn die Informationsgesellschaft mit ihren Beschleunigungstendenzen gegen jegliches Innehalten arbeitet, das Wirrwarr der Sinnangebote unüberschaubar geworden ist und die Komplexität des heutigen gesellschaftlichen Lebens eine Orientierungsmöglichkeit schier unmöglich macht? Eine von »unten« kommende Spiritualität darf buchstäblich und ganz wirklich unvollkommen sein. Das schmeckt, ist natürlich und herzhaft. Heilige sind immer nur tote Menschen. Spirituelle Menschen dürfen auch noch (ein wenig) leben.

Fragment 27: Es gibt vielfältige Menschen, mit unterschiedlichen Persönlichkeitsstilen. Eine Spiritualität, die »ankommen« will, muss im Blickfeld haben, dass diese Menschen konkrete Bedürfnisse und ganz eigene Eigenheiten haben.[7] Auf diese Vielfalt an »einzigartigen« Lebensmöglichkeiten und Daseins-Varianten muss eine Spiritualität reagieren, Angebote bereit stellen und nicht einseitig, monopolartig Monokulturen schaffen und gebetsmühlenartig immer das gleiche spirituelle Rezept aus dem Kult-Koffer zaubern. Bewährtes und Erprobtes aus jahrhundertealter Tradition hat selbstverständlich Platz in seiner Gültigkeit und in seinem Bemühen, dem Menschen in der Welt menschenwürdig sowie lebensfreundlich »Unendlichkeit« offen zu halten und darauf hinzuweisen.

Fragment 28: Dies gilt auch im therapeutischen Bereich, ist da allerdings differenzierter zu sehen. Die provokante Forderung bzw. das Postulat steht im Raum, für jeden Klienten eine eigene Therapie zu »erfinden«.[8] Dies bedeutet, auf die Therapie bezogen, sich überraschen zu lassen, immer wieder ganz neu und mit frischem, wachem Blick dem Klienten[9] zu begegnen, und nicht standardmäßig bestimmte Methoden und Techniken anzuwenden.

Fragment 29: »Der Erleuchtung ist es egal, wo und wie du sie erlangst«[10], Hauptsache du lebst und fragst dich (immer wieder und ab und an), du suchst und gehst deinen Weg und versuchst aus dem, was du bist, aus dem, wie du bist – mit deinen individuellen Begabungen, Anlagen und Problemen – das Beste zu machen.

Fragment 30: An die Reinkarnation zu glauben ist nicht unbedingt notwendig. Es reicht dieses eine Leben und dafür steht im Prinzip genügend Zeit zur Verfügung. Denn: Was ist schon Zeit? Dieses »Zeitfenster« gilt es zu nutzen, mit dem, was zur Verfügung steht. Hoffentlich reicht es, Spuren zu hinterlassen, die »gut« sind. Der Wunsch? Die Menschen, denen man nahe steht, nicht zu sehr verletzen und mit ihnen »gut« zu leben und ins relativ kleine Lebens-Umfeld, wenn das geht, »auszustrahlen«. Die große Welt zu reformieren, zu missionieren oder gar zu therapieren ist nicht mein Anspruch. Das hat nichts mit einem biedermeierischen oder resignativen Rückzug ins Private zu tun und schließt – wo es notwendig ist und wird – »Mund-Aufmachen« und gesellschaftskritische Anliegen selbstverständlich mit ein und nicht aus.[11]

Fragment 31: Das Wort »Glauben« zeigt in seinen verschiedenen Wurzeln interessante Bedeutungsvarianten auf, die auf Fragen hinweisen, die ebenso im Therapieraum gestellt werden, geht es dort doch auch immer wieder um ein Finden von Antworten auf folgende und ähnliche Fragen »Wohin zieht dich dein Herz?« »Woran hängt eigentlich dein Herz?« »Was gibt dir Boden und Halt?«

Fragment 32: Glauben ist – normalerweise[12] – kein heimliches Getue, sondern ein (freudig, begeistertes, überzeugtes, melancholisches, trauriges, verzweifeltes …) Reden, Erzählen, Feiern und Leben dessen, was mich erfüllt, ausmacht, was mir gut tut, was mich beschäftigt. Spiritualität zeigt sich im Alltag, im gewöhnlichen Leben, am Arbeitsplatz, in der Freizeit. Spiritualität hat zu tun mit: den eigenen Weg finden, klären, was wichtig ist, wofür ich einstehen will bzw. wofür es sich zu leben lohnt. Bei diesen Fragen hilft auch die Therapie weiter, weil diese Fragen u.a. Kern-Kompetenzen der Therapie sind.

Fragment 33: Spiritualität hat Auswirkungen auf die konkrete, alltägliche Lebensgestaltung. Sie ist weltzugewandt und hat mit einer Rückbindung an den Alltag und einer Belebung bzw. Befruchtung des Lebens zu tun. Ansonsten verbleibt Spiritualität in einem Wolkenkuckucksheim, verkommt und degradiert. Therapie dient ebenso wenig allein dem Renommee des Therapeuten, sondern hat den Klienten im Blick und letztlich: Gutes Leben eben.

Fragment 34: Spiritualität hat mit Integration zu tun. Therapie, insbesondere Gestalttherapie, hat ebenso mit Integration zu tun: »There is no end to integration« (F. Perls).

Die Gleichung »Gestalttherapie = Spiritualität« scheint perfekt zu sein bzw. realistischer, das Naheverhältnis begründet genug zu sein.

2. Der erweiterte Horizont

> »Ich glaube, wir sollten eher ein neues Weltbild entwickeln,
> in welchem das Bewusstsein als fundamentale Komponente der Realität gilt,
> als das Bewusstsein innerhalb der Begriffe der materiellen Welt
> zu erklären versuchen.«
> *(Peter Russel 2002, 33)*

> »Die psychologischen Wissenschaften stehen an der Schwelle
> einer spirituellen Revolution.«
> *(Robert Emmons 1999, zit. n. Bucher 2007, 5)*

> »Wir sind dazu gemacht, in die Zukunft zu sehen,
> damit wir rechtzeitig die Richtung unserer Schritte ändern können.«
> *(Daniel C. Dennet, zit. n. Horx 2005b, 340)*

Keine Frage, der Horizont ist erweitert, wenn wir uns umsehen. Vielfältige Ansätze, unterschiedliche Tendenzen und Milieus sind erkennbar, viele Stimmen hörbar.

Einige Schlaglichter, die nun als Einleitung folgen, sollen dies verdeutlichen. Kurz und bündig. Wie im Zeitraffer, in einem von der Regie schnell geschnittenen Film, der von der Leserin und dem Leser einiges abverlangt: Szene – Cut – nächste Einblende – Schnitt – weitere Klappe – Wechsel – Zoom: Film ab!

Es erwartet Sie hier kein einführender Dokumentarfilm über Spiritualität, Gesellschaft, Psychoszene. Eher eine Melange nach Art der Familiensendung »Wetten, dass?«, ein bunt gemischtes Potpourri aus philosophischem Kabinett oder einer Lese-Sendung à la Heidenreich, mit Beiträgen aus diversen Wissensbereichen und unterschiedlichen Kommentatoren ...

Spiritualität ist »in«. Abseits der traditionellen Wege der Großreligionen, welche der wieder aufgetauchten Sehnsucht nach Transzendenz (meist) mit keinem adäquaten Angebot zu antworten vermögen, begeben sich viele Menschen »auf die Suche nach etwas – irgendeinem fehlenden Wert, irgendeinem abwesenden Ziel, irgendeinem neuen Sinn, irgendeiner Präsenz des Heiligen« (Keen 1996, 17).

Der Markt boomt: Visionssuchen, Schwitzhütten, Feuerlauf, schamanische Reisen, Pilgerreisen nach Compostela, Zen-Meditation, Essenzarbeit,

Hexen- und Vollmondrituale, (katholische) Benedetto-Events ... Die Aufzählung ließe sich beliebig fortsetzen.

Inflationäre Verwendung. Das Wort »Spiritualität« bzw. »spirituell« ist
schon länger in aller Munde. Wer etwas auf sich hält, benützt dieses Wort.
Auch Therapeuten. Konturlos. Undifferenziert. Nichtssagend, inflationär
verwendet und dadurch entwertet, weil alles und nichts meinend, ist »Spiritualität« zu einem Begriff geworden, der Gefahr läuft, zur Stopfgans zu
werden (Honecker 2000a, 14).

Mit dem Wort »Spiritualität« verhält es sich meines Erachtens wie
mit der Verwendung des Wortes »Gott«, worüber Martin Buber einmal
gesprochen hat (vgl. Ratzinger 2005, 183). Es sei so missbraucht worden,
dass man es fast nicht mehr in den Mund nehmen könne. Dennoch, um
das Phänomen »Spiritualität« zu benennen, finde ich, müssen wir versuchen, es neu sehen zu lernen. Wir müssen es von bestimmten einseitigen
Einengungen befreien, abstauben, wo alter Muff sich breit gemacht hat.
Im Sinne von: »Nichts ist besser als eine gute Theorie« – wie es der Gestaltpsychologe Kurt Lewin formuliert hat.

Spiritualität im Zeichen eines neuen Paradigmas. Das alte Galileische
Wissenschaftsparadigma, der Fortschrittsglaube mit seiner Illusion der
unbegrenzten Möglichkeiten, das »Alles ist machbar« ist an Grenzen
gestoßen. Sam Keen (1996, 24), Theologe und Psychologe, ortet eine –
bereits seit den fünfziger Jahren des vergangenen Jahrhunderts andauernde
– spirituelle Krise. Sie erinnert an Zeiten, als der homo sapiens sapiens
allmählich vom Jäger zum Bauern mutierte oder – viel später dann – an
den Beginn der industriellen Ära. Den tiefgreifenden Wandel apostrophiert
der Autor dadurch, dass alte Mythen schal geworden, Werte, Visionen und
Weltanschauungen, aber auch gesellschaftliches sowie wirtschaftliches Leben in Wandlung begriffen sind. In solchen Schwellenzeiten wird stets die
Tendenz sichtbar, in regressiver Weise an Althergebrachtem (verzweifelt,
sektiererisch) festzuklammern, während andere versuchen, neue Wege zu
beschreiten. Keen folgert daraus: »Ihres und mein Schicksal ist es, unser
Leben inmitten des Krieges des Großen Paradigmas zu fristen, dem weltweiten Konflikt zwischen drei mythischen Systemen – dem technologisch-
ökonomischen Mythos des Fortschritts, der autoritären Religion und der
im Entstehen begriffenen spirituellen Weltsicht.« (Ebd.)

Die Zeiten eines allgemeingültigen Königsweges zur Transzendenz, in
denen ein Herrscher bestimmte, was zu glauben war, gehören hinsichtlich
der Vielschichtigkeit und Komplexität der postmodernen Kultur endgültig
der Vergangenheit an.

Megatrend »Religion«: Totgesagte leben offensichtlich länger ...

Religion ist – trotz Säkularisierung – nicht ausgestorben. Die Parole vom Tode Gottes (Nietzsche) ließ sich nicht auf die soziologische Großmacht Religion umlegen. Manche Autoren sprechen – an der Wende zum dritten Jahrtausend – sogar von einem »Megatrend Religion« (Polak 2002). Sie ist präsent, sei es in Form fundamentalistischer Ausprägung oder in aufblühenden, unterschiedlichen spirituellen Bewegungen mit einer zum Teil kreativen Mixtur von trendigen News und traditionellen, uralten Elementen (Nägeli 2005, 27; Horx 1995b).

Im säkularistischen Paradigma hatte Religion keinen Platz mehr (Zulehner et al. 2001, 13) und wurde tabuisiert. Im postmodernen Paradigma kommt es nun zu einem vielgestaltigen Comeback von Spiritualität, zu einer Individualisierung bei gleichzeitiger Pluralisierung von Religion und Spiritualität durch Atheisten, Humanisten, Religionskomponisten, traditionell Religiösen ...

Einblende
Die lebensdienlichen Kulturleistungen von Religion

Franz-Xaver Kaufmann spricht nicht mehr von Funktionen von Religion, sondern von sechs »lebensdienlichen Kulturleistungen«:

- Identitätsstiftung durch Affektbindung und Angstbewältigung;

- Handlungsführung durch Moral, Ritus und Magie;

- Kontingenzbewältigung durch Beantwortung oder Kompensation der Theodizeefrage;

- Sozialintegration durch Legitimierung der und Einbindung in die Gemeinschaft;

- Kosmisierung durch Eröffnung eines Deutungshorizonts, der Sinnlosigkeit und Chaos ausschließt;

- Weltdistanzierung durch Widerstandskraft gegen ungerechte und unmoralische Verhältnisse.

(Franz-Xaver Kaufmann 1989, zit. n. Zulehner et al. 2001, 29)

Spiritualität – ein Thema mit Zukunft. Der augenscheinliche Wandel im Bereich des Religiösen und der Spiritualität erfordert eine Standortbestimmung. Unvoreingenommen. Mit Interesse am »Fremden«. Dialog eben und Kontakt. Die Beschäftigung mit dem Thema atmet Zukunft und ist von einer gewissen Dringlichkeit für die Menschheit, »die allzu lange die Sinnfrage als belanglos ausgeklammert hat« (Nägeli 2005, 27). Die Globalisierung hat auch die Spiritualität erfasst. Mittlerweile haben wir es mit einer »spirituellen Globalisierungsbewegung« (Leutwyler 2005, 23) zu tun. Neu ist die Vielzahl an Wahlmöglichkeiten zwischen unterschiedlichen spirituellen Erfahrungsangeboten.

»Nur der Nüchterne ahnt das Heilige, alles andere ist Geflunker, glaub mir, nicht wert, daß wir uns aufhalten darin.« Dieses Zitat von Max Frisch (zit. n. Zahrnt 1989, 11) ist aktueller denn je.

Angesichts des religiösen Rückenwindes reaktionärer, fundamentalistischer Gruppierungen – nicht erst seit dem Angriff auf die Twin Towers – erscheint es notwendiger denn je, dem gesellschaftlichen Phänomen Spiritualität mit Vernunft zu begegnen und andererseits dem offensichtlichen aufkeimenden Grundbedürfnis des Menschen nach Sinn und persönlicher Spiritualität mit aufrichtiger Offenheit und Sensibilität nachzugehen. Hier sind Psychologie und Therapie gefordert. Es gilt – angesichts des sich auftuenden Sinnvakuums – die Aufsplitterung der einzelnen Wissens- und Lebensbereiche interdisziplinär zu vernetzen (Rutishauser 2005, 186; Utsch 2005, 202).

Von medizinischer Seite wird neuerdings sogar gefordert, zementierte Positionen, die noch zu sehr auf die mittelalterliche Trennung zwischen Wissen und Glauben zurückgehen, aufzulösen. Es sei höchste Zeit, dass Spiritualität im Kontext von Universitäten und Wissenschaft angegangen werde, meinte unlängst der Mediziner Heusser (2006b, 22). Und er spitzt diese Forderung sogar noch zu: »In der Zukunft wird es darauf ankommen, *dass die Gewinnung spiritueller Erfahrungen und Erkenntnisse selbst zum Gegenstand der Wissenschaft wird.* Dass also *eine empirische Wissenschaft des Realgeistigen* sich entwickele.«

Sehnsucht nach Ganzheit? In letzter Zeit ist ein starker Zuwachs an Veröffentlichungen zu verzeichnen, die sich mit Fragen von Spiritualität, mit der menschlichen Sehnsucht nach Ganzheit befassen. Spiritualität wird wohltuend enttabuisiert und nicht mehr infantilisiert (Bucher 2007). Verschiedene Wissenschaftszweige wie Medizin, Psychologie, Soziologie, Theologie, Wirtschaft usw. nähern sich der Komplexität des Themenbereiches auf differenzierte Weise (Leutwyler & Nägeli 2005, Utsch 2005; Heusser 2006a; Hundt 2007). Für die Zukunft ist eine noch intensivere Zusammenarbeit wünschenswert, in einem interdisziplinären Dialog diverser Fachdisziplinen ohne Scheuklappenmentalität und Diskreditierung. Dazu ist eine grundsätzliche Offenheit und Unvoreingenommenheit sinnvoll.

Das Phänomen Spiritualität erfordert meines Erachtens einen solchen mehrperspektivischen Ansatz. Denn, wie C.G. Jung (1973, 98) trocken festgestellt hat: »Wie auch immer religiöse Erfahrungen gewertet werden, ihr Auftreten ist ein Bewusstheitsphänomen und damit eine ›psychologische Tatsache‹« (zit. n. Utsch 2005, 235).

Spiritualität – ein heilsamer Gegentrend. Unserer Fast-Food-Gesellschaft mit ihrer Schnelllebigkeit sowie jeglichem Glaubenswahn einer Instant-Erleuchtung bzw. »Instant-Spiritualität« (Keen 1996, 28) und Eventisierung bzw. Nutzenorientierung möchte ich bereits in dieser Einführung eine klare Absage erteilen. Entwicklung geschieht zwar manchmal auch in Sprüngen, in der Regel ist sie jedoch ein langwieriger Prozess, der Zeit braucht, weil alles Werden und Wachsen ohne (Inkubations-)Zeit nicht realistisch ist (Mack 1999, 150). Zuweilen braucht es ein Leben lang, bis wir begriffen haben und Gewissheit erlangen. Ein Blick hinaus in die Natur würde genügen, um diese Hauruck-Mentalität zu entkräften.

Diese Einsicht – darauf hat Walach (2006, 91) schon hingewiesen – trifft auch auf das in der Vergangenheit angespannte Verhältnis von Wissenschaft und Spiritualität zu. Auch ein wissenschaftliches Paradigma ändert sich nicht von heute auf morgen.

Ein Wissenschaftsprozess ist immer ein

»sozialer Prozess, bei dem einzelne Wissenschaftler in Kommunikation mit ihren Kollegen, im Austausch mit der belebten und unbelebten Natur, im Ringen um Ressourcen für Forschung und um Raum für Publikation Tatsachen gestalten, neue Ordnungssysteme vorschlagen, neue Begriffssysteme erfinden«.

Das Entdecken von »Tatsachen« hängt immer auch davon ab, ob der gewählte Ansatz im Mainstream der Wissenschaftsakademie gebilligt wird und ob die Forschungsergebnisse so kommuniziert werden, dass der neue Ansatz in das herrschende System stringent und überzeugend eingebunden werden kann (ebd. 91f). Ein berühmtes Beispiel aus der europäischen Tradition ist Galileo Galilei, der die kopernikanische Wende (und damit eine »Kränkung« der Menschheit) einläutete und erst im vorigen Jahrhundert offiziell rehabilitiert wurde.

Die Zeiten der Inquisition sind vorbei. Trotzdem: Spiritualität ist ein »heikles« Thema, sowohl auf der persönlichen Ebene wie auch im wissenschaftlichen Diskurs. Indem sie an überkommenen (weltanschaulichen) Überzeugungen »kratzt«, indem sie wissenschaftliche Weltbilder in Frage stellt. Auch therapeutische Schulen und Therapeuten dürfen sich fragen, ob das eigene Weltbild vielleicht blind macht, eingeschränkt oder hinreichend ist ...

Wo bleibt das neue Paradigma? Die Quantenphysik rüttelt schon länger an unserem kausal-analytischen Weltbild. Als Stichworte seien genannt: die Heisenbergsche Unschärferelation, die Quantenmechanik, der Welle-Teilchen-Dualismus, Quarks ...

Klar ist: Obwohl es einen historischen Paradigmenwechsel in der Physik gegeben hat, ist dieser in anderen Wissenschaftsbereichen noch nicht »in das allgemeine Bewusstsein gedrungen« (Hartmann-Kottek 2004, 97). Max Plank (zit. n. Russell 2002, 23) beweist diesbezüglich eine stoische Ruhe: »Eine neue wissenschaftliche Wahrheit trumpft nicht auf, indem ihre Gegner überzeugt und erleuchtet werden, sondern dadurch, dass diese Gegner allmählich sterben.« Physiker selbst äußerten sich in der Vergangenheit bezüglich Spiritualität in seltener Offenheit (z.B. Heisenberg, Einstein). Russell, ein Physiker und experimenteller Psychologe, plädiert zu Recht für eine kritische Hinterfragung unseres Metaparadigmas, das unhinterfragt unser Leben bestimmt. Darauf aufbauend setzt er sich dann für einen konsequenten Paradigmenwechsel bzw. für eine Paradigmenkonvergenz ein, in der »Bewusstsein« ein entscheidender Faktor ist. Ausgehend von Kants Unterscheidung, dass wir nur das Phänomen (das Produkt des Geistes) wahrnehmen können, nicht aber das Noumenon, die Welt, der die Wahrnehmung entspringt, möchte er Brücken schlagen zwischen Wissenschaft und Spiritualität. Er verweist auf spirituelle Lehrer, denen es möglich war, andere Bewusstseinsmodi zu erlangen sowie zu erfahren, dass sich alles aus dem Bewusstsein heraus manifestiert.

Unabhängig, ob man dieser Argumentationslinie folgt oder nicht, zuzustimmen ist ihm – mit vielen anderen Autoren und Autorinnen – in dem Punkt, dass wir ein Weltbild brauchen, das den aktuellen naturwissenschaftlichen Erkenntnisstand berücksichtigt und der Spiritualität – am Puls der Zeit – Raum gibt in einer angemessenen Sprache, in einem Bewusstsein, das auf der Höhe der Zeit ist.

Vielleicht wird Spiritualität erst dann zu einem »Mega-Trend«, zu einer Investition in unser Humankapital.

Impuls
Brüche in der Realität oder: Wie wir Wirklichkeit konstruieren

Russell (2002, 47) bringt ein anschauliches Beispiel für eine visuelle Illusion, ähnlich dem bekannten Kippbild, wo eine alte oder junge Frau sichtbar wird. Es verdeutlicht, dass wir Bilder von Wirklichkeit erzeugen.

Russell stellt als Beispiel dafür folgenden Würfel vor und stellt die Frage, ob es nun einer ist, den wir von oben oder unten sehen. Was sehen Sie?

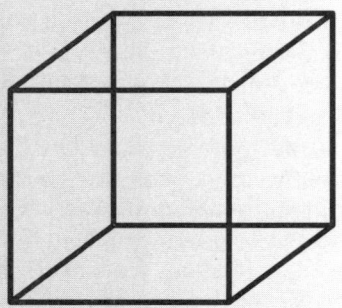

Abb. 1: Wahrnehmung verändern (Russell 2002, 47)

Wahrscheinlich ist die erste Antwort »von oben«. Für Russell erklärt sich dies aus der Tatsache, dass wir meistens eckige Gegenstände von oben aus betrachten. Dann lädt er ein, im Wahrnehmungsexperiment einen Schritt weiter zu gehen:

»Aber wenn Sie Ihre Aufmerksamkeit auf die obere Linie lenken und sie kraft Ihrer Vorstellung nach vorn holen, können Sie Ihre Wahrnehmung ändern und den Würfel aus einem anderen Blickwinkel betrachten.

Die Faszination dieser Abbildung ist jedoch nicht, sie aus zwei unterschiedlichen Blickwinkeln ansehen zu können. Wie immer Sie das Bild auch ansehen, Sie sehen den Würfel dreidimensional. In Wirklichkeit schauen Sie auf zwölf Linien auf einem Blatt. Ihre Erfahrung sieht ein Objekt mit Tiefe. Diese Tiefe mag ganz real erscheinen, aber sie ist nichts anderes als eine von Ihrem Gehirn erschaffene Interpretation.« (Ebd. 47f)

Seine Folgerung daraus: »Es gibt daher zwei Realitäten. Es gibt die physische Realität – was immer tatsächlich ›da draußen‹ ist, das unsere Sinne anspricht – und es gibt die persönliche Realität, die jeder von uns erfährt, die Rekonstruktion der Welt, wie sie in unserem Geist erscheint. Und beide sind ganz real.« (Ebd. 48)

Die schwierige Ausgangsfrage: Wie heute von Spiritualität reden und schreiben? Nach der Emanzipation der Wissenschaft von kirchlichen Obrigkeiten, die im Westen lange Zeit das Primat über Welt- und Sinndeutung hatten und den Wissenschaftsdiskurs mitbestimmten, steht fest: »Für Sentimentalitäten und rückwärtsgewandtes Religionsgefasel scheint kein Platz zu sein, außer in fundamentalistischen Enklaven. Inwiefern kann dann überhaupt noch von Spiritualität im wissenschaftlichen Kontext vernünftig informiert und aufgeklärt die Rede sein?« (Walach 2006, 93f). Hier müsse – so Walach weiter – eine notwendige Unterscheidung zwischen Religion und Spiritualität getroffen werden. Viele Autoren sehen das ähnlich und differenzieren Spiritualität als einen umfassenderen, offenen Begriff, der nicht unmittelbar mit Religion deckungsgleich ist (Bucher 2007; Utsch 2005; Hundt 2007; van Quekelberghe 2007).

Die gängige Masche »Spiritualität ja – Religion nein« greift zu kurz. Spiritualität und Religiosität schließen sich nicht prinzipiell aus. Sie überlappen sich, wenn man letztere spezifischer fasst als »Beziehung des Menschen, die er zu jener Wirklichkeit eingeht, die für ihn göttlich oder heilig ist« (Bucher 2007, 54). Und um diese Wirklichkeit bemühen sich seit Jahrhunderten Religionen. Ihre Aufgabe war und ist es, den Geschmack nach dem Unendlichen (Schleiermacher) aufzuzeigen, herzustellen, wachzuhalten.

Die andere Seite der Medaille ist, was deren Vertreter daraus machten und machen. Fairerweise ist dies festzuhalten. Die Einstellung »institutionalisierte Religion nein, weil einengend – Spiritualität ja, weil befreiend, erfahrungsorientiert« greift zu kurz. Dies belegen auch etliche empirische Studien. Eine differenzierte Sichtweise ist hier vonnöten. Bucher bringt in diesem Zusammenhang die Unterscheidung Erich Fromms ein, die diesbezüglich einen Schritt weiter in die richtige Richtung geht. Er unterscheidet zwischen »biophil« und »nekrophil«. Das Kriterium lautet demnach nicht lediglich »Spiritualität ja – Religion nein«. Es gilt zu differenzieren, ob Religiosität lebensförderlich ist oder lediglich Menschen einengt, kleinmacht. Diese Messlatte lässt sich genauso gut auf das Phänomen der Spiritualität anwenden. Denn eine bloß äußerlich praktizierte Spiritualität ist genauso wenig intrinsisch und authentisch, wie eine nur in sozialen Konventionen eingebettete und vollzogene Religiosität.

Unterscheidung ›extrinsisch‹ – ›intrinsisch‹
Der Unterschied, der den Unterschied macht ...

Auf den Forscher Allport (1961, van Quekelberghe 2007, 17; Bucher 2007, 54; Hundt 2007, 25) geht die Unterscheidung zwischen extrinsischer und intrinsischer Religion zurück.

Das charakteristische Merkmal von **extrinsischer Religion** ist, dass sie nur aus (formalen) Konventionen, aus Prestigegründen heraus praktiziert wird und institutionsorientiert ist, während **intrinsische Religion** erfahrungsorientiert, authentisch ist, aus persönlicher Überzeugung heraus gelebt und (in Hingabe) vollzogen wird. Diese Unterscheidung lässt sich auch auf Spiritualität anwenden.

Orlinsky (2005, n. van Quekelberghe 2007, 17) trennt klar zwischen institutioneller Religion und individueller Spiritualität und beschreibt letztere als »unabhängige Dimension«. Es ist wohl der Streit um des Kaisers Bart bzw. ob Spiritualität und Religion sich überlappen oder überschneiden oder nichts miteinander zu tun haben. Toleranterweise muss eingestanden werden: Religion kann – wie Spiritualität – Offenheit, Erfahrungstiefe und Weite atmen. Transzendenz ist immer auch immanent zu denken und zu erfahren. In der Geschichte europäischer Spiritualität geriet dies manchmal zu sehr in Vergessenheit. Transzendenz wurde zu oft und zu vorschnell in himmlische Sphären verlagert, (zu) weit weg vom Alltag.

Merkmale von Spiritualität nach Orlinsky

- Zugang zu einer Quelle der Sinnhaftigkeit im Leben,
- hohe persönliche, moralische und ethische Standards,
- Erfahrung einer spirituellen Dimension des eigenen Lebens,
- persönliche Hingabe gegenüber anderen,
- innere Sicherheit und Gemeinschaftsgefühle beim Meditieren.

(Orlinsky 2005, 41f, nach van Quekelberghe 2007, 17)

Den eigenen Stil und Standpunkt finden. Wenn Spiritualität also nichts mehr mit einer Konfession oder Religion im engeren bzw. tradierten Sinne zu tun hat, dann kann es nicht um Indoktrination oder ein Festschreiben dessen, was »richtige« Spiritualität ist, gehen. Vielleicht ist ein bescheidenes Aufzeigen von großen Linien oder genauer, von Erfahrungsräumen angezeigt, innerhalb derer jeder seinen eigenen Weg und jede ihren Standpunkt reflektieren kann.

Spiritualität heißt dann meines Erachtens, den eigenen »Stil« ausmachen. Oder: Einen Ausdruck finden für das je Eigene. Oder: Zu leben. Seinen Platz zu finden im Kreislauf des Lebens. Oder: Die Erfahrung, Teil eines Ganzen zu sein. Den Platz einzunehmen im ewigen Werden und Vergehen, so wie es im erfolgreichen Walt-Disney-Film »Der König der Löwen« umgesetzt wird. Rafiki, der weise Affe, verhilft darin dem Löwenjungen Simba sinngemäß zu folgender Erfahrung: »Erinnere dich, wer du bist!« Erinnern verstanden als »Eingedenk-Werden«: Den Stil finden (nicht im ästhetischen Sinn), die eigene Lebens-Figur, Gestalt herausbilden auf dem Hintergrund des Lebens, die dann subjektiv – und auch von anderen – sehr wohl als schön und ästhetisch empfunden werden kann.

Eine solche Einstellung hat nichts mit einem Laissez-faire-Denken zu tun, auch nicht mit einem biederen Anpassen an den Lifestyle. Den eigenen Weg oder den authentischen Stil zu finden ist mitunter kein Honigschlecken. Es ist nicht etwas, das sich während eines Wochenendseminars in einer Sitzung herauskristallisiert und dann für immer und ewig zum Besitz wird.

Spiritualität bedeutet für mich ebenso wenig, keine Zweifel mehr zu haben. Vielleicht vermag sie modernen Menschen zu vermitteln, dass es eine Art Intuition gibt, dass sie eingebettet sind, dass es Sinn macht, hier zu sein in dieser Welt. Dieses »Wissen« kann dann Ausdruck werden für eine persönliche Überzeugung, für ein »Sich-im-Einklang-Befinden« mit dem, was man ist, denkt und für wertvoll hält.

Einige bedenkenswerte Tatsachen. Im Alltagsleben sind immer noch Tendenzen anzutreffen, die zum Nachdenken herausfordern, weil sie einem ganzheitlichen Verständnis entgegenstehen. Nicht auszurotten ist die Unterteilung in die Kategorien »spirituell« und »weltlich«. Auch die rigorose zeitliche Einteilung in das westlich-christlich tradierte Schema von Wochentagen und besonderen spirituellen Zeiten (meist sonntags zwischen 9 und 11 Uhr) geht in diese Richtung. Oder es werden qualitativ-quantitative Bewertungsmaßstäbe angesetzt, indem behauptet wird: »Der ist mehr spirituell als …« oder »Die ist schon weiter …« (impliziert im Grund ein Ziel, einen Zu*stand* …).

Neuplatonisches Gedankengut scheint sich besonders in spirituellen Anschauungen widerzuspiegeln. Der Geist (Seele) wird als eingekerkert und damit getrennt vom wahren Sein bezeichnet oder von der reinen, wahren, strahlenden Essenz. In einem solchen Sinne kann Spiritualität immer nur ein Aufstieg aus der Höhle Platons in das Reich der Ideen sein.

In etwas Höheres, Reineres. Ein Reinigungsprozess (Katharsis) und ein Sich-Erinnern an das Ur-Eine, an die Einheit.

Persönliche Lebensart. »Wenn ich sitze, sitze ich, wenn ich gehe, gehe ich usw.« lautet ein bekannter Meditationsspruch. Wenn wir Spiritualität in diesem Sinn verstehen, dann wird sie zu einer Lebenshaltung, zu einer individuellen, persönlichen Lebenskunst, aus der kein »niedrigerer Teil«, in welcher Weise auch immer, ausgeschlossen wird.

Ein leidenschaftliches Plädoyer für Ganzheitlichkeit. Bei der Frage nach dem persönlichen Lebensstil taucht die Frage auf, wie jeder von uns konsequent lebt. Fromm oder spirituell sein wird in bestimmten Kreisen oft noch mit Antiquiertheit assoziiert, riecht vordergründig immer noch nach Mottenkugeln.

Ein Grund mag sein, dass Spiritualität im Westen eine Domäne der Volks- und Massenkirchen war und bis heute daran gekoppelt erlebt wird. Salopp formuliert heißt das berechtigte Vorurteil gegenüber den tradierten Kirchen: Alles, was man nicht darf, was Lust, Freude, Leichtigkeit heißt, was Spaß macht, ist nicht spirituell. Somit kann Spiritualität auch nicht in Mode sein, höchstens bei einigen wenigen Frommen.

Wenn es aber um eine Grundhaltung dem Leben gegenüber geht, um innere Freiheit und Frieden mit mir und mit den Menschen, mit denen ich in meiner Lebenswelt lebe, wenn ich mich getragen weiß von einem größeren Ganzen, einer Transzendenz im weiteren Sinne, dann gilt es, gerade leibliche, lust- und lebensfreundliche Aspekte im Sinne der Ganzheitlichkeit einzubeziehen.

Spiritualität heißt Abstand nehmen, Entscheidungen finden und leben. Es geht um Aufmerksamkeit im Alltag, um das, was persönlich wichtig ist, wie jedes Individuum mit allen Sinnen den eigenen Lebensweg gestalten kann. Spiritualität ist Lebenspraxis, die zum notwendigen Abstand im Trubel des Alltags hinführen soll. Diese Auszeit fordert, ehrlich angegangen, heraus. Sie tut gut, wenn wir dadurch notwendige Distanz erhalten und den Mut erlangen, längst fällige Entscheidungen anzugehen und wenn wir eine andere Perspektive erhalten, aus der wir mit einem »Mehr« an Freiheit wieder in unseren Alltag gehen können.

Impuls
Sich selbst trauen

Spiritualität fördert landauf, landab bestimmte Verhaltensweisen. So zum Beispiel, die Welt gering zu schätzen, den Bezug zur Realität zu verlieren. Häufig findet man im spirituellen Bereich Menschen, denen es nur schwer gelingt, Verantwortung für ihr Leben zu übernehmen. Ein Guru, ein Meister fasziniert, ohne Frage. Ob er dabei blendet und wir uns vorschnell und gerne blenden lassen, ist die Frage. Die folgenden Zitate laden ein, nicht vorschnell alles zu übernehmen. Sie ermuntern – ganz im Sinne der Gestalttherapie – zuerst zu prüfen und dann zu behalten, was passt und was für einen selbst gut ist.

Ein Zitat aus der »Wolke des Nichtwissens« (zit. n. Jäger 1982, 119), einer mittelalterlichen Schrift, die ganz klar betont, dass Spiritualität auch Geschmackssache ist und dem Charakter entsprechen, zum eigenen Stil passen muss:

> »Wenn du glaubst, [...] [dieser Weg] entspreche dir geistlich oder vom Temperament her nicht, dann lasse ihn. Suche dir dann [...] einen anderen Weg.«

Schon Buddha (zit. n. Welwood 1995, 60) hat den Kalamas, einer Dorfgruppe, folgende Antwort gegeben angesichts ihrer Unsicherheit, was wahr ist und was nicht. Dabei hat er die ganz simple Unterscheidung der Geister empfohlen:

> »Richtet euch nicht nach dem, was durch wiederholtes Hören entstanden ist; verlaßt euch ebensowenig auf Traditionen, auch nicht auf Gerüchte; nicht auf das, was in den Schriften steht; nicht auf Mutmaßungen; nicht auf Axiome; nicht auf vordergründige Vernunftsgründe; nicht auf Voreingenommenheit einer Vorstellung gegenüber, über die viel nachgedacht worden ist; nicht auf die scheinbare Fähigkeit eines anderen; und auch nicht auf die Erwägung: ›Der Mönch ist unser Lehrer.‹ Kalamas, wenn ihr selbst wißt: ›Diese Dinge sind gut, gegen diese Dinge ist nichts einzuwenden; diese Dinge werden von den Weisen gepriesen; wenn man diese Dinge tut und sie beachtet, so führen sie zu positiven Ergebnissen und zu Glück‹, so geht hin und macht sie euch zu eigen.«

Ist das Gras denn nicht überall grün? Die Flucht in den Osten. »Auf der anderen Seite ist das Gras grüner« – so lautet ein englisches Sprichwort. Es scheint, auf den Trend »Spiritualität« angewandt, auf Westeuropa zuzutreffen. Ohne theologische Wehmut: Viele pflegen den fernöstlichen Dialog bzw. spirituelle Wege des Ostens, ohne westliche Wege zu kennen. Der Osten scheint eine Faszination auszuüben. Der Meditationslehrer Willigis Jäger (1991) weist darauf hin, dass der westliche Weg ein Weg von Einzelnen war, am Rande der Klöster, teils im Schatten und im Hintergrund der großen, z.T. bombastischen, offiziellen Linie, teils auch beargwöhnt von dieser und immer wieder in Misskredit geraten. Die Vertreter des spirituellen Weges im Westen mussten und müssen noch immer vorsichtig ihren kontemplativen Weg und ihre Erfahrungen rückübersetzen in eine offizielle, notwendigerweise dualistische Theologie, Dogmatik und Sprache: ein schier unmögliches Unterfangen. Wahr ist, dass der Osten auf jahrhundertealte Traditionen zurückgreifen kann im Bereich der Erforschung menschlichen Bewusstseins. Was wir vom Osten lernen können ist die Verlagerung nach innen, zum Individuum. Was wiederum der Osten vom Westen lernen könnte ist die Sorge in der Welt für die Welt, die soziale Komponente eben.

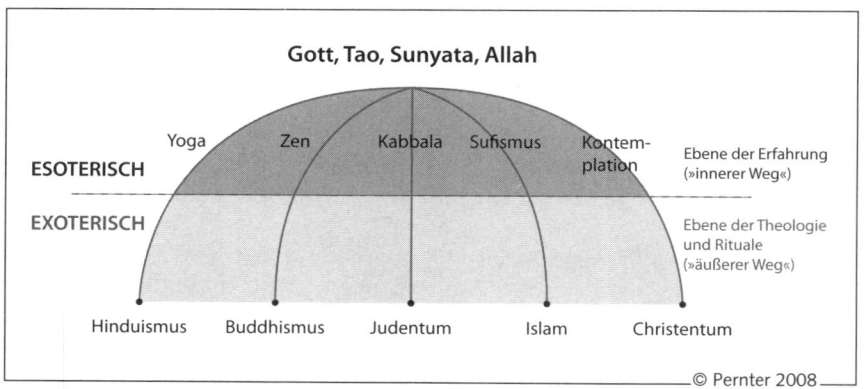

Abb. 2: Wege zur Transzendenz. Der Unterschied zwischen esoterischer (erfahrungsorientierter) und exoterischer (theologischer, dogmatischer) Spiritualität nach Jäger (1991, 72; vgl. dazu auch Wilber 1991, 267–273)

Was Knoblauch mit Spiritualität zu tun hat. Der blonde, langhaarige Moderator versucht am Ende der Sendung vor dem Abspann noch alles zusammenzufassen. Hie und da verteilt er seine Sprüche für die Sonntagsausgabe des deutschen Massenblattes und holt dann zum finalen Statement aus: »Esoterischen Snobisten, evangelikalen Fundis, weihrauchumhüllten Katholen, dahinschwebenden Transzendentalen und wie sie alle heißen, sei gesagt: Über Spiritualität könnte man lange sprechen – ich hab' ja auch heute wieder überzogen – letztlich wird es so sein wie beim Knoblauchessen. Man riecht es und deshalb sollte man lieber ein wenig öfter schweigen. Lieber ein wenig mehr lieben. Und Sie sollten besser riechen als Knoblauch.« Sagt's, bedankt und verbeugt sich.

Impuls
Der Geschmack nach »Himmel« in der Tretmühle des Alltags

Wahrnehmung: Wahr-nehmen.
Sinne: Berührt-Werden vom Eigentlichen, Wesentlichen.
Stille. Natur.
Platz-Finden in mir und in dieser Welt.
Leer werden und voll (erfüllt) sein.
Einfach sein, ein-fach SEIN.
Jetzt. Hier. Sein.
Bestandsaufnahme.
Kleine Wunder sehen.

Spiritualität heißt Fragen stellen

Wo und wie finde ich Frieden, innere Ruhe und Gelassenheit, Liebe?
Was steckt in mir?
Was wünsche ich mir? Was brauche ich? Wonach sehne ich mich?

Unterbrechen und Innehalten

Was mache ich eigentlich? Wie lebe ich? Was für einen Sinn hat mein Leben?
Was sind meine Qualitäten und Gaben? Welche Auf-Gaben habe ich?
Mit welchen Themen schlage ich mich (immer noch) herum? Welche habe ich gelöst?
Mich er-inn-ern, wer und was ich bin. Spüren und wahrnehmen, was ist.

What's your passion?

Was berührt mein Herz? Menschen? Liebe? Freundschaften? Erkenntnis und Weisheit? Da-Sein? Kinder? Partner? Schöpfung?

Intensive Momente

Überwältigende und auch ganz normale »ergreifende« Stimmungen in der Natur, Augenblicke am Balkon in einer sternklaren Nacht. Spazierengehen bei Regen und den Geruch von nassem Gras oder Moos atmen. Sitzen mit oder ohne »Tiefgang«. Auf einem Felsen der Brandung »lauschen«. Nackt im Meer schwimmen und das facettenreiche Farbenspiel des Wassers wirken lassen. Auf einer Wiese liegen und sich vom Summen der Bienen leiten lassen, den Wolken über sich nachschauen. Absichtslos den Wind in den Blättern und die Frische wahrnehmen. Durch weiße Schneelandschaften Spuren stapfen. Spüren, dass ich lebe, trotz allem …

Berührt-Werden

Von Menschenhänden, ganz sinnlich und ebenso von Begegnungen in einem »guten« Kontakt. Verstanden- und Gesehen-Werden. Klarwerden und es auch merken. Zentriert-Sein und Durchatmen. Aufatmen. Berauscht und fröhlich ein Gläschen trinken. Lustig sein und Trauer zulassen können, wenn sie da ist. Vertrauen, auch wenn nicht klar ist, »wohin mein Herz mich führt«.

Bewusst werden

Der springende Punkt: das Bewusstsein zu entwickeln, Brillenträger zu sein und die Brille zu finden, die passt. Dann … das tagtägliche Reinigen der Gläser.

Dieses Reinigen der Gläser ist ohne Therapie oft schier unmöglich.

Anmerkungen

1. Ursprünglich habe ich mit diesem Begriff an die philosophischen Fragmente der Vorsokratiker gedacht, bis mir bei der Recherche der Artikel von Ulrich Lessin (2002, 19-51) untergekommen ist, der eine fragmentarische Perspektive auch auf die Gestalttherapie anwendet.
2. »If you meet Buddha on the road, kill him!« So lautet eigentlich der Originaltitel von Kopp 1988.
3. Joseph Beus, zit. n. Jäger & Grimm (2000, 10).
4. Portele (1992, 14) beschrieb einmal die verschiedenen therapeutischen Schulen in einem einzigen Satz. Perls legte ihm den Ausspruch »Schau doch richtig hin« in den Mund.

5. Dieses Fragment geht auf Peter Orban (1991, 9) zurück.

6. Jäger (1991, 132). Der Autor dreht allerdings die Gleichung um und beginnt von hinten.

7. Eine »systematisch-fundierte« gestalttherapeutische Perspektive auf Spiritualität müsste noch viel mehr mit ihrem geschärften Blick auf die bzw. mit ihrer Erfahrung der individuellen und unterschiedlichen Persönlichkeitsstile argumentieren und korrigierend auf »Spiritualität« intervenieren.

8. »Vielleicht übertreibe ich, aber ich halte die gegenwärtige Krise in der Psychotherapie für so ernst und die therapeutische Spontaneität für so gefährdet, dass eine radikale Korrektur notwendig ist. Wir sollten sogar noch weiter gehen: *Der Therapeut muss danach streben, für jeden Patienten eine neue Therapie zu kreieren.*« (Yalom 2002, 48) Auch in seinem belletristischen Werk betont der Autor diesen Standpunkt (Yalom 2000a, 198; Yalom 1998, 15). Im Grunde sind diese Zitate die berechtigte Frage nach einer adäquaten Therapie bzw. nach adäquaten Interventionen. Krauss-Kogan (2006) hat neuerdings darauf hingewiesen, dass dieses Diktum auf Wilhelm Reich zurückgeht und Fritz und Laura Perls dies übernommen haben.

9. In der einseitig-provozierenden Sprache Orbans: »Wie sollte da eine Therapie oder eine Ideologie wissen, was für dich gut ist. Es gab dich doch nie. Dein Fall war noch nicht in der Literatur.« (Orban 1991, 142)

10. So ähnlich der Titel eines erst kürzlich wieder aufgelegten Buches: Golas 2003.

11. Vgl. auch die Gesellschafts- und Sozialkritik des Mitbegründers der Gestalttherapie, Paul Goodman.

12. Damit meine ich das Umfeld demokratischer Gesellschaften, deren Errungenschaft es ist, mehrere weltanschauliche Positionen zuzulassen im Gegensatz zu Diktaturen und Gottesstaaten.

II Spiritualität – ein mehrdeutiger Begriff

1. Definition von Spiritualität

>»Die Religion ist primär nicht das Opium des Volkes,
> sondern die Erinnerung daran, daß es mehr Leben in uns gibt,
> als dieses Leben lebt.«
> *(Peter Sloterdijk 1983, 509)*

>»Sie [die spirituelle Erfahrung] ist zu verstehen als eine
> nach innen gerichtete Erfahrung, in der sich die Wirklichkeit in einer
> tiefen Schau oder in einem intuitiven Wissen zu erkennen gibt.
> Diese Erfahrung ist mehr als nur rationale Einsicht.
> Sie ist auch mehr als nur impulserzeugende Begeisterung.
> Sie umfasst all diese Bereiche und stellt Wissen, Erkenntnis,
> emotional-existentielle Sicherheit und Impuls
> zum verändernden Handeln gleichermaßen bereit.«
> *(Harald Walach 2006, 94)*

>»Spiritualität ist ein gesellschaftliches und kulturelles Phänomen.
> Sie ist offenbar ein Grundbedürfnis sehr vieler Menschen,
> an welchen Punkten ihres Lebens auch immer;
> und gänzlich unabhängig von Stand und sozialen Positionen wird sie gelebt.«
> *(Rainer C. Schwinges 2005, 9)*

Den Dschungel lichten. Spiritualität zu definieren scheint ein schier unmögliches Unterfangen zu sein. Als Phänomen wie als Begriff erscheint sie schillernd, komplex. Manchmal wie eine Worthülse. In der Tat, sie ist kein homogenes Produkt. Der Wert, eine Präzisierung zu wagen, besteht wohl darin, die »Szenerie des menschlichen Lebens« zu erhellen (Tugendhat 2005, 95). Stichwortartig angeführt werden mehrere brauchbare Definitionen von »Spiritualität«. Meine Intention dabei ist klar: Die transzendente Materie herunter zu bringen in irdische Gefilde.

Handhabbar machen. Damit soll begrifflich fassbar und klar gemacht werden, wie Spiritualität verstanden, verwendet werden kann. Die Hoffnung? Nicht unbedingt ein Stammtischthema zu kreieren, aber doch einen begehbaren Pfad zu bahnen durch den »Dschungel der Spiritualitäten« (Welter 2005, 153). Korrekterweise ist von Spiritualität nicht im Singular zu sprechen und auszugehen, sondern im Plural, weil es »die« Spiritualität in einer multikulturellen, fragmentierten Postmoderne nicht mehr gibt – oder richtiger – niemals gegeben hat (Bucher 2007, 21).

Begriffe und Sprache konstruieren Wirklichkeit. Wissenschaftler wie Philosophen haben darauf hingewiesen, dass wir durch Sprache Wirklichkeit konstruieren. Wir treffen Vereinbarungen durch Sprache. Wir kommunizieren durch Sprache und konstruieren so Realität. Menschen sind Sprach-Wesen. Wir leben in Sprachgemeinschaften, kreieren einen Wissens- und Verstehenshorizont und binden uns ein (Leutwyler 2005, 21f). Wir machen Erfahrungen und versprachlichen diese, die dann wiederum unsere Erfahrungen und die Art und Weise unseres Beobachtens und Sehens beeinflussen. Eine Wechselwirkung also.

Das Geheimnis versprachlichen? Auch Bucher (2007, 56) warnt vor einer Definierung von Spiritualität im Sinne einer Einengung. Denn, Spiritualität ist ein vielfältiges Phänomen: »Es wäre vermessen, mit *der* Definition von ›Spiritualität‹ aufwarten zu wollen. Globaldefinitionen stellen nicht zufrieden […] und werden der Vielfalt subjektiver Theorien zu diesem Phänomen nicht gerecht.« Deshalb plädiert der Autor stets dafür, – »im Sinne von Arbeitsdefinitionen« (ebd.) – konkret zu differenzieren, was damit gemeint sei.

Bereits in der jüdischen Tradition ging es neben anthropomorphen, oftmals allzu menschlichen Bildern von Transzendenz um einen anderen, nicht unwichtigen Aspekt, um die Namenlosigkeit nämlich. »Ich bin, der ich bin bzw. der ich sein werde«. Das war die intrinsische Transzendenz-Erfahrung eines Moses, die zu einer fundamentalen und tragfähigen Weisheit einer ganzen Gruppe wurde. Dieses Unnennbare ereignet sich nicht in starren Begriffen, sondern in lebendigen Menschen. Eine solche Vision oder Erfahrung ist der Kern jeder authentischen Spiritualität. Viel später hat die damalige mitteleuropäische Wissenschaft den Terminus »theologia negativa« geprägt.

»Neti, Neti« – »Nicht dies, nicht das«, nannte man den Sachverhalt in der östlichen Weisheit. Und doch, darauf hat schon Luther sinngemäß hingewiesen, wenn das Herz voll ist, geht es über. Wir können letztlich nicht nicht kommunizieren (Watzlawick). Der Mensch ist keine Monade, sondern ein Beziehungswesen. Wenn wir in Beziehungen, in Gemeinschaften leben und arbeiten bzw. uns zumindest dann und wann austauschen, braucht es klare Referenzpunkte, auch sprachliche. Begriffe können dies leisten. Sie transportieren Inhalte. Mag eine Definition noch so schwierig sein, ist sie doch notwendig. Mag eine Erfahrung subjektiv sein, so trifft sie in der Versprachlichung (in Wort oder Schrift) immer schon auf einen kulturellen Vorrat an Deutungsmustern. Sie steht in einem kreativen Spannungsverhältnis mit vorgefassten Begriffen, derer wir uns in der Kommunikation bedienen.

Eine Begriffsbestimmung ist sinnvoll, wenn wir die angedeutete Polarität zwischen Klarheit und Nichtfassbarkeit berücksichtigen und keinen abgeschlossenen Überbau erwarten, der nicht mehr offen ist für Neues, Anderes, Fremdes und für Entwicklung. Denn:»Nichts ist für den fragenden Geist verhängnisvoller als ein fertiges Konzept, das ihn hindert, sich auf neue Fragen und Erkenntnisse einzulassen.« (Nägeli 2005, 28)

Nur eine lebensfreundliche Definition erscheint angebracht. Mein Ansatzpunkt ist eine Spiritualität der Lebensfreundlichkeit, ähnlich wie es der Psychoanalytiker Erich Fromm (2004) in Bezug auf Religion formuliert hat. Die Suche nach einer stimmigen Definition habe ich ausgerichtet auf eine begriffliche Bestimmung des Wortes einerseits und auf eine inhaltliche Bestimmung andererseits, wobei einem lebens- und leibfreundlichen, sinnenhaft und alltagsnahen Aspekt mein Hauptaugenmerk gilt. Oft genug wurde Spiritualität – zumindest jene westeuropäischer Provenienz – überfrachtet als introjektfördernde Normierung und Deformierung des Einzelnen oder ganzer Gesellschaftssysteme verkündet.

»Spiritualität« – ein Begriff wandert aus ...

Der vieldeutige Begriff »Spiritualität« ist ein relativ junger (französischer) Begriff, der ab der Mitte des 20. Jahrhunderts im christlichen und außerkirchlichen Kontext mehr und mehr Verwendung und Verbreitung gefunden hat (Vorgrimler 2000, 587). Das Wort ersetzte im christlichen Denkraum zunehmend mehr den früher üblichen Begriff der »Frömmigkeit«, mit dem die individuelle, persönliche Lebensgestaltung deutlicher zum Ausdruck kam. Bereits in diesem Milieu ist der Begriff »Spiritualität« breit angelegt, beinhaltet vielschichtigere Bedeutungen sowie auch etliche Konzeptionen und inhaltliche Ausrichtungen von Spiritualität. Spiritualität ist im christlichen Kontext immer schon eingebunden und eingebettet in einen Glauben als existentieller Lebensvollzug mit Leib und Seele (Honecker 2000c, 13; vgl. Sudbrack 2000, 856). Diese im Begriff grundgelegte extensive, ausweitende Verwendung ermöglicht, dass auch nichtchristliche oder nichtreligiöse existentielle Grundhaltungen subsumiert werden können (vgl. Vorgrimler 2000, 587).

Spiritualität – gelebte existentielle Wahrheit. In der Verknüpfung von Leben und Glauben ist eine solche als Ausdrucksgestalt und -form im jüdisch-christlichen Kontext vielgestaltig. Zu einer christlichen Spiritualität »gehört wesentlich die Beziehungsgeschichte zwischen

Gott und den Menschen, die das Werden und Wachstum zu einem geistlichen Menschen maßgeblich beeinflusst« (Honecker 2000a, 15). Nach Gotthard Fuchs geschieht dies in zwei »Alphabeten«: »in der Achtsamkeit auf den Lockruf der Sehnsucht und auf den Notschrei des Leidens (Solidarität), auf Hoffnungs-Dynamik und Mangelerfahrung« (Fuchs 2000, 858).

»Die« Spiritualität gibt es nicht oder: Spiritualität im Plural. Wenn von Spiritualität – über den traditionell christlichen Kontext hinaus – die Rede geht, erscheint es sinnvoll und notwendig, den Blick auf den Inhalt des Begriffes und auf den Kontext zu werfen, in der Spiritualität Verwendung findet. In verschiedenen religiösen Milieus gibt es unterschiedliche Bedeutungen, inhaltliche Akzentuierungen oder feministische, weltanschauliche, konfessionslose, transpersonale usw. Ausrichtungen (Stolz 2005, 122).

Eine erste Definition vom Wort her: Spiritualität kommt von Spirit, Geist. Von einem jüdisch-christlichen Standpunkt herkommend könnte man, der Etymologie des Wortes »Geist« folgend, ganz allgemein von einer inspirierenden Tiefendimension des Lebens sprechen, bei der es um Sinn, Mitte und Tiefe geht (Honecker 2000c, 13). Interessant ist der Verweis von Walser & Wild (2002, 7f) auf das englische »spirit«, das in seiner inhaltlichen Bedeutung mehrschichtig ist: »Es kann Geist, Sinn, Gesinnung heißen, aber auch Vitalität, Lebendigkeit, Mut und Temperament.« Wenn wir diese englische Variante mit Bildern ausschmücken, dann ergeben sich in der Folge Fragen nach den eigenen spirituellen Wurzeln, nach Beheimatung, nach dem zum Wachsen Notwendigen, nach den eigenen »Quellen« und den individuellen Ressourcen, aus denen geschöpft wird. Dies gilt umso notwendiger, will menschliches Leben glaubhaft und facettenreich, persönlich überzeugend und stimmig gelebt werden.

Was nun ist Spiritualität? Sie ist jedenfalls ein offener Begriff, der auf ein religiöses Bedürfnis hinweist. Allgemein können wir Spiritualität begreifen als »ein Verhältnis eines Individuums zu einer irgendwie gearteten Transzendenz (Götter, Geister, allgemeine transzendentale Prinzipien, persönliche Entwicklungspotentiale o.ä.)« (Stolz 2005, 121).

Der Schweizer Psychiater Christian Scharfetter (1997, 1) präzisiert:

»Spiritualität heisst eine Haltung, eine Lebensführung der Pflege, Entfaltung, Öffnung des eingeschränkten Alltagsbewusstseins hinaus über den Ego- und Personbereich in einen individuumsüberschreitenden, transzendierenden, deshalb transpersonal genannten Bewusstseinsbereich. Spiritualität bedeutet Leben in der

Hinordnung, der Orientiertheit am Einen, das Bewusstsein der Teilhabe des einzelnen Individuums an einem überindividuellen Sein, bedeutet die Selbsterfahrung, dass die wahre Natur, der Kern, die Essenz unseres Wesens […] dieses umgreifende Eine ist, welches über jede menschliche Gestalt- und Eigenschaftszuweisung hinausgeht, welches darum gestaltlos, leer genannt wird. Es trägt in verschiedenen Kulturen Namen, welche auf das Geahnte verweisen […].«

Spiritualität – ein vielfältiger, multidimensionaler Begriff. Die folgende Liste von unterschiedlichen Kurzdefinitionen bietet in ihrer Prägnanz einige interessante Varianten und Charakterisierungen. Allen gemeinsam ist, dass sie nicht vorschnell auf eine theistische Konzeption abzielen, die Formulierungen offen sind und keine Bindung an eine religiöse Gruppe intendieren.

Kurzdefinitionen von Spiritualität

Spiritualität bedeutet, meint, ist …

- »schlicht die direkte Erfahrung, dass unser Leben von etwas Besonderem durchdrungen ist« (Biddulph 1996, 214)
- »[s]ich der Tiefe öffnen« (Günther Stachel, zit. n. Schütz 1988a, 1171)
- die richtigen Fragen stellen und die richtige Antwort finden (Keen 1996)
- »eine inhärente Haupteigenschaft menschlichen Bewusstseins« (van Quekelberghe 2007, 41)
- die »individuelle Gestaltung der Bezogenheit auf Transzendenz« (Belzen 1997, 210, zit. n. Utsch 2005, 194)
- eine »*transzendente Dimension innerhalb der menschlichen Erfahrung*« (Shafranske & Gorsuch 1984, 231, zit. n. van Quekelberghe 2007, 40)
- eine »intensiv erlebte Verbundenheit mit einer höheren Macht« (Belschner 2000, zit. n. Utsch 2005, 194)
- ein »intrinsisches Prinzip authentischer Selbsttranszendenz« (Helminiak 1987, 23, zit. n. ebd.)
- die Erfahrung »einer absoluten, transzendenten Wirklichkeit« (Walach 2003, 58, zit. n. Hundt 2007, 27)
- eine »innere Dimension des Menschseins, die mit den wertvollsten Dingen im Leben verknüpft ist, die motiviert und leitet bzw. die Entscheidungen bestimmt« (Emblen 1992, zit. n. Unterrainer 2007, 18)

- das »Verspüren von Sinn und Bedeutung bzw. einer Einheit, und einer transzendenten Kraft, die im Westen üblicherweise als Gott bezeichnet wird« (Aldridge 2000, zit. n. ebd.)
- die »*Suche nach einer existenziellen Sinngebung*« (Doyle 1992, 302, zit. n. van Quekelberghe 2007, 40)
- »in Beziehung zu treten« (Yontef 1999a, 53)
- »mein Sein, meine innere Persönlichkeit. Sie ist, was ich bin – einzigartig und lebendig. Sie drückt sich aus durch meinen Körper, meine Gefühle, meine Urteile, und meine Kreativität« (Stoll 1989, 6, zit. n. Bucher 2007, 10)
- »›einen Schritt weiter zu gehen‹. Einen Schritt weiter zu gehen im Akzeptieren meiner Müdigkeit, im Akzeptieren meiner Begrenzungen – der Begrenzung meiner Intelligenz, meines Unverständnisses angesichts des Leidens. Das ist die Tradition der Pilger von Compostela: ›ultreia, darüber hinaus gehen‹, einen Schritt weiter gehen, egal, ob man nun einer religiösen Gemeinschaft angehört oder nicht.
  Spirituell zu sein bedeutet nichts anderes, als dort, wo man ist, diesen einen Schritt weiter zu tun.« (De Hennezel & Leloup 2000, 31)

Spiritualität auf den Punkt gebracht: Connectedness, Verbundenheit. Bucher (2007, 24–34) hat in seiner übersichtlichen und verständlichen »Psychologie der Spiritualität« einen induktiven Weg eingeschlagen. Indem er qualitative Studien zur Spiritualität auswertete, kommt er zu einer klaren, überschaubaren und handhabbaren Begriffsklärung mit verschiedenen Dimensionen bzw. Aspekten von Spiritualität. Sein zentraler Kernbegriff für Spiritualität ist »connectedness«, Verbundenheit. Diese bezieht sich auf das eigene Selbst, auf Natur und Kosmos, auf Mitmenschen, die soziale Welt sowie auf ein höheres, geistiges (göttliches) Wesen.

Amerikanische Studien über Spiritualität gehen von folgender Ausgangsdefinition für Spiritualität als Verbundenheit aus:

> »Spiritualität bezeichnet eine Art des In-der-Welt-Seins, die die Existenz einer transzendenten Dimension anerkennt. Sie schließt ein Gewahrsein dessen ein, dass alles, was ist, miteinander verbunden ist und anerkennt, dass alles Leben Bedeutung und Sinn hat und daher heilig ist.« (Becvar 1994, zit. n. Utsch 2005, 189; Übers.: Sabine Engelmann).

Voraussetzung für Verbundenheit ist die Fähigkeit zur Selbsttranszendenz. Je mehr es uns gelingt, von der eigenen (fesselnden) Fixierung abzusehen, desto leichter und inniger ist der Kontakt, gelingt und verwirklicht sich Verbundenheit (Bucher 2005, 30). Die Fähigkeit, sein Ich zu übersteigen, Selbst-Fixierungen zu lockern, ergriffen zu werden, ergriffen zu sein und etwas, das über das Ich hinausgeht, zuzulassen, ist ein Aspekt, der auch bereits von einigen Psychologen thematisiert wurde (wie Frankl, Helminiak, Coward & Kahn, vgl. ebd.; Utsch 2005, 183). Diese Selbstrelativierung ist auch der common sense spiritueller Traditionen. Es ist ein Wandlungsprozess von einer »oberflächlichen Ego-Bestimmtheit hin zu einer tieferen Ich-heit« (Nägeli 2005, 41) oder ein Aufgeben um die »Preisgabe des Verwickeltseins im Ich« (Tugendhat 2005, 104). Letztlich geht es auch um eine Relativierung des eigenen Standpunktes, um ein Heraustreten aus den engen Rollenverhältnissen, aus unserem Schubladendenken.

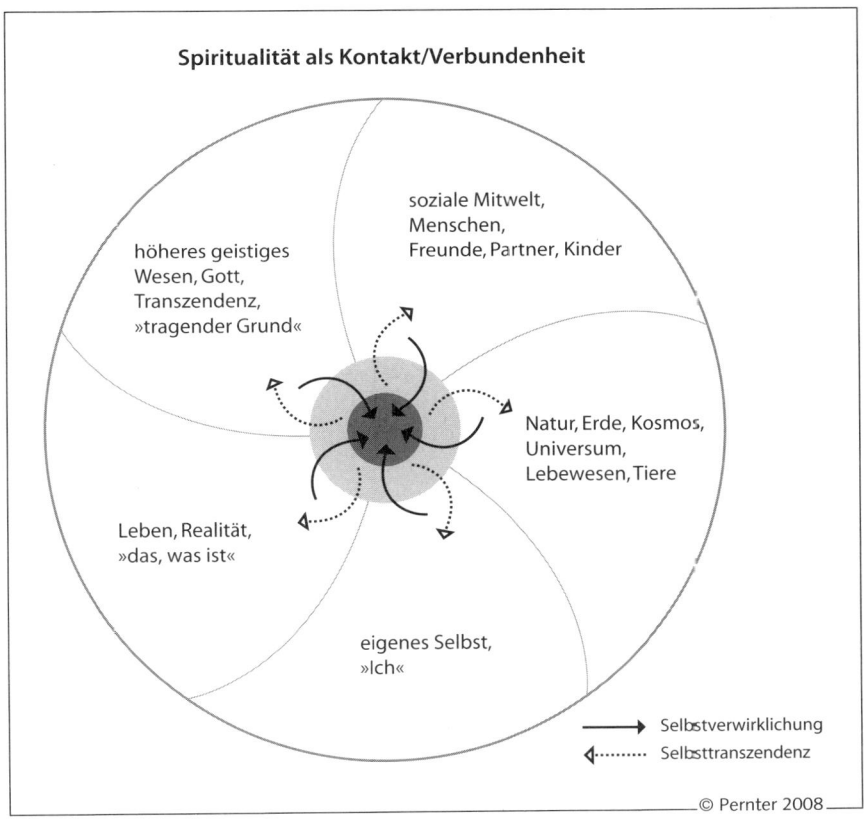

Abb. 3: Spiritualität als Kontakt, Verbundenheit

Deutlich werden verschiedene Blickfelder. Spiritualität wird als ein relationaler Prozess gesehen, als ein In-Beziehung-Treten, als Kontaktgeschehen mit der eigenen Person, mit der Umwelt, mit anderen Menschen usw.

Spiritualität als Verbundenheit – plausibel und dialogfähig. Fakt ist: Spiritualität und transzendente Erfahrungen werden von Menschen erlebt und gemacht und sind psychische Realitäten. Die vorgestellte Konzeptualisierung von Spiritualität ist weit genug. Sie ermöglicht nebenbei eine gute Anschlussfähigkeit an konventionelle Religionen mit einem personalen Gottesbild. Andererseits ist sie konfessionsübergreifend. Und: Sie vermag auch nichttheistische, atheistische, humanistische oder synkretistische Ansätze und Weltanschauungen bis hin zu so genannten esoterischen Angeboten im Supermarkt weltanschaulicher Anbieter zu umfassen. Diese Dialogfähigkeit erscheint mir insofern wichtig, als dass Menschen Spiritualität – immer noch – auch von Institutionen vermittelt bekommen. Deshalb ist davon abzuraten, »den Aufbau einer spirituellen Psychotherapie nur abseits von religiösen Systemen zu betreiben.« (van Quekelberghe 2007, 24)

Der hier vorgeschlagene Ansatz wird sowohl den unterschiedlichen Transzendenzerfahrungen als auch der Vielfalt an Sinnkonstruktionen und Suchbewegungen von Menschen gerecht. Darüber hinaus werden unterschiedliche spirituelle »Erfahrungsräume« ausgewiesen: Beziehung mit sich selbst durch Nutzung von Eigenzeit oder ein inneres und äußeres Sich-Einlassen auf den Alltag; Naturerfahrungen; Kontakt mit dem Göttlichen, einem größeren Ganzen, einem Absoluten oder einer Macht an heiligen Plätzen, an Stätten, zu Hause; Beziehung und Verbundensein zu anderen Menschen in Partnerschaften und freundschaftlichen Beziehungen … Denn: Nicht jeder »Weg« passt zu jeder/jedem.

Die Vielfalt der Realität erschließen – Transzendenztransparenz. Die Definition erscheint plausibel, lebens- bzw. alltagsnah. Sie fasst zusammen und zeigt auf, wo moderne Menschen Kraft tanken, Transzendenz erfahren, Sinn herstellen und Gegenwelten eröffnen können, ohne vorschnell eine Weltflucht antreten zu müssen. Sie ist ganzheitlich ausgerichtet und vieldimensional, berücksichtigt das einzelne Individuum und dessen soziale Interdependenz. Spiritualität ist mit dieser Begriffsbestimmung keiner etablierten Gruppierung oder bloß einzelnen Eliten vorbehalten, sondern zeigt sich als intrinsische, persönliche (Seins-)Erfahrung von Menschen.

Der Gestalttherapeut Gary M. Yontef (1999a, 53) hat einmal in einem anderen Zusammenhang darauf hingewiesen, dass Leben vielfältig sei und es deshalb auch keine klischeehaften, einfachen Lösungen geben könne:

»Aus dialogischer Sicht heißt Realität, in Verbindung zu treten. Leben ist Begegnung. Bewußtheit ist relational, nämlich Orientierung an der Grenze zwischen der Person und den restlichen Teilen des Organismus/ Umwelt-Feldes.« Spiritualität – auch dies Gemeinplatz mystischer, religiöser, spiritueller Strömungen – hat nur zum Teil mit außergewöhnlichen Gipfelerfahrungen (vgl. Maslows Bedürfnispyramide) zu tun und muss sich im Alltag bewähren. Transzendenz muss im Hamsterrad des alltäglichen Lebens transparent werden. Denn nur in den kleinen, alltäglichen Dingen liegt nach Foucault die Weisheit fortschreitender Erkenntnis und Einsicht, die spirituell genannt werden kann (Roos 2006, 235).

Egotrip und Nabelschau, so lautet ein liebgewonnener Vorwurf in Richtung Selbsterfahrung und Selbstkontakt, besonders im Umfeld traditioneller, spiritueller Gemeinschaften. Therapeutische, spirituelle Selbsterfahrung ist letztlich jedoch kein egozentrisches Kreisen um sich selbst. Die Wendung von einer einseitigen Außenorientierung hin zu einer stärkeren Innenorientierung setzt (dann) auch wieder Impulse nach außen frei, nämlich authentische, reife, soziale Kontakte und Verbindlichkeiten oder auch nur, dass Menschen wieder »endlich normal« werden, wie das die Mystikerin Teresa von Avila genannt hat (Kaiser 2005, 256).

Die Gefahr einer privatisierten Innerlichkeit ist selbstverständlich gegeben: Die populären, wirtschaftlichen Ich-AGs in Deutschland, die gesellschaftliche Realität der Single-Haushalte, die kultursoziologische Etikettierung der Gesellschaft als »Erlebnisgesellschaft« (Schulze 1992) oder als Ellenbogengesellschaft mögen zwar einen überzogenen (Spaß-) Individualismus suggerieren, doch sind diese sozialen Phänomene noch lange kein Argument gegen eine individuelle, authentische Spiritualität. Diesbezüglich mag die Aussage der sozial engagierten evangelischen Theologin Dorothee Sölle reichen, die angesichts einer drohenden individualisierten Spiritualität moniert: »*Was dabei fehlt, ist eine Art Verbindlichkeit der inneren Beziehung zu uns selbst, zu unserem Nachbarn, zur Tradition und zur Geschichte*« (Sölle 1997, zit. n. Obermüller 2005, 113). Kurzum: Die Wende zum Ich, zu Eigen-Erfahrungen mit Transzendenz kann als geschichtlicher Prozess gut nachvollzogen werden, schließt aber eine Einbindung in eine gemeinsame Lebenswelt nicht notwendigerweise aus. Die »Ich-Jagd im Unabhängigkeitsjahrhundert« (Gross 1999) scheint sich aufzulösen.

»Das göttliche Du hilft dem menschlichen Ich, immer prononcierter Ich zu sein« – diese pointierte Formulierung von Georg Schmid (2005, 59) in der Tradition Bubers lässt sich mit dem Kontaktgedanken nicht bloß auf eine wie auch immer gefasste Transzendenz beziehen. Eine spirituelle

Erfahrung – das belegen einige qualitative Studien – wird möglich im Kontakt zu uns selbst, zu einem freundschaftlichen Du, sei es Partner, Freund, Freundin oder einer (auch lediglich »gedachten«) Transzendenz; im Kontakt zu einem Wir, in Freundesgruppen, Familie; im Kontakt mit der Natur und dem Kosmos (im Schaudern vor seiner Unendlichkeit und Größe etwa). Gegenüber religionskritischen Projektionseinwänden ließe sich erwidern: Es ist nicht wesentlich, ob dieses unendliche Du sich als Projektion entlarvt. Denn, sekundiert Schmid (ebd., 59f): »Sogar ein projiziertes göttliches Du würde uns wieder als Person herausfordern und uns helfen, ganzheitlicher Person zu sein«.

Hier möchte ich auch auf die philosophischen Ausführungen von Wilhelm Schmid hinweisen, der – im Sinne einer Erweiterung des Feldes – von der notwendigen Einbeziehung einer Transzendenz als einer möglichen menschlichen Erfahrung spricht, unabhängig ob es sie gibt oder nicht (Schmid 2007). Denn Transzendenz, auch als bloße Hypothese, bricht immer schon den eigenen endlichen Lebenshorizont auf.

Zwischen Liebe und Erkenntnis. Rutishauser (2005, 189) bringt eine überlegenswerte Auffassung von Spiritualität ins Spiel, die er dem Konzept der philosophia perennis, der ewigen Philosophie, entgegenstellt. Im Anschluss an Karl Rahner stellt er eine Konzeption von Spiritualität vor, die einen Gegenpol beschreibt zu einer spirituellen, hierarchischen Stufenlogik, deren Ziel Erkenntnis ist. Nach Rahner besteht Spiritualität in einer »existentiellen Vertiefung der personalen Akte des Menschen – des ganzheitlichen Wahrnehmens, des Handelns aus innerer Freiheit, des Vertrauens auf die Kraft der Transzendenz«. In dieser Vertiefung existentiellen Erlebens, in der Ausrichtung auf authentisches, kongruentes Handeln und Leben zielt Spiritualität nicht auf Erkenntnis, sondern auf Liebe ab. Stimmig an diesem Konzept ist das Ernstnehmen der Entwicklung des Menschen: »Von Lebenssituation zu Lebenssituation wird dabei die Dynamik, Entwicklung und Reifung des Individuums ernst genommen« (ebd.; vgl. auch Hundt 2007, 84).

Zum Schluss, aber nicht als Schlusslicht – Betroffenheit. Im Rahmen meiner Definition von Spiritualität möchte ich noch auf drei für mich wesentliche Kernaspekte hinweisen, die auch Kerngedanken der Philosophie sind: Spiritualität hat zu tun mit **Erfahrung,** mit **Staunen** und mit **Zweifeln** (Anzenbacher 2002, 18).

Die hier vorgestellte »Skizze« von Spiritualität ist die Grundlage, auf der alle weiteren Überlegungen des Buches basieren. Innerhalb meines Ansatzes geht es also immer um verschiedene Erfahrungen, Erfahrungswege. Es gibt nicht den einen spirituellen Weg, sondern viele, individuelle Wege, die sich in den Zeitspannen einer menschlichen Biografie auch verändern. Nun werde ich Spiritualität inhaltlich aufschlüsseln anhand der religiösen Urfragen und der Frage nach Sinn.

2. Die Urfragen der Menschheit

>Sind aber die in echter Religion zur Erfüllung kommenden Wünsche nicht gerade deshalb die ältesten, stärksten, dringendsten, weil sie alle Sektoren menschlicher Wirklichkeit durchstoßen, sie umfassen, ja, die Eindimensionalität menschlicher Teilbereiche im wörtlichen Sinne transzendieren? Hin auf eine letzte Tiefe und Unbedingtheit, kurz, hin auf die Dimension des Absoluten? Religion hält die Fragen nach dem Sinn des Ganzen von Menschenleben und Weltgeschichte wach (und beantwortet sie auf je verschiedene Weise), Fragen, die durch partielle Sinnerfahrung in Teilbereichen nicht zum Stillstand zu bringen sind.«
(Hans Küng 1987, 124f)

»An der Börse wie im Leben [...] habe ich häufig die richtige Antwort, nur muss ich die richtige Frage dazu finden.«
(André Kostolany)

»Sich und die Welt so zu sehen, ist nicht wahrer, sondern besser, befriedigender, wenn man sich mit der Flüchtigkeit und Wertlosigkeit des gewöhnlichen Lebens konfrontiert.«
(Ernst Tugendhat 2005, 102)

In welchen »Räumen« kann Spiritualität wachsen und gedeihen? Mit welchen Fragestellungen oder Themen wird Spiritualität charakterisiert? Bereits der Psychologe Elkins hat – neben den traditionellen Religionen – auf andere, gleichwertige Wege, Transzendenz zu erfahren, hingewiesen: Kunst, Erotik, Beziehungen, existenzielle Krisen, Natur, Seelenheilkunde (van Quekelberghe 2005, 21). Auch die europäische Theologie spricht von unterschiedlichen Erfahrungs-Wegen. Ein erster, der so genannte kataphatische, positive Weg erkennt Gott im Sichtbaren der Schöpfung. Daneben gibt es den apophatischen Weg, den der Verneinung, des Nicht-Wissens (Hundt 2007, 37; Scharfetter 1997, 19f).

Wer bin ich? Die uralte Frage der Identität. Diese Frage ist alt und zieht sich gleichsam wie ein murmelndes Mantra an der Oberfläche des Denkens durch die Menschheitsgeschichte. Die Antwort auf die stets gleiche Frage hat Auswirkungen darauf, wie wir als Menschen unser Leben einschätzen und beurteilen. Andere Fragen über unser Leben umkreisen diese Frage, wie z.B. die Gestaltung von Alltag und Zukunft oder die Frage nach dem Tod und der Sinnhaftigkeit, um nur einige zu nennen. Ob wir Menschen unser Leben als gelungen oder als sinnvoll bezeichnen, entscheidet in der Moderne mehr denn je der Einzelne, nicht die Gesellschaft, nicht die Kirchen.

Keen (1996, 37–50) vergleicht die Entwicklung einer intrinsischen Spiritualität mit einer Reise nach innen und füllt den Reisekatalog inhaltlich mit den religiösen Ur-Fragen der Menschheitsgeschichte und Religionen: Was wünsche ich? Warum gibt es etwas statt nichts? Wer bin ich? Kann ich lieben? Bin ich frei? Woran leide ich? Was wäre ich, wenn ich geheilt wäre? Welche Hilfe gibt es wirklich? Wer sind meine Freunde? Was ist das Böse? Hat mein Leben wirklich einen Sinn? Wie heilen wir die Erde?

Persönliche Fragen – wissenschaftliche Antworten? Diese grundlegenden Lebensfragen werden Menschen letztlich nicht wissenschaftlich beantworten können. Das ist wohl gut so. Ihre Eigenheit ist es, dass sie von jedem Einzelnen neu gestellt sowie einer Antwort zugeführt werden müssen, um authentisches, sinnvolles Leben zu bewirken, vielleicht gar erst zu ermöglichen.

Philosophie, Religionen oder Spiritualität vermögen mögliche Antworten aufzuzeigen und anzubieten, Antworten, die das einzelne Individuum aufgreifen und mit denen es sich existentiell auseinandersetzen kann. In einer existentiellen Therapie kommen diese Menschheitsfragen zu Wort und nehmen Raum ein: Wie ist meine Existenz? Leer, versäumt, erfüllt? Was ergibt für mich Sinn? Wie gehe ich mit Freiheit und Verantwortung, mit dem Bewusstsein der Endlichkeit und dem Wunsch nach Weiterleben um? Wie mit Isolation, Einsamkeit und Autonomie (vgl. Yalom 2000b)?

Keen (1996, 49) bezeichnet diese Fragen als ewig, ontologisch, als essentiell zur *conditio humana* gehörig. Wenn wir uns diesen Fragenkatalog vergegenwärtigen, den der Autor keinesfalls als eine endgültige, normativ-dogmatische Version versteht und der also ausbaubar ist, finden wir in dieser Aufzählung viele Fragen, auf die die Psychotherapie in ihrer praktischen Arbeit mit dem Menschen sehr wohl eingeht. Hier wird Psychotherapie zur Arbeit mit und an der Seele.

Übersichtlich und überschaubar, kombiniert mit den »ewigen Erfahrungen der Menschen« verdeutlicht Keen (1996, 51) in einem Schaubild diese Fragen. Er verknüpft sie mit Gefühlen und Erfahrungen, die wohl jedem Therapeuten oder jeder Beraterin aus der eigenen Praxiserfahrung bekannt sein mögen: Natur, Kontingenz, Heilung, Sinn, Hingabe, Abschied, Trauer, Zorn, Verzweiflung, Liebe und vor allem die nagende Frage nach dem »Warum jetzt?«, »Warum mir?«.

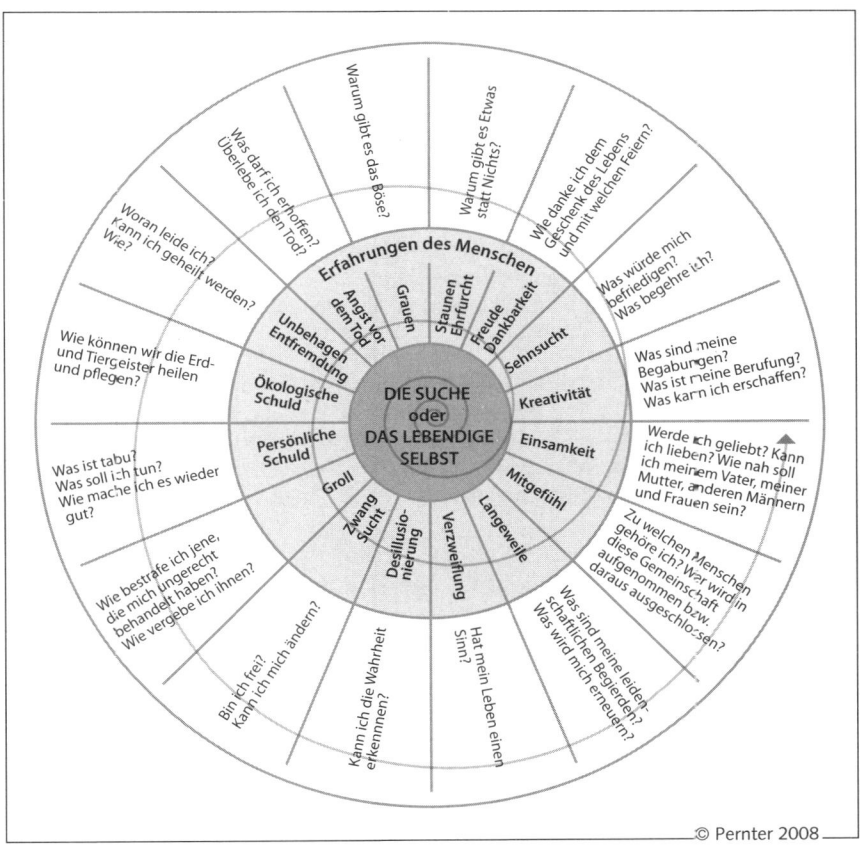

© Pernter 2008

Abb. 4: Die ewigen ontologischen Fragen nach Keen 1996 (leicht verändert)

3. Die Frage nach Sinn

> »Spiritualität sucht nach der Sinnhaftigkeit der Welt und setzt voraus,
> dass Sinn, Tiefe oder Verbundenheit erlebt werden können.«
> *(Samuel Leutwyler 2005, 14)*

> »Die Freiheit als Befreiung macht eine eigene Lebensführung erst
> zur Notwendigkeit. Denn das ist die Situation des modernen Individuums:
> Frei zu sein von *religiöser Bindung*, denn es ist auf keine Religion
> mehr festgelegt, auf kein Jenseits mehr vertröstet –
> mit der Folge, auf kleine und große Lebens- und Sinnfragen
> nun selbst Antworten finden zu müssen.«
> *(Wilhelm Schmid 2007, 11f)*

> »[S]ich mit nichts Endlichem zufrieden geben zu können, heißt ›Religion‹.
> Denn das Wort ›Religion‹ kommt vom lateinischen Wort ›religare‹,
> was mit ›sich zurückbinden‹ oder ›anbinden‹ übersetzt werden kann.
> ›Angebunden‹ ist der Mensch im Sinne der Religion an die Idee
> eines nicht-endlichen vollkommen Glücks,
> an die Idee einer letzten Harmonie und eines letzten Sinnes,
> was in der Sprache der Religionen seit Jahrtausenden
> mit dem Wort ›Gott‹ bezeichnet wird. […]
> Ob diese Idee eines vollkommenen Glücks und einer letzten Harmonie mehr ist
> als eine Wahnidee, eine Krankheit des Menschen, mag dahingestellt bleiben.«
> *(Alexander Schmidt 2002, 23f)*

Die Frage nach Sinn in der Moderne. Mit der zunehmenden Fragmentierung in unterschiedliche gesellschaftliche Lebensbereiche kam es zu einer »Zersetzung von Gesamtzusammenhängen« (Rutishauser 2005, 186; vgl. auch Schmid 2007; Horx 2005b; Hundt 2007). Die ehemals relativ einheitliche, geschlossene Gesellschaft hat sich zersplittert und aufgelöst in zahlreiche, individuelle Milieus und Kleinwelten oder in situative, virtuelle Netzwerke globalisiert und verflüchtigt. Am Beginn des 21. Jahrhunderts stehen dem Einzelnen prinzipiell eine Vielfalt von Möglichkeiten und möglichen Lebenswelten zur Verfügung, so dass bereits von einer »Bastelexistenz« gesprochen wurde (Hitzler & Honer 1994). Angesichts der vorgefundenen Komplexität der Welt fällt es dem Individuum schwer, diese als sinnhaft zu erfahren. Mit der Aufsplitterung und Segmentierung in spezielle Teilgebiete und der Suche nach Zusammenhängen treten die menschlichen Urfragen nur noch deutlicher zu Tage, nämlich »die spezifische Auseinandersetzung mit den letzten Fragen nach dem Woher und Wohin von Mensch und Welt, nach den letzten Werten und vor allem nach dem Sinn des Ganzen, des Lebens. Diese religiösen Fragen werden in der Spiritualität in ihrer existentiellen Bedeutung für das

Individuum neu gesucht, um einem drohenden Nihilismus zu entgehen« (Rutishauser 2005, 186; vgl. auch Horx 2005b; Schmid 2007). Denn diese »Fragen aller Fragen« blieben – trotz Aufklärung, Wissenschaft und Fortschritt – unbeantwortet (Obermüller 2005, 111).

Der Zukunftsforscher Duane Elgin (1999, n. Hundt 2007, 30) prognostizierte anhand von Untersuchungen ein neues Weltbild, das sich dermaßen vom 20. Jahrhundert unterscheidet, wie vormals das mittelalterliche vom neuzeitlichen Paradigma. Charakteristika sind u.a. ein steigendes Bewusstsein im Bereich der Ökologie, der Wert einer sinnvollen Tätigkeit sowie ein »wachsendes Interesse an einer persönlichen Sinnfindung und eine engere Verbundenheit zwischen Spiritualität und alternativer Spiritualität«.

Der tiefste Sinn des Lebens bestehe darin, es zu leben, philosophierte Fritz Perls (n. Staemmler 2001c, 22). Und Viktor Frankl sinnierte (zit. n. Schiffer 2001, 28): »So ist das menschliche Sein immer schon ein Sein auf den Sinn hin, mag es ihn auch noch so wenig kennen: Es ist da so etwas wie ein Vorwissen um den Sinn.« Sinn meint in der therapeutischen Praxis den subjektiv erfahrenen Sinn, was Menschen als bereichernd, erfüllend erleben und was sie durch Krisen und Schicksalsschläge trägt. Letztere sind meist auch ein Anlass, therapeutische Begleitung in Anspruch zu nehmen. Dann, wenn der gemächliche Fluss des Lebens ins Stocken gerät, unterbrochen wird und gewohnheitsmäßige Einstellungen radikal in Frage gestellt werden. Dann, wenn Selbstverständliches mühsam wird und man nicht mehr so – wie gewohnt – funktioniert oder das, was bisher durchaus sinnvoll war, jetzt einfach nicht mehr greift.

Sinnsuche ist ein Entdeckungs-Prozess, was in der Lebenswirklichkeit tragfähig ist. Was Sinn und Erfüllung gibt. Was bedeutsam und bereichernd ist. Dabei sind komplementäre Sinndimensionen zu unterscheiden, wie etwa der erarbeitete, erlebte, der widerfahrene, gefühlte Sinn. Sinnstiftende Bereiche – um nur einige zu erwähnen – können Arbeit, Beruf, Partnerschaft und Sexualität, Freundschaft oder Familienleben, Feiern. Naturerleben sowie Kunst sein.

Auch von philosophischer Seite wird die Frage nach dem Sinn zu einem Anliegen (aller-)erster Priorität. Sinn finden, dem Leben Sinn geben, hat nach Schmid (2000, 170f) immer damit zu tun, dass der einzelne Mensch in der Moderne, in der sich die traditionellen Zusammenhänge aufgelöst haben, Zusammenhänge sucht, herstellt, knüpft. Das hat mit den Fragen zu tun, die oben erörtert wurden. Fragen nach dem, was wichtig ist im Leben. Das ist »innere«, »harte« Arbeit. Arbeit zugleich auch am Glück, nämlich Antworten selbst zu finden, zu interpretieren, zu deuten, das Bejahenswerte im Leben zu suchen und dann individuell zu gestalten.

Dies wäre eine Antwort nach Sinn. »Besinnung ist eine Möglichkeit[,] verlorengegangene Verbundenheit wiederzufinden« (Petzold 1983, 73, zit. n. Hundt 2007, 276).

Schmid bringt in seinen Überlegungen zur Kunst der Lebensführung eine zusätzliche, noch nicht erwähnte Dimension von Sinn als Option ein, nämlich die Möglichkeit einer transzendenten Sinnperspektive. In der Schule der Lebenskunst geht es darum, »einen *Begriff der Transzendenz* zu entwickeln, zumindest einen Eindruck von *Möglichkeit* zu gewinnen, sich als integralen Bestandteil übergreifender Zusammenhänge zu verstehen.« (Schmid 2007, 444) Die Frage nach der Unendlichkeit als bloße Denkmöglichkeit, die keinesfalls normativ verstanden werden darf, bricht den engen, endlich-begrenzten Denkhorizont auf. Eine solche säkular, nüchtern gedachte Transzendenz als »kosmisches Prinzip« müsse nicht notwendigerweise Wirklichkeit sein, sollte aber modernen Menschen wieder als überlegenswert ins Blickfeld des Denkens gebracht werden (Schmid 2000, 151). Diese Option gehöre zu einer Sinnfrage in einem umfassenden Sinne dazu. Die »Vorstellung eines ›Darüberhinaus‹« (Schmid 2007, 463) schafft einen Perspektivenwechsel, eine Distanz zum Selbst, öffnet die eigene Endlichkeit, den engen Alltagshorizont. Transzendenz als Hypothese. Transzendenz als möglicher Referenzpunkt also. Denn: Transzendenz bricht auf, überschreitet den Lebensraum und lässt »andere Möglichkeiten des Lebens, Denkens und Fühlens aufscheinen« (Schmid 2007, 57).

Dieses Aufbrechen nennt der Theologe Küng (2005, 100) den »archimedischen Punkt«. Ein fester Punkt, von dem aus der Mensch im Prinzip

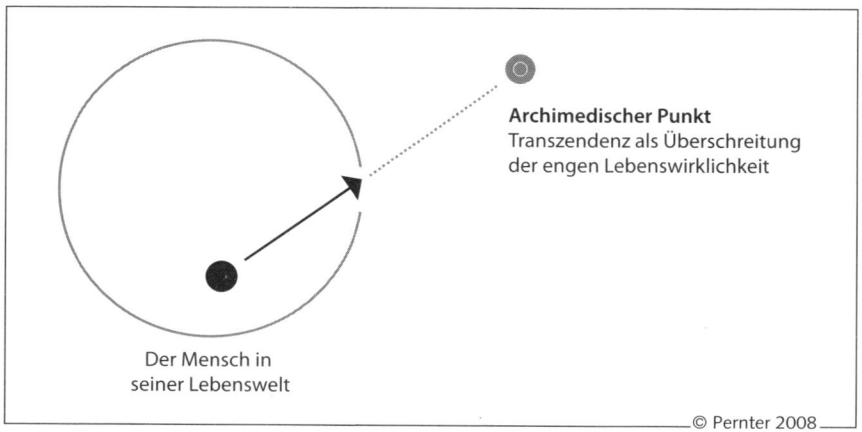

Archimedischer Punkt
Transzendenz als Überschreitung
der engen Lebenswirklichkeit

Der Mensch in
seiner Lebenswelt

© Pernter 2008

Abb. 5: Transzendenz als Möglichkeit der Öffnung des Denkhorizonts

alle Fragen, »die großen (und manchmal auch kleinen)«, angehen und beantworten kann. Küng schlüsselt in der Folge die fundamentalen Fragen des Philosophen Kant auf (ebd. 100f): Was können wir wissen? Was sollen wir tun? Was dürfen wir hoffen?

In einem anderen Kontext und mit einer anderen Gewichtung favorisiert der Gestalttherapeut Kepner (2003, 101–105; 132–139) in seinem Buch »Healing Tasks« eine transzendente Perspektive, welche eine individuelle Erfahrung erweitert und organisiert sowie sämtliche Grenzen bzw. Ebenen umfasst. Diese könnte den menschlichen Belangen Bedeutung, Sinn und Richtung verleihen. Der Mensch als Sinnwesen suche nach Bedeutung und Sinn. Die Erweiterung des Feldes, des Kontextes erfordere vom Einzelnen, dem Leben, d.h. der Vergangenheit, der Gegenwart wie der Zukunft eine bestimmte Bedeutung und Richtung zu verleihen. Menschliche Entwicklung vollzieht sich in der Polarität von Eingebettetsein im Feld und Abgrenzung. Ein weiteres charakteristisches Merkmal menschlicher Reife besteht in der Fähigkeit zur Selbsttranszendenz, in der Fähigkeit, die Perspektive zu wechseln. Für Kepner ist der transzendente Kontext einer, der das Ganze des Feldes erfüllt und dadurch das Individuum halten kann.

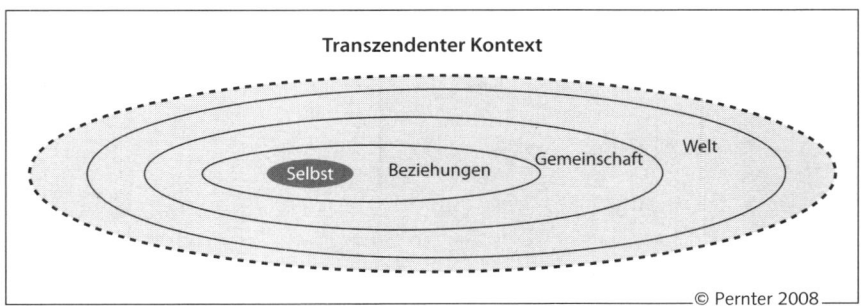

© Pernter 2008

Abb. 6: Transzendenz nach Kepner als Eingebundensein

Der Mensch lebt in Beziehungen, in einem sozialen Kontext (Gemeinschaft), in der Welt. Sämtliche Lebensbereiche stehen in einem transzendenten Kontext, werden von einer Transzendenz umfasst und von ihr durchdrungen.

Diese Perspektive von Endlichkeit als Eingebettetsein in einem höheren Kontext mag keine breite Zustimmung finden, weil die weltanschaulichen Koordinaten für bestimmte spirituelle Standpunkte enger gezogen sind oder diese gar ausschließen. Sie steht hier lediglich als weiterer, denkbarer Sinnrahmen.

Auch der Neo-Analytiker Erich Fromm ist auf die Sinn- und Existenzfrage eingegangen. Im Unterschied zu den tatsächlich kranken Klienten, die in der Anfangszeit der Psychoanalyse die Praxen aufsuchten, kamen in der Folge verstärkt andere Klienten, nämlich jene, die an der Jahrhundertkrankheit litten, so Fromm. Und er charakterisierte diese folgendermaßen:

>>Das allgemeine Leiden ist die Entfremdung von sich selbst, von den Mitmenschen und von der Natur; das Bewußtsein, daß uns das Leben wie Sand durch die Finger läuft, daß wir sterben werden, ohne gelebt zu haben, daß wir im Überfluß leben und doch ohne Freude sind.<< (Fromm 1971, 111f)

Ebenso hat Irvin Yalom (2000b), der im deutschen Sprachraum mit seinem belletristischen Werk einem breiten Publikum bekannt gewordene Psychotherapeut, in seinem Buch >>Existentielle Psychotherapie<< die Frage nach Sinn erörtert. Für ihn ist sie die >>bestürzendste und unlösbarste Frage<< (ebd. 498) und er geht sie an, ohne eine endgültige Antwort finden zu wollen. Es ist eine Frage, die schon von vielen in Literatur und Philosophie gestellt worden ist. >>Vielleicht können wir auf die Antwort zu der Frage ›Warum leben wir?‹ verzichten, aber es ist nicht leicht, die Frage ›Wie sollen wir leben?‹, zu verschieben.<< (Ebd. 503)

Quellen für Sinn nach Yalom

>>In dieser Hinsicht stimmen die meisten westlichen theologischen und ästhetischen existentiellen Systeme überein: *Es ist gut und richtig, in den Strom des Lebens einzutauchen.*<< (Ebd. 508)

Yalom sucht anhand von Literatur, eigenen klinischen Beobachtungen, Studien usw. einige Quellen für Sinn bzw. Tätigkeiten, die Sinn vermitteln:

- Altruismus (ebd. 508–512);
- Hingabe an eine Sache (ebd. 512f);
- Kreativität (ebd. 513f), wobei darunter auch ganz alltägliche Verrichtungen verstanden werden;
- Hedonismus (ebd. 514f);
- Selbstverwirklichung (ebd. 514–517);
- Selbsttranszendenz (ebd. 517–520).

(nach Yalom 2000b)

Mehrgardt (2006 a, 116f) ging der Frage nach, wie Menschen Sinn erfahren. Sinn wird erfahren >>als Übereinstimmung von subjektivem Erleben und (wahrem, natürlichem …) ›Wesen‹ des zugrunde liegenden Prozesses, erkenntnistheoretisch gesprochen: als Passung von phänomenaler Anschauungswelt und bewusstseinsjenseitiger Welt«. Er listet einige Charakteristika für eine solche Passung auf wie »Stimmigkeit«, »Aha-Erlebnis« usw. Sinn darf – in der Therapie – niemals normativ verstanden werden, ist eine »persönliche Wertung«, eine persönliche Wahrheit. Sinn »ist plural und entsteht bzw. ›geschieht‹«, auch umfassende Sinn-Matrizes sind beschränkt, weil sie »immer nur einen winzigen Blickwinkel auf das SINN-Universum freigeben, bezogen stets auf den jeweiligen Kontext« (Mehrgardt 2006 b, 72).

Sinn und Kohärenz. Der Medizinsoziologe Aaron Antonovsky (1997) hat in seiner Forschungsarbeit über gesundheitsförderliche Faktoren herausgearbeitet, wie wichtig eine bestimmte Grundeinstellung dem Leben gegenüber ist und welche Ressourcen darin im Zusammenhang mit der Bewältigung des Lebens, mit Gesundheit und Krankheit stecken. Diese Grundeinstellung nennt er Kohärenzgefühl und beschreibt sie als eine innere Haltung des Vertrauens, die umgebende Welt, die Dinge, die dem Menschen geschehen, Lebenssituationen, Anforderungen als verstehbar, handhabbar und schließlich sinnvoll bzw. bedeutsam zu erleben und zu empfinden.

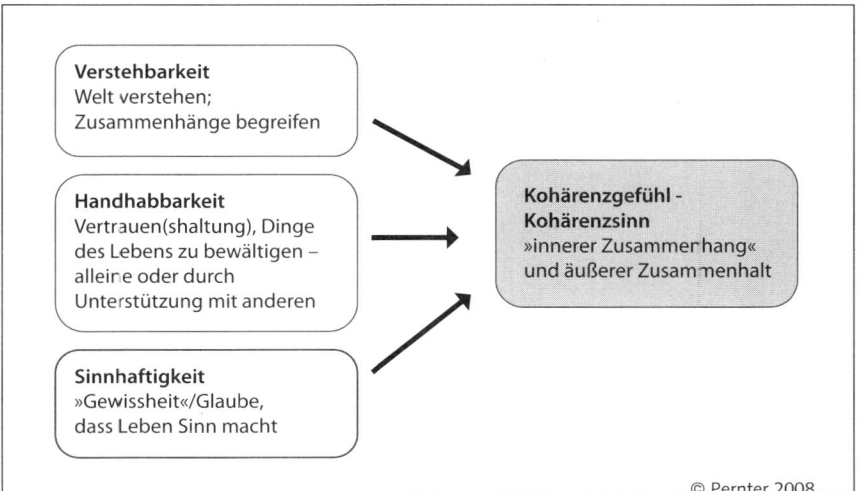

Abb. 7: Kohärenz nach Antonovsky 1997

Kohärenz meint also die Fähigkeit, Zusammenhänge von Einzelerfahrungen und Anforderungen zu verstehen und so einzureihen, dass diese zu einer stimmigen Lebensgestalt werden. In der Dimension der Handhabbarkeit bzw. Bewältigbarkeit ist die Überzeugung enthalten, das eigene Leben gestalten zu können bzw. dafür Ressourcen zu haben. Die Sinnhaftigkeit schließlich berührt die Überzeugung, dass das Auf und Ab des Lebens Sinn macht, die Tätigkeiten und Ziele wertvoll sind. Der Komponente der Sinnhaftigkeit kommt – das haben empirische Studien ergeben – dabei eine hohe Bedeutung zu (vgl. Lundberg 1997, n. Hundt 2007, 113).

Entscheidend ist, ob es gewisse Lebensbereiche gibt, die große Bedeutung haben. Antonovsky nennt vier wesentliche sinnstiftende Bereiche, nämlich Gefühle, interpersonelle Beziehungen, die wichtigste eigene Tätigkeit sowie existentielle Lebensfragen (Unterrainer 2007, 92; Heitlinger 2005, 33).

III Spiritualität in der Psychotherapie

1. Die Sorge um die Seele

> Manchmal ist Wahrheit nur das, was du ertragen kannst.«
> (*»Der Mörder meines Vaters« D, 2005; Regie: Urs Egger*)

> »Bei vielen Patienten gibt es, weil vieles ins Unbewusste abgesunken ist,
> zuletzt nur noch körpersprachliche Zeichen von frühen Szenen der Suche
> nach Heiligkeit, Sinn, Geborgenheit und heilender Berührung;
> es gibt Variationen im Sprachklang und eine averbale Form
> der Kommunikation, die den Therapieraum immer wieder
> in einen Andachtsraum zu verwandeln vermag.
> Wenn der Therapeut ›mitspielt‹,
> geht von der geteilten Andacht auch etwas Heilsames aus.«
> *(Tilmann Moser 2001, 191)*

> »Ursprünglich angetreten als Wissenschaft von der Seele,
> hatte die Psychologie diese weitgehend aus dem Blick verloren
> und befasste sich zunehmend mit äußerlichem Verhalten,
> gehirnphysiologischen Mechanismen und Kognitionen.
> Demgegenüber begreifen uralte Traditionen
> den Menschen wesentlich als Seele und Geist.«
> *(Anton Bucher 2007, 3)*

In diesem dritten Abschnitt wenden wir uns den beiden Bereichen »Spiritualität und Psychotherapie« zu bzw. den Möglichkeiten der Einbeziehung von Spiritualität in die Psychotherapie oder einer »spirituellen« Dimension in der Psychotherapie.

Ein notwendiges Bekenntnis gleich am Beginn der Ausführungen, um vorab jegliches Missverständnis aus dem Weg zu räumen: Psychotherapie ist »klinische Wissenschaft«[1] und kein spiritueller, weltanschaulicher Weg. Diese Feststellung ist die Prämisse für die nun möglichen Fragen an eingefleischte Psychotherapeuten und Spiritualitätsforscher: Sind Psychotherapie und Spiritualität wirklich zwei (notwendig voneinander) getrennte Bereiche? Sind die Positionen zu fixiert? Ist ein spiritueller Ansatz innerhalb von Therapie ideologisch überhöht, nicht begründbar, verwässernd? Oder ist im Grunde bei beiden, d.h. bei Spiritualität und Psychotherapie, lediglich der Fokus der Awareness anders ausgerichtet?

Etymologische Ausflüge:
Glaube, Psychologie, Psychotherapie

Glaube: Mit beiden Füßen sein Herz dem geben, was wichtig ist

Das deutsche Wort »glauben« wie das englische »to believe« gehen zurück auf das germanische Wort »galaubjan« bzw. auf das althochdeutsche Wort »gi-louben«, das »lieb haben, gut heißen« bedeutet.[2] Im Lateinischen gebrauchte man das Verb »credere«, das vermutlich von »cor dare« abgeleitet ist und sein »Herz geben« bedeutet. Im griechischen Wort »pisteúein« steckt das indogermanische »pasto« (= fest), was so viel wie »sich fest machen« bedeutet. Ähnlichkeiten gibt es im Hebräischen, wo vom Zeitwort »ama'n« (= fest, beständig, zuverlässig sein) jene Form verwendet wird, die »sich fest machen« (in etwas) bedeutet. Diese Bedeutungsvarianten zusammengefasst, ergeben Hinweise für das, was mit »Glauben« gemeint ist: Wer glaubt, gibt sein Herz an etwas, das er für liebenswert, wichtig hält und zu dem er deshalb treu und fest steht. Der feste Boden, in den die hebräischen Nomaden ihre Zeltpfähle hineinschlugen, wird ebenso mit »ama'n« bezeichnet. Dieser etymologische Exkurs lässt Bedeutungen und Metaphern anklingen, die Ähnlichkeit aufweisen mit dem, was auch innerhalb von Therapie geschieht.

Psychotherapie: Dem Göttlichen im Du dienen

Das Wort »Psychotherapie« enthält zwei griechische Begriffe. Einmal »psyche«, das Atem, Seele, Leben oder Geist bedeutet und »therapeúein«, das mit »dienen«, »pflegen« oder »heilen« übersetzt werden kann. »Psychotherapie« bedeutet also Seelenheilbehandlung. Eine mögliche Übersetzung ist: »Dem Göttlichen im anderen dienen« (Hundt 2007, 42). Hundt verweist auch auf die weltanschauliche Konzeption der damaligen Zeit und ihren Glauben an das Prinzip der Seele als ein dem Menschen innewohnendes, beseelendes Prinzip, welche das endliche Leben überdauert.

Psychologie: Die Lehre von der Seele

Im Wort »Psychologie« ist das Substantiv »lógos« enthalten, das Wort, Studium, Untersuchung oder Kunde bedeutet (vgl. Plewa 1992, 19).

Ein kurzer Abstecher in die deutsche Sprachgeschichte: Das Wort »Seele« wird manchmal mit einem Substantiv in Zusammenhang gebracht, das als »die vom See Herstammende, zum See Gehörende« umschrieben wird, »da nach altem Glauben der Germanen die Seelen der Menschen vor der Geburt und nach dem Tod im Wasser leben sollen« (Pfeifer et al. 1989, 1602, zit. n. ebd. 19f).

»Psychologie heißt also Studium der Seele« (Hundt 2007, 42). Sarkastisch spitzt Hundt diese Anmerkung auf folgende Fragen zu: »Wird wirklich die Seele in der heutigen westlichen Psychologie untersucht? Oder müsste nicht die Bezeichnung ›Psychologie‹ in ›Ichologie‹ umgewandelt werden?«

Andere Autoren argumentieren ähnlich:

Therapie als »Dienst an der Seele, am Lebenshauch erscheint wie ein Anachronismus« meint Ursula Wirtz (zit. n. Utsch 2005, 278).

Charlotte Bühler definiert Psychologie als die »Lehre vom *Seelenleben*« (Bühler 1962, 22, zit. n. Plewa 1992, 18). Erich Fromm (2004, 13) beklagte ebenfalls eine negative Entwicklung innerhalb der Psychologie und damit einhergehend den Verlust der Seele. »Die akademische Psychologie beschäftigte sich, indem sie die Naturwissenschaften und deren Laboratoriumsmethoden des Wägens und Zählens nachahmte, mit allem, ausgenommen der Seele. [...] Damit wurde die Psychologie zu einer Wissenschaft, deren Hauptgegenstand, die Seele, fehlte. Sie befaßte sich mit Mechanismen, Reaktionsbildungen, Trieben, jedoch nicht mit den ganz spezifisch menschlichen Phänomenen: mit der Liebe, der Vernunft, dem Gewissen und den Werten.«

Seel-Sorge. Von der eigentlichen Wortbedeutung her passen Spiritualität und Psychotherapie gut zusammen in dem Sinn, dass beide im Grunde Seel-Sorge sind, sich um die »Seele« kümmern und sorgen. Diese Sorge kommt vor allem im Zwischenraum zum Tragen.[3] Psychologie, griech. *Seelenkunde*, meint die »naturwissenschaftlich orientierte, aber auch geistes- und sozialwissenschaftlich arbeitende Erforschung des menschlichen Verhaltens und Erlebens« (Vorgrimler 2000, 521). Wenn Psychologie »Seelenkunde« ist, dann ist Therapie als Tochter bzw. Konkretisierung der (entsprechenden, dahinterliegenden) Psychologie *Seelen-Heilkunde, Seelen-Arbeit* (vgl. Küng 1987, 114).

Spirituelle Psychologie – ein beliebtes Wort in der Therapielandschaft – ist im Grunde ein Nonsens. Bucher (2007, 4) spricht sogar von einem Pleonasmus, »weil Psychologie nicht anders als spirituell praktiziert werden kann, in Achtsamkeit für das beseelende Prinzip des Lebens«.

Ein mahnender Gegenpol: Portele (1992, 203–208) hat gegenüber einem engen mechanischem Verständnis von Heilen die Formel geprägt:»Psychotherapie ist keine ›Ausübung von Heilkunde‹« (ebd. 203). Der Autor lehnt diese Aussage aufgrund verschiedener Implikationen im Wort »Heilen« ab (normatives Verständnis von Gesundheit, Institutionalisierung von »Heilen«, Unmöglichkeit der Leidbeseitigung, weil Leiden zum menschlichen Leben gehöre, Abgabe von Verantwortung an Behandler usw.). Er spricht vom Therapeuten als Seelenanwalt und verweist in seiner letzten These zur Vorstellung von »Heilen« auf Wachstum, Autonomie und Wahlmöglichkeiten. Zitat:

> »*Wachsen heißt für mich, die Anzahl der Wahlmöglichkeiten erhöhen, indem ich Altes aufgebe und indem ich Neues zerkaut und geprüft aufnehme.* [...] Immer wieder neu ›wachsen‹ heißt für mich nicht, Symptome wegschneiden, weniger unglücklich sein, weniger Schmerzen haben, weniger Angst haben, weniger leiden usw. Wachsen heißt für mich: Mehr Autonomie (Selbstregulation statt Fremdregulation) und mehr Alternativen zur Verfügung zu haben, d.h. auch, sich (eventuell gemeinsam) zu wehren z.B. gegen staatliche Autonomieeinschränkungen.« (Ebd. 213)

Unterschiedliche Sichtweisen. Auf verschiedene Art und Weise lässt sich der Blick sowohl auf Spiritualität als auch auf Psychotherapie richten. Diese unterschiedlichen Betrachtungsweisen sollen helfen, die komplexe Fragestellung generell zu durchleuchten.

Ein weiter und fremder Blick. Je weiter, lebensfreundlicher, auf den Menschen ausgerichtet die Theologie sein wird, desto lebensbejahender, menschenfreundlicher usw. wird Spiritualität sein, ganz nach dem gestalttherapeutischen Figur-Hintergrund Gedanken. Das gilt auch für die Psychotherapie. Ein fremder Blick heißt hier: Lernen, anders hinzuschauen (Portele 1992, 211). Anders sehen bedeutet, die Urfragen der Menschen und jene nach Sinn zu hören, wahrzunehmen, aufzugreifen und mit diesen zu arbeiten: Wem traue ich? Was oder wen liebe ich? In was/wen setze ich Hoffnung? Was macht für mich Sinn?

Ein demütiger Blick. Ein Betrachter sieht von seinem (stets auch begrenzten) Standpunkt aus mitunter nicht alles ... Sam Keen hat – wie viele andere Autoren auch – die Demut als wichtigste spirituelle Tugend bezeichnet und meint damit eine Erdverbundenheit, die Tendenz, nicht abzuheben und die »Verpflichtung, freudig mit dem zu leben, was wir wissen können« (Keen 1996, 90). Diese eher kopflastige Argumentation[4] ließe sich abwandeln in »freudig mit dem zu leben, was wir sehen, spüren, erahnen, wissen, erfahren ...«. Demut – hier appliziert auf das Verhältnis zueinander im

Sinne einer gegenseitigen, respektvollen Anerkennung, Achtung und eines Lernens voneinander.

Ein historischer Blick. Wie sind Psychologie und Spiritualität aufeinander bezogen? Wie können sie in einen Zusammenhang gebracht werden? Der Diskurs, in welchem Verhältnis Theologie und Psychologie und, in ihrem Gefolge, Spiritualität und Therapie zueinander stehen, lässt sich meines Erachtens analog am philosophiegeschichtlich gut dokumentierten Beispiel der Dyade »Glauben« und »Wissen« aufzeigen. Hier hat die geisteswissenschaftliche Tradition praktisch alle Varianten des Verhältnisses durchgespielt – von der stolzen und teils arroganten Abgrenzung über die vereinnahmende Einheit bis hin zur Bezogenheit als eigenständige, aber unterschiedliche ganzheitliche Universal-Wissenschaften.

Eine mögliche An-Sicht. Eine minimale Verhältnisbestimmung könnte – analog der letztgenannten Position – folgende sein: Spiritualität und Therapie als unterschiedliche und aufeinander bezogene Sinnebenen. Die unten angeführte Abbildung soll dies verdeutlichen. Vor dem Hintergrund eines ganzheitlichen, integralen Ansatzes aus ist diese Position zwar zu revidieren, aber als erste, mögliche Annäherung an das tabuisierte Thema ein guter Anfang.

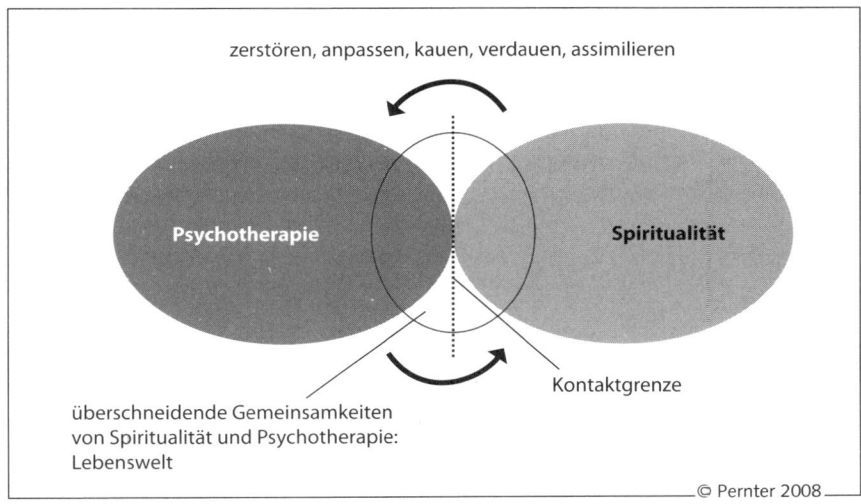

Abb. 8: Ein mögliches Verhältnis von Spiritualität und Psychotherapie

Als Anregung, dieses Schaubild zu betrachten, werden die drei Aspekte des phänomenologischen Feldansatzes der Gestalttherapie, wie sie Yontef (1999a, 102f) vorgelegt hat, angefügt:

1. »Was man sieht, ist zum Teil eine Funktion dessen, wie man schaut.« (Ebd. 102) D.h. hier: Wie schauen wir z.b. auf das Feld »Spiritualität« / auf spirituelle Aspekte? Ohne Vorannahme? Mit Bedenken und Vorurteilen? Schränken wir durch das »Wie« bereits das Betrachtungs- bzw. Beobachtungsfeld ein? Wie rücken wir die seelische Dimension ins Blickfeld? Wie nehmen wir sie ernst? (vgl. auch Rissmann 2006, 206)

2. »Der Beobachter beeinflußt das Objekt der Untersuchung« (Yontef 1999a, 103). D.h. dann: Dialog, Auseinandersetzung ist wichtig. Und: Wir sind niemals objektive Beobachter, sondern immer schon Beteiligte.

3. »Niemand kann alles wahrnehmen« (ebd.). Deshalb muss klar sein, von welchem Standpunkt der Betrachter ausgeht. Austausch ist fundamental zur gegenseitigen Befruchtung und Ergänzung.

Ein nachfragender Blick: Das Dilemma der wissenschaftlichen Psychotherapie. Klinische, psychotherapeutische Forschung ist absolut zu befürworten. Keine Frage. Hinter diesen Standard darf es kein Zurück geben. Dennoch ist der Wunsch nach Offenheit der Psychotherapie gegenüber Spiritualität berechtigt. Felix Helg (2000) spricht von einem Dilemma der wissenschaftlichen Psychotherapie und bringt dies insofern auf den Punkt, dass Psychotherapie sich im Spannungsfeld befinde zwischen den Polaritäten von Wissenschaftlichkeit, Effizienzforschung, Wirksamkeitsanspruch einerseits und dem Anspruch, Menschen zu begleiten in ihrer Suche und Sinnfindung andererseits. Helg bringt das Spannungsfeld und das Defizit wie folgt auf den Punkt:

> »Einerseits wird sie als eine Technologie betrachtet, die der Symptombekämpfung dient. Andererseits soll sie auch dem Anspruch genügen, dem Hilfe suchenden Menschen umfassende Antworten auf seine existentiellen Fragen zu geben. Diesem Anspruch wird sie nur dann genügen können, wenn sie die spirituelle Dimension in ihr Menschen- und Weltbild miteinbezieht, und zwar nicht nur als Nebengleis, sondern als wichtigen Bestandteil ihres Theoriegebäudes.« (Helg 2000, 261f)

Und weiter:

> »Es ist ein Armutszeugnis für die moderne Psychotherapie, daß man eine ›Transpersonale Psychologie‹ braucht, die sich nicht scheut, diese Phänomene anzusprechen und mit ihnen zu arbeiten [...]. Spirituelle Phänomene sind eine Tatsache. Sie müssen bei der Begleitung von Menschen zur Kenntnis genommen werden, weil

sie zum Menschsein gehören. Statt sie Spezialdisziplinen zuzuordnen, scheint es mir sinnvoller, sie als das, was sie sind, zu erkennen und sie als positive Kraft und wichtige Ressource in der therapeutischen Arbeit zu nutzen.« (Ebd. 262)

Ein suchender Blick: Biographie-Arbeit als »spirituelles Tun«. Spiritualität ist u.a. Suche nach Transzendenz, nach Verbindung und Liebe in der Welt. Es ist das, was der evangelische Theologe Paul Tillich als Ausschau nach der »Präsenz des Heiligen in der säkularen Welt des Alltags« genannt hat (Keen 1996, 22). »Sinn«, Zweck und Fokus dieser Suche ist das Ankommen hier auf dieser Erde, ein »heimisch werden« (ebd. 57). Dazu ist eine vertiefende Auseinandersetzung mit der eigenen Biographie unabkömmlich. Insofern hat Spiritualität mit dem Entdecken dessen zu tun, was ist, und mit dem Herausfinden und Aufsuchen dessen, was zum Individuum passt. Das ist immer auch ein Aufbruch, ein Austreten aus der überkommenen Welt, ein Weg, der dahin mündet, nach der eigenen Fasson zu leben. Spirituelle und therapeutische Grundvoraussetzung dafür ist, das eigene Leben, die eigene Lebensgeschichte »anzuschauen«, neu zu erzählen. Keen formuliert dies ganz ähnlich, allerdings sehr theologisch im herkömmlichen Sinn: *»Mein Leben ist der Text, in dem ich die Offenbarung des Heiligen finden muß.«* (Ebd. 61)

Damit ist Biographie-Arbeit immer schon spirituelles Arbeiten, ein spirituelles Tun. Der Gesundheitspsychologe Wilfried Belschner (2001, 97f) beschreibt diese Arbeit sehr schön: »Durch jeden Menschen will etwas in die Welt gebracht werden, und zwar etwas Einzigartiges, Einmaliges und Vollkommenes in Form einer zeitlich befristeten Biographie.« Den narrativen Charakter in der Gestalttherapie hat als einer der ersten Erving Polster (1987) gut dargelegt, wie auch neuerdings Jorge Bucay (2005; 2006) in seinen unterhaltsamen und lehrreichen Büchern »Komm, ich erzähl dir eine Geschichte« und »Geschichten zum Nachdenken«.

Gemeinsam können Spiritualität und Therapie dem einzelnen Menschen helfen, für sich lebenswerte Narrative oder Bewertungen der Lebenssituation zu entwickeln, damit eine »neue Perspektive für und eine neue Geschichte« über das eigene Leben entstehen können (Fodor 2001, 81).

Ein wohlwollender Blick: Im gemeinsamen Diskurs im Dienst am Menschen. Darunter verstehe ich respektvolles Sharing. Von der Therapie her wird der Spiritualität ein Spiegel vorgehalten; dabei wird sie an ihre ureigenste Aufgabe und Kompetenz bzw. Verantwortung für den Menschen erinnert, nämlich heilende Begleitung des Menschen auch und besonders in Lebenskrisen anzubieten (Baumgartner 1990, 88). »Heilen« in diesem Sinn ist auch das Anliegen der Psychotherapie. Das gemeinsame Lebensfeld des

Menschen, der Mensch selbst ist ihre Verbindung. Beide, Psychotherapie und spirituelle Begleitung, sind einander in ihrer Grundausrichtung und -haltung ähnlich. Sie wollen Ähnliches: Heilung, Begegnung, Kontakt, Selbstverantwortung, Vertrautwerden mit nicht bewussten Anteilen und Facetten, Entwicklung der ganzen Persönlichkeit, d.h. selbständige, selbstbewusste Menschen, die ihr Leben in die Hand nehmen und gestalten.

Ein kritischer Blick: Auseinandersetzung unter Bewahrung eigener Kernkompetenzen. Das Aufeinander-Bezogensein und in Diskussion-Bleiben, das Lernen voneinander muss nicht in einer vollständigen Konfluenz münden, sondern meint lebendige Beziehung, meint Kontakt im »Ich und Du«. Damit Spiritualität ihre heilende Dimension als ureigene Selbstverständlichkeit nicht vergisst und diese nicht bloß als Zugeständnis an den leidenden Menschen in ihr Aufgabenfeld mit aufnimmt, damit sie diese Kernkompetenz überhaupt wahrnehmen kann, muss sie von der Psychologie/Therapie lernen und sich mit ihr auseinandersetzen. »Sie kann das um so mehr, je weniger sie dabei ihren Auftrag, ihren Rahmen, ihre Bestimmung, ihr Fundament und ihre Quellen aus den Augen verliert, ja in der Auseinandersetzung mit der Psychotherapie diese vielleicht wieder neu entdeckt und vertieft.« (Baumgartner 1990, 88)

Was kann die Therapie für die Spiritualität tun? Oder: »Warum braucht es Psychotherapie überhaupt, wenn es um Spiritualität geht?« Ein Aufgabenbereich von Psychologie und Therapie liegt – im Anschluss an eine hermeneutische Problemaufzeigung (im Sinne von Riceur) – in der Entmystifizierung und im Illusionsabbau (Anzenbacher 2002, 386). Hier bedarf Spiritualität der Korrektur, der »Warnung«, der Sensibilität und der fundierten, sachlichen Erfahrung von Therapie. Außerdem hilft sie, festgefahrene Muster bzw. Wirklichkeitskonstruktionen zu erkennen und verhilft zu einer persönlich-stimmigen Sicht der Welt.

Zusammengefasst: Psychotherapie und spirituelle Begleitung eröffnen bereichernde Felder für ein gelingendes Leben, sind zuständig für die Entwicklung und Förderung der ganzen Persönlichkeit in ihrer je eigenen Begleitung und Beziehungsgestaltung. Dabei geht es der spirituellen Begleitung vorrangig (als Hauptstoßrichtung quasi) um die behutsame Hinführung in das sehr intime, ganz persönliche Erfahrungsfeld »Transzendenz«. Die Erfahrung selbst ist letztlich – auch für die spirituelle Begleitung – nicht machbar.

Ein mahnender Blick: Das »Fett« für beide. Von Seiten der Therapie ist ein Wahrnehmen und Ernstnehmen der spirituellen Dimension gefordert und notwendig. Und umgekehrt. Auch Spiritualität hat zu lernen und achtsam zu sein. Damit meine ich, dass alle menschlichen Erfahrungsebenen einzubeziehen sind und Verständnis dafür aufgebracht werden muss, dass der Mensch ein ganzheitliches Wesen ist. Böhm & Pausch (2005, 13) bringen dies für Spiritualität sehr prägnant auf den Punkt, indem sie feststellen, dass echte Spiritualität erst dann entstehe, wenn ein Mensch fähig ist, alle Erfahrungsebenen miteinander in Beziehung zu bringen:

> »Wer nur kluge Bücher liest, aber die Erkenntnisse daraus nicht in die Praxis umsetzt, kann keine Spiritualität entwickeln. Und Joggen wird erst dann zur spirituellen Erfahrung, wenn dem Läufer bewusst wird, dass er auch für sein emotionales und geistiges Leben Bewegung braucht. Spiritualität wächst, wenn alle Erfahrungsebenen des Menschen miteinander in Beziehung treten: Auf der einen Ebene finden sich die verschiedenen Zustände des Körpers, auf einer zweiten die Empfindungen der Seele, die sich in Freude und Glück ebenso äußern wie in Trauer, Angst, Hass oder Neid. Und schließlich, auf der geistigen Ebene, gibt es die religiöse Sehnsucht des Menschen nach Vollkommenheit, nach Stille, nach Frieden und Vollendung, aber auch die Gefahr, dass Hochmut und Anmaßung überheblich machen.«

Denn: »Die Suche nach dem Geist, nach Gott, ist letztlich die Suche nach uns selbst in allen unseren Höhen und Tiefen.« (Keen 1996, 20) Das heißt für mich: den ganzen Menschen wahrnehmen, das Leben in all seinen Facetten und Momenten »annehmen« lernen und nicht nur in den sogenannten »peak experiences«, den intensiven Einheitserfahrungen, die letztlich nichts bringen, wenn sie nicht »spürbar« werden in allen Bereichen menschlichen Daseins.

Ein integrativer Blick: In der letztgenannten Perspektive ist im Grunde die holistische schon deutlich geworden. Will eine ganzheitliche, integrative Begleitung alle Dimensionen des Menschen erschließen oder berücksichtigen, sowohl die seelischen, körperlich-geistigen, als auch die sinnlichen Aspekte, so ist die spirituelle Dimension unabdingbarer Bestandteil des Menschseins. Sie ist eine zu integrierende Dimension ganzheitlicher Begleitung (im Sinn einer Suche nach Sinnorientierung, nach Beantwortung der Urfragen, nach persönlicher Wahrheit usw.) und kann nicht abgeschoben werden auf eine Seelsorge in einem separatistischen Denk- oder Seinsraum. Dabei nehmen die Selbstbestimmtheit und die Eigenverantwortung, die Berücksichtigung der einzigartigen Existenz, der Respekt vor dem individuellen So-Sein einen zentralen Stellenwert ein. Intrinsische Spiritualität ist gelebte Selbstreflexion, die aktive, selbstverantwortliche Lebensgestaltung ermöglicht und wertvolle Rahmenbedingungen für lebenswerte Lebensgestaltung schaffen kann.

Zur Problematik des Dualismus Leib und Seele

Im »Feld« Spiritualität treten – besonders markant oder verschleiert – immer wieder dualistische Tendenzen der Trennung von Leib, Geist und Seele hervor. Ein ganzheitlicher, integraler Ansatz muss jeglichem Dualismus eine Absage erteilen. Ganzheitlichkeit ist und bleibt das unaufgebbare Proprium von Spiritualität. Ganzheitlichkeit ist schon immer ein Aspekt, dem integrative Gestalttherapie verpflichtet ist.

Das zugrunde liegende Menschenbild. Dass das Menschenbild, das jeglichem psychotherapeutischen Ansatz zugrunde liegt, in entscheidender Weise auch die Praxis (Ziele, Sicht von Krankheit/Gesundheit usw.) mitbestimmt und prägt, soll hier nur angedeutet werden. Die Gestalttherapeutin Nausner (2004, 37) schreibt: »In unserem Kulturkreis, der durch eine zwei Jahrtausende während dualistische Denktradition geprägt ist, die zwischen Geist und Materie (Natur) und damit zwischen Körper und Geist bzw. Körper und Seele/Psyche säuberlich trennt, muss sich eine Anthropologie mit diesem Körper-Seele-Dualismus auseinandersetzen.«

Ein Streifzug durch europäische, vorwiegend christlich geprägte Geistesgeschichte wäre vonnöten. Einige wenige Anmerkungen mögen genügen. Die Körperfeindlichkeit ist nicht explizit genuin christliches Gedankengut, gehört aber heutzutage zum Negativ-Konto des Christentums. Es engte Menschsein viel zu pauschal auf »Sündersein« ein, reduzierte durch feudal-absolutistisches Machtgehabe ihrer Repräsentanten die Befreiungsbotschaft des Gründers oftmals durch ein Gesetzes-Regelwerk auf bloße Moralüberschreitungen und machte damit Menschen klein und abhängig von Autoritäten. Ohne eine Hass- und Schimpf-Tirade gegen das Christentum führen zu wollen, gilt zu konstatieren: Es muss sich diesem Thema stellen aufgrund seiner langen, vorwiegend europäischen Wirkungsgeschichte, in welcher der menschliche Körper als Quelle des Bösen, als Sitz bzw. Hort der Lust und sündhafter Triebe verteufelt wurde, unter Androhung und mannigfaltiger Ausmalung von Höllenqualen unterschiedlichster Art. Die kartesianische Trennung von Leib und Seele, die bis dato im Christentum spürbar ist, hat sich erst im vorigen Jahrhundert im Gefolge einer Neubesinnung auf den Leib und durch die Konzeption einer personalen Sicht von Theologie sowie durch eine erneute Rückbesinnung auf den biblisch ebenso gut fundierten Ansatz einer leibbetonten, leibfreundlichen Theologie gelöst.

Damit wurde die Überwindung dieses Dualismus (zumindest auf dem Niveau bzw. auf der Ebene der Universität) konsequent eingeleitet.

Die »Ent-Seelung« in anderen Ansätzen. Eine Entstellung von Körperlichkeit gibt es andererseits bereits seit den Anfängen westlichen Denkens, besonders im Gefolge neuplatonischer Ausformulierungen, die den Körper als Gefängnis der Seele bezeichnen. In der frühen Neuzeit gipfelte sie in dem Bestreben durch Newton, Welt und Körper durch mathematische, mechanische Prinzipien zu erklären. Es ist ein Bestreben, das den menschlichen Körper letztlich auf einen seelenlosen Muskel-Klumpen reduzierte. Eine solche atomistisch-mechanistische Denkweise schlug sich auch in bestimmten psychologischen Ansätzen nieder und wird – besonders von alternativ-medizinischen Ansätzen – der Schulmedizin vorgeworfen (vgl. auch Zabransky & Wagner-Lukesch 2004, 133).

Auch innerhalb der Gestalttherapie – darauf hat Yontef (1999a) verwiesen – »geistern« dualistische Begrifflichkeiten herum.

Dualismus in der Praxis des Alltags. Die Auswirkungen einer solchen Trennung von Körper und Geist begegnen uns vielfach auch in der therapeutischen Praxis. Klienten haben mitunter eine Einstellung zu ihrem Körper, als wäre er ihr Auto, das in der Werkstatt wieder in Gang gebracht werden soll. Auch eine Abgabe von Verantwortung (über die eigene Person und das Leben) und Kompetenz (hinsichtlich der Lebenswelt, der Problemlage) an einen Spezialisten ließe sich hier einordnen. Immer wieder kommen Klienten mit folgender, etwas überspitzt formulierter Grundhaltung: »Herr Therapeut, ich habe ein Problem, bitte reparieren Sie die Situation oder etwas an mir, damit ich funktioniere und geben Sie mir gefälligst am Ende der Stunde noch einige Tipps mit auf den Weg (damit ich weiterkomme und nicht mehr zu kommen brauche).«

Eine ganzheitliche Perspektive. Viele spirituelle Autoren und Lehrer sowie manche Psychotherapeuten (z.B. van Quekelberghe 2007; Hundt 2007) vertreten die Ansicht, dass wir Menschen spirituelle Wesen mit einem körperlichen Erleben sind. Eine – in Anlehnung an Teilhard de Chardin – vielzitierte Aussage ist: »Wir sind keine menschlichen Wesen, die eine spirituelle Erfahrung machen, wir sind spirituelle Wesen, die eine menschliche Erfahrung machen.«

Diese Sicht muss innerhalb der Psychotherapie nicht geteilt werden. Trotzdem sind im Sinne eines ganzheitlichen Ansatzes innerhalb der

> Psychotherapie stets körperliche, geistige, emotionale, verhaltensmä-
> ßige, soziale, existentielle und spirituelle Aspekte und Ressourcen der
> Persönlichkeit zu berücksichtigen.

Die Perspektive der Heilung. Die Gefahr, sich dabei esoterischer Floskeln und spirituell-psychotherapeutischer Gemeinplätze zu bedienen, ist groß. Trotzdem: Dies ist wohl jener Blick, um den es eigentlich geht. Ausformuliert haben ihn u.a. Therapeuten wie Peter Schellenbaum (2001) und Monika Renz (2001; 2006b). Schellenbaum (2001, 307f) spricht vom Anspruch sowohl der Religion als auch der Psychotherapie, Heilung zu ermöglichen und Menschen in der ganz alltäglichen Wahrheitssuche darin zu begleiten, dass sie mit der sie umgebenden Wirklichkeit einverstanden sind und in diesem Einverständnis und Einswerden mit der Wirklichkeit eine Erfahrung des »Wunderbaren«, der Transzendenz möglich wird. Er fasst die Fragestellungen einer Psychotherapie so zusammen:

> »Die Psychotherapie [...] hat sich zunächst vor allem der Frage zugewandt, warum sind die Dinge so, wie sie sind. [...] Dann hat sie sich zunehmend [...] der Frage zugewandt: Wie sind die Dinge, wie funktionieren sie. Es gibt noch eine ursprünglichere Frage, eine Frage, die zwar die anderen beiden Fragen keineswegs überflüssig macht – die bleiben nach wie vor notwendig, und wir müssen uns ihnen zuwenden – doch gibt es noch eine fundamentalere Frage, die Frage nach dem ob überhaupt. Ob wir überhaupt in dem, was ist, lebendig sind. Ob wir leben.« (Ebd. 308)

Renz (2001; 2006b), eine katholisch verwurzelte Therapeutin, greift den personalen Ansatz des Theologen Lothar Lies auf, der in seiner Theologie immer wieder auf vier existentielle Grundfragen des Menschen zurückkommt: Wer bin ich? (Frage der Identität); Wer liebt mich? (Frage nach Einbindung, Bezogenheit, Liebesfähigkeit); Wer oder was macht mich frei? (Frage nach Grenzen und Ressourcen, letztlich ein Ja zu Leben und Schicksal) und Wer macht mich heilig? (Frage nach Hoffnung, nach Selbsttranszendenz). Hoffnung interpretiert Renz (2001, 296) als eine »letzte Treue zum Leben, ein Lieben ins Leere hinein, ein letztes, eigentlich unvernünftiges Dabeibleiben, das man weder erklären noch begründen kann«. Diese Fragen müssen nicht von einer christlichen Warte aus beantwortet werden. Insbesondere die drei ersten Grundfragen sind Fragen, die in jeder Therapie implizit oder explizit zur Sprache kommen und beantwortet werden. Die vierte, in der Version von »Wer macht mich heil?« kann meines Erachtens auch verstanden werden als eine kritische Anfrage an das eigene therapeutische Selbstverständnis in Bezug auf Narzissmus und Bescheidenheit. Noch prägnanter: Entlassen wir Klienten – immer wieder – in ihr freies und autonomes Leben oder besteht in der Art, wie wir unser therapeutisches »Handwerk« (vgl. Ladisich-Raine 1998) ausführen die Tendenz, sie an uns zu binden?[5]

Abschließende Zusammenfassungen fehlen hier bewusst, um den Raum offen zu lassen für das, was persönlich im jeweiligen therapeutischen Setting authentisch Wirk-lichkeit werden kann, annehmbar und verdaubar ist: als Therapeutin oder Berater, im gemeinsamen Feld mit den Klienten, stets schon verbunden mit der Welt des Alltags, des Werk-Tags »draußen«.

2. Spiritualität als Ressource

> »Im Zentrum aller Psychotherapie und Religion steht die Frage:
> Was macht Menschen heil? Und damit auch die Frage nach
> den Hintergründen menschlichen Leidens.
> Was uns heilt, hat etwas damit zu tun, woran wir krank sind.«
> *(Monika Renz 2001, 286)*

> »Die zunehmende transzendentale Obdachlosigkeit des modernen Individuums,
> das der Dimension des Unsichtbaren, das keinen Namen hat
> und doch Wirkung (Paracelsus), völlig entfremdet ist,
> kann sich als Sehnsucht nach Sinn und Suche nach einem inneren Wesenskern,
> nach einer Erfahrung mit dem Absoluten an der Oberfläche bemerkbar machen.«
> *(Ursula Wirtz, zit. n. Utsch 2005, 279)*

> »Die Vernachlässigung der religiösen Thematik in Psychologie
> und Psychotherapie ist ein bedauerliches Desideratum.
> Wenn Psychotherapeuten, wie behauptet, ›moderne Sinnanbieter
> als Erben der Religion‹ sind (Hahn & Willems 1993) und damit
> die Nachfolge religiöser Heilungsprozesse antreten (Frank 1985),
> so ist die Auseinandersetzung mit der Bedeutung von Religiosität
> für Denken, Fühlen und Verhalten unumgänglich,
> zumal innerhalb der Psychologie und Psychotherapie
> die zentrale Bedeutung *subjektiver Theorien* zunehmend herausgestellt wird.«
> *(Sebastian Murken 2003a, 3)*

Die Ausgangslage. Das Tabu »Spiritualität«. Spiritualität wurde – im Anschluss an die Religionskritik der Aufklärung – innerhalb der Psychotherapie ausgegrenzt, pathologisiert, infantilisiert und tabuisiert (Bucher 2007, 4; vgl. Utsch 2005, 58–64). Utsch geht sogar so weit zu konstatieren: »Das Spirituelle wird heute so tabuisiert wie vor hundert Jahren die Sexualität.« (Ebd. 232) Dieser vielzitierte Hinweis stammt vom Theologen

Hans Küng, der Religion als das letzte, verdrängte Tabu der Psychologie bezeichnete (Küng 1987, 123) und das »Winkeldasein der Religiosität« in der heutigen »Marktpsychologie« anprangerte (ebd. 116). Manche deutschsprachigen Autoren stellen in diesem Zusammenhang auch einen Bezug zu Nazideutschland her, wo ein ganzes Volk einer verheerenden Ideologie aufgesessen ist. Als historischer Schock sitzt dieses »Irrationalitätstrauma« (Hundt 2007, 30) tief und hat eine berechtigte Vorsicht gegenüber Weltanschauungen und totalitären Ideologien gefördert. Vorsicht hat dann zu dieser Tabuisierung von Spiritualität geführt (vgl. Lamprecht, zit. n. Utsch 2005, 293f). Murken (2003b, 2) spricht von einer Hemmung durch die Privatisierung von Religion nicht nur auf der Seite des Klienten, der das Thema nur ungern anspricht, sondern auch auf der Seite der Therapeuten, die es für nicht relevant halten und selbst ambivalent ihrer eigenen Weltanschauung gegenüberstehen. Dies macht eine Thematisierung schwierig. Auch der Psychoanalytiker Jürg Zöbeli spricht von einer Tabuisierung weltanschaulicher, spiritueller Fragen in der Therapie, die auf den »Bannfluch des Urvaters« (zit. n. Utsch 2005, 286) zurückgeht. Diese Ängstlichkeit, die sich in der Frage nach Wissenschaftlichkeit und des Images ausdrückt, lasse sich bis heute innerhalb der Therapieszene verfolgen. Wörtlich:

> »Obwohl sich die Physik schon seit bald einem Jahrhundert vom alten positivistischen zu einem neuen holistischen Paradigma gewandelt hat, hinken Psychiatrie und Psychologie unentwegt hinterher und frönen unbekümmert einem materialistisch-biologistischen Reduktionismus.« (zit. n. ebd. 287)

Öffnung zu Mehr. Die beschriebene historische Ausgangslage ist nunmehr aufgeweicht und hat einer offeneren Haltung Platz gemacht. Im DSM-IV-TR (Diagnostisches und Statistisches Manual Psychischer Störungen, Saß et al. 2003) gibt es nun sogar eine eigene diagnostische Kategorie »religiöses oder spirituelles Problem« (V62.89 [Z71.8]; vgl. Kasten). Die historische (gesellschaftlich, religiöse) Ausgangslage der Psychoanalyse war eine andere als heute. Religion wird nicht mehr als Illusion oder Zwangsneurose im Sinne des Übervaters Freud abgekanzelt. Religionen halten sich – entgegen der Freudschen Prognose – unerbittlich am Leben. Spiritualität ist nicht verschwunden, sondern vielfältiger und lebendiger denn je.

Religiöses oder spirituelles Problem
Spiritualität im Diagnostischen Manual Psychischer Störungen

Diese Kategorie kann verwendet werden, wenn im Vordergrund der klinischen Aufmerksamkeit ein religiöses oder spirituelles Problem steht. Beispiele sind belastende Erfahrungen, die den Verlust oder das Infragestellen von Glaubensvorstellungen nach sich ziehen, Probleme im Zusammenhang mit der Konvertierung zu einem anderen Glauben oder das Infragestellen spiritueller Werte, auch unabhängig von einer organisierten Kirche oder religiösen Institution. *(Saß et al. 2003, 811)*

Ein kurzer geschichtlicher Diskurs. Schaut man genauer in die relativ kurze Geschichte der Psychologie, so wird ersichtlich, dass es bereits seit den Anfängen immer wieder Ansätze gegeben hat, dieses Tabu zu durchbrechen. Dafür stehen im Mainstream-Denken Namen wie Jung, Assagioli, Frankl oder Graf Dürckheim mit ihren unterschiedlichen Konzeptionen.

Doch bereits 1950 hat Erich Fromm (2004) in seinem Buch »Psychoanalyse und Religion« eine freundlichere Lesart Freuds präsentiert und dargelegt, dass sich im Ansatz Freuds zumindest implizit sehr wohl positive Gedankengänge zu Religion orten ließen. Die gängige Vorstellung »Jung pro Religion, Freud dagegen« greife jedenfalls zu kurz. In Fromms Worten auf folgende Kurzformel gebracht:

> »Freud widersetzt sich der Religion im Namen der Ethik – eine Haltung, die zweifellos ›religiös‹ genannt werden kann. Jung beschränkt die Religion auf ein psychologisches Phänomen und erhebt gleichzeitig das Unbewußte zu einem religiösen Phänomen.« (Fromm 2004, 25)

Nach Fromm (1971, 104f) ging es Freud – verkürzt dargestellt – darum, über die mechanistische Reparatur von Krankheit hinaus, aktiv »die Herausforderung des Seins anzunehmen« und durch Wissen und Verständnis von sich selbst Wandlung herbeizuführen.

Selbst Freuds anfängliche Weggefährten beschritten im Umgang mit Religion andere Wege. Alfred Adler zum Beispiel hat mit seiner Individualpsychologie jene bekannte negative Einschätzung von Religion relativiert und einen anderen Ansatz verfolgt: Gott als die höchste menschliche Idee im Sinne einer Vollkommenheit des Menschen (Küng 1987, 59; vgl. Unterrainer 2007, 55f).

Heilung der Neurose, darin sah Jung fast zeitgleich – im Unterschied zu Freud – die Funktion und Aufgabe der Religionen. Er brachte die Sinnfragen, die er als Leiden der Seele sah, in den Blickpunkt seiner therapeutischen Arbeit (Küng 1987, 98).

Der humanistische Psychoanalytiker Fromm selbst spricht sogar vom Analytiker als einem echten »Seelenarzt«, dessen Ziel eine »*Kur der Seele*« sei, ja eine »*Seel-Sorge*« (Fromm 2004, 61). Diese Kur, bei der eine »optimale Entwicklung der Möglichkeiten eines Menschen und die Verwirklichung seiner Individualität« (ebd. 68) im Vordergrund steht, unterscheidet Fromm von einer ersten Auffassung bzw. einem Prinzip von Therapie, in der es lediglich um eine Anpassung an die Mehrheit, an gesellschaftliche Normen und Werte geht.

Beim erstgenannten Prinzip ist der Therapeut im Sinne Platons »Seelenarzt«, beim letzteren »Ratgeber für die Anpassung«.

Fromm geht es in seinen Schriften über Religion um die Frage, *welche* Religion kritisiert wird. Prägnant auf den Punkt gebracht: »Fördert sie die Entwicklung des Menschen, die Entfaltung der spezifisch menschlichen Kräfte oder lähmt sie die Kräfte?« (Fromm 2004, 31). In einer humanitären Religion sind die Erforschung der Wahrheit, Freiheit, Unabhängigkeit, das Verständnis von sich selbst und den Menschen, die Fähigkeit zu Liebe, zu Beziehungen, der Standpunkt im Universum, Glück, Reife, Mitgefühl und Gerechtigkeit zentral.

Gott – so Fromm – sei das »Symbol für *des Menschen eigene Kräfte*, die er in seinem Leben zu verwirklichen sucht« (ebd. 40). Auch in der Psychoanalyse gehe es schließlich um die zutiefst religiöse Haltung von Ergriffensein, um das Streben nach Wahrheit, um Integrität, das Transzendieren, um das Ja zum Leben, um Reife, um einen tiefgreifenden Wandel der Gesamtpersönlichkeit (vgl. auch Küng 1987, 100).

Andere Schulrichtungen sind noch zu nennen wie etwa die Humanistische Psychologie, die dritte Kraft der Psychologie, mit Maslow und Rogers und ihrem Beitrag einer ganzheitlichen Sicht des Menschen. Weiters die Positive Psychologie und transpersonale Ansätze der Psychologie mit verschiedensten Exponenten. Es gab also immer schon Ansätze, die Spiritualität und religiöses Empfinden nicht ignoriert oder verurteilt und auf jeden Fall anders bewertet haben.

Zur komplexen Thematik noch einmal Fromm (2004, 89):

»Die den Lehren der Stifter aller großen östlichen und westlichen Religionen gemeinsame Haltung besagt, das höchste Ziel des Lebens sei die Sorge um die Seele des Menschen und die Entfaltung seiner Kräfte der Vernunft und der Liebe. Die Psychoanalyse, weit entfernt davon, dieses Ziel zu gefährden, kann im Gegenteil sehr viel zu seiner Erreichung beitragen.«

Spiritualität messen? Spiritualität ist vermehrt zu einem Forschungsgegenstand in diversen Bereichen geworden. Eine ganze Reihe von Skalen wurde entwickelt, um diese Dimension zu erfassen. Ihnen gemeinsam ist der Versuch, Spiritualität als vielschichtiges Phänomen greifbar werden zu lassen. Diese vielfältigen Studien lassen sich nur bedingt miteinander vergleichen, da mit den einzelnen Messinstrumenten Spiritualität jeweils anders erfasst wird bzw. darunter etwas anderes verstanden wird (Bucher 2007, 35; 47).

Die untersuchte Themenpalette im Bereich von Spiritualität und Religion ist breit.

Gott ein Hirngespinst, Gottes-Gen – auch Kuriosa lassen sich finden. So etwa, ob und in welchem Maße Spiritualität z.B. genetisch bedingt sei, wie dies australische und amerikanische Studien an Zwillingen nahe legen (Bucher 2007, 45; 80f). Das Resultat sei dahingestellt. Fakt ist: Spiritualität ist ein Phänomen, das Wirkung zeigt. Andere Stil-Blüten in den Untersuchungen sind etwa Genesungsgebete für Kranke, bei denen es dann leider zu Komplikationen kam … Sebastian Murken, der Leiter der Arbeitsgruppe Religionspsychologie an der Universität Trier, ein realistischer Skeptiker, führt dieses Ergebnis darauf zurück, dass durch die Gebete die Besorgnis der Patienten nur verstärkt wurde: »Oh je, um mich muss es tatsächlich schlimm bestellt sein, wenn andere für mich jetzt beten!« (vgl. Schrader 2007). Natürlich gibt es auch Gegenbeweise, die belegen, dass Gebete – in Fernwirkung – Heilung bei verschiedensten Anliegen und Krankheiten ermöglichten (Utsch 2005 171f; Bucher 2007, 106f).

Interessant, aber nicht überzubewerten, ist die Studie des kanadischen Forschers Michael Persinger. Er ließ die Schläfenlappen von Testpersonen elektromagnetisch bestrahlen und kam zu interessanten Ergebnissen. Gläubige unterschiedlicher weltanschaulicher Provenienz bis hin zu erklärten Atheisten machten »spirituelle« Erfahrungen. Sie erzählten von Gottheiten, von der Präsenz von etwas Numinosem, etwas Anderem (Bucher 2007, 16–19; Grom 2007, 18).

Transzendenzerfahrung als reproduzierbare Ware? Muss das Gehirn in besondere Zustände versetzt werden, und sind spezifische Areale des Gehirns für Transzendenzerfahrungen notwendig? Diesen Schlussfolgerungen Persingers mag man zustimmen oder auch nicht (Bucher 2007, 17f). Realität zu sein scheint, dass Menschen zu spirituellen Erfahrungen fähig sind und diese sich klarerweise kontextuell-kulturell unterschiedlich konkretisieren. Spiritualität scheint ein menschheitliches Phänomen zu sein. Über die Zeiten hinweg bis zu den Anfängen des Neandertalers (vgl. auch Küng 2005, 185–187). Spiritualität hätte sogar das Evolutionsprinzip schlechthin, nämlich die Erhaltung der Spezies gefördert, die sogenannte »inklusive Fitness« (Bucher 2007, 18).

Gott als Produkt des Gehirns, wir Menschen, ausgestattet mit einem Gottes-Gen – so die These des Molekularbiologen Dean Hamer – oder mit einem Glaubens- oder Gottesmodul im Gehirn – wie das der Neurologe Ramachandran postuliert hat – mögen zwar wissenschaftlich untersuchte Realitäten sein, können aber noch keinen Beweis einer Existenz von Transzendenz liefern (vgl. Stauss 2003, 41; Bucher 2007, 18).

Messinstrumente für Spiritualität. Es gibt mittlerweile viele Fragebögen zur Erfassung von Spiritualität. Van Queckelberghe (2007, 131–133) listet eine Reihe der über 120 amerikanischen Fragebögen, unterteilt nach verschiedenen Bereichen, auf (z.B. Fragebögen zur Einschätzung der Spiritualität, des spirituellen Engagements, der Entwicklung von Spiritualität, zur Unterstützung usw.). Bucher (2007, 34–47) stellt einige bekannte Skalen vor und fasst ihre Relevanz knapp zusammen.

Bei der eingehenden Analyse der Skalen wird deutlich, dass die einzelnen Konzepte von Spiritualität differieren (ebd. 47; vgl. auch Albani et al. 2003, 87). Die Messinstrumente, mit denen das multidimensionale Phänomen Spiritualität erfasst wird, sind leider sehr heterogen.

Buchers Resümee: Einmal wird lediglich eine theistisch ausgerichtete Spiritualität gemessen. Ein Beispiel hierfür wäre die von Paloutzian und Ellison 1982 entwickelte »Spiritual Well-Being Scale«. Dieser Fragebogen unterscheidet beispielsweise das religiöse Wohlbefinden vom existentiellen Wohlbefinden. Das religiöse Wohlbefinden zielt auf eine vertikale Dimension ab, konkreter auf eine Gottesbeziehung, während das existentielle Wohlbefinden mit Zielen im Leben und mit psychischem Wohlbefinden zu tun hat. Die Kritik an dieser einfach anzuwendenden und oft benutzten Skala lautet, dass sie dem mannigfaltigen Phänomen Spiritualität nicht gerecht werde, zumal der zentrale Begriff der Selbsttranszendenz fehle und unter Spiritualität nur eine theistische verstanden werde (Bucher 2007, 36).

Andere Autoren gehen von einem Konzept aus, das Spiritualität als Bezogenheit auf ein höheres Wesen oder eine höhere Macht definiert. Als Beispiel sei die im deutschen Sprachraum entwickelte Skala »Transpersonales Vertrauen« des Gesundheitspsychologen Wilfried Belschner (2000) genannt, die auf die erfahrungsmäßige Dimension von Spiritualität jenseits von institutionalisierter Spiritualität abzielt. Diese ökonomische Skala ist »das einzige Instrument im deutschen Sprachraum, das Religiosität/ Spiritualität in einem umfasseneren Sinn operationalisiert« (Albani et al. 2003, 87). Anwendbar vor allem jenseits der Institution Religion ist ihre Messgenauigkeit hoch (Bucher 2007, 40).

Wieder andere Forscher konzeptualisieren Spiritualität als mystische Erfahrung (Hood 1975, vgl. Bucher 2007, 38f), die aber andererseits wohltuend religiöse Begrifflichkeiten unberücksichtigt lässt. In drei Subskalen (extrovertiert, introvertiert, religiöse Interpretation) und 32 Items erforscht Hoods' Mystizismus-Skala das Phänomen der Spiritualität.

Die Skala »Humanistisch-phänomenologische Spiritualität« von Elkins et al. (1988, n. ebd. 40f) erhebt Spiritualität in einem sehr umfassenden Sinn anhand von neun Dimensionen (Transzendenz, Sinn, Werte, »Früchte« von Spiritualität u.a.). Ähnlich umfassende Skalen sind meines Erachtens notwendig, da sie auch in nichtreligiösen Kontexten eingesetzt werden können und weil Spiritualität niemals nur eindimensional interpretiert und definiert werden kann, sondern ein komplexes Phänomen ist. Im deutschsprachigen Forschungsraum besteht in dieser Hinsicht noch Handlungsbedarf, denn aktuell existieren lediglich »eine Handvoll Instrumente« (van Queckelberghe 2007, 133; vgl. auch Utsch 2005, 188f).

Die Skala »Spirituelles Wohlbefinden« von Gomez und Fisher (2003) konzeptualisiert Spiritualität multidimensional. Die Forscher beziehen in ihrem »Spiritual Well-Being-Questionnaire« spirituelles Wohlbefinden auf: den persönlichen Lebensbereich, die Beziehung zum Selbst (Sinn, Werte, Lebensziele), den gemeinschaftlichen Lebensbereich, die Beziehung zur Mitwelt (hier betonen sie verschiedene Qualitäten zwischenmenschlicher Beziehungen), die Beziehung zur Umwelt (Natur, Kosmos) und Transzendenz (Bucher 2007, 43).

Ein weiterer Fragebogen zur Erfassung von Spiritualität ist laut Bucher (ebd., 42f) die Skala »Spirituelle Transzendenz« von Piedmont (1999), die Spiritualität areligiös als Universalität, Verbundenheit und Gebetserhörung operationalisiert. Letztere Dimension ist freilich stark an Religionsgemeinschaften gebunden.

Bucher (ebd., 48 f) hat eine übersichtliche Tabelle der von ihm vorgestellten Fragebögen zusammengestellt. Im folgenden Überblick greife ich drei der oben erwähnten Fragebögen tabellarisch nochmals auf:

Eine Übersicht:
Spiritualität – ein komplexes Ding ...

Skala	Items	Dimensionen	α
Humanistisch-phänomenologische Spiritualität (Elkins et al. 1988)	157	1 Transzendenz 2 Sinn- und Zweckhaftigkeit 3 Lebensmission 4 Heiligkeit des Lebens 5 Materielle Werte 6 Altruismus 7 Idealismus 8 Bewusstsein für Tragik 9 »Früchte« der Spiritualität	.97
Spirituelle Transzendenz (Piedmont 1999)	24	1 Universalität 2 Verbundenheit 3 Gebetserhörung	.85 .65 .85
Spirituelles Wohlbefinden (Gomez & Fisher 2003)	20	1 Persönlicher Bereich 2 Gemeinschaftlicher Bereich 3 Umgebung: Natur und Kosmos 4 Transzendenz	.89 .79 .76 .86

(Bucher 2007, 48)

Effekte von Spiritualität. In diesem Abschnitt werden einige prägnante und oftmals zitierte Aussagen von Studien über Spiritualität vorgestellt. Utsch (2005), Bucher (2007), van Quekelberghe (2007) sowie Unterrainer (2007) – um nur einige zu nennen – haben verschiedenste Arbeiten zusammengestellt und für den deutschsprachigen Raum aufbereitet. Aus diesen Studien, die zum Teil unterschiedliche Schwerpunkte haben, möchte ich einige Aspekte von Spiritualität vorstellen. Die gesamte Diskussion vollständig zu dokumentieren, den aktuellen Stand der Forschung sowie alle Wirkeffekte von Spiritualität in den unterschiedlichsten Untersuchungen zusammenzufassen und zu beleuchten, würde den Rahmen des Buches sprengen.

Die anglo-amerikanische Forschungslage verzeichnet ein vermehrtes Interesse am Thema. »Das wachsende Interesse ist insofern zu begrüßen, als Religiosität und Spiritualität im Leben vieler Menschen eine wichtige Bedeutung zukommt« (Schowalter et al. 2003, 361). In Europa ist die Ausgangslage eine andere. Die Autoren Utsch (2005, 225) und Unterrainer

(2007, 15) merken an, dass sich die Untersuchungsbefunde nicht nahtlos auf den europäischen Kulturraum übertragen lassen (vgl. auch Geiss et al. 2005, 44f), die Unterschiede seien zu groß. Zum Teil mag dies zutreffen, gerade dann, wenn man sich die religionssoziologische Perspektive in den USA vergegenwärtigt: Die Bedeutung von Religion, aber auch deren Inhalte unterscheiden sich von denen in Europa. Die Konnotationen – so die Kritik an einer vorschnellen Übernahme der Studienergebnisse auf europäische Verhältnisse – zum Begriff »Gott« und »Glauben« seien in Europa zu fixiert auf das Christentum und die Institution »Kirche«. Diesen Überlegungen hält Bucher (2007, 5) entgegen, dass die Entwicklung in Europa Tendenzen vermehrter Aufmerksamkeit für Spiritualität (»Megatrend Spiritualität«) zeige und dass gewisse Wirksamkeitsnachweise der verschiedensten Forschungen nicht kulturspezifisch seien.

Schowalter & Murken (2003, 155–158) fordern kritisch-skeptisch gegenüber allzu positiven Bewertungen des gesundheitsförderlichen Einflusses von Spiritualität eine gewisse Bodenhaftung ein. Sie warnen vor einer vorschnellen Überschätzung der Befunde, indem sie die Frage nach der Qualität der überwiegend US-amerikanischen Studien, nach den erzielten Ergebnissen und nach der weltanschaulichen Position der Forscher aufwerfen. In einem Zeitungsartikel fordert der Religionspsychologe Murken dazu auf, genau zu berücksichtigen, wer solche Forschungsprojekte, Stiftungen oder Förderer z.B. finanziert (Schrader 2007). Dieser Zwischenruf sollte Ansporn sein, in Zukunft vermehrt an qualitativ ausgefeilten Forschungsdesigns zu arbeiten. Auch Monika Renz (2006a) reiht sich ein in den Chor der Kritikerstimmen, indem sie auf die Kommerzialisierung der Spiritualität zu sprechen kommt, die im Zuge allzu abgehobener Bewertung selbst in den Status von Religion komme.

> »Entgegen früherer Angaben scheinen sich heute deutsche Psychotherapeuten der Wichtigkeit der Integration des Glaubens ihrer Patienten bewusst zu sein. Demling et al. (2001) fanden, dass 11.5 % bzw. 8.9 % der psychotherapeutisch tätigen Ärzte und Psychologen den Problemkreis ›Glaube/Religion‹ stets thematisierten, 68 % bzw. 62 % täten dies manchmal« (Schowalter et al. 2003, 362; vgl. auch Albani et al. 2003, 96).
> Und auch Klienten in einer normalen Klinik ohne explizite Integration von Spiritualität schreiben in derselben Studie von Schowalter et al. (2003, 366f) der Bedeutung ihres Glaubens, ihrer Spiritualität eine eminent wichtige Rolle zu (50,3 Prozent).

Einfluss auf psychische und physische Gesundheit. Eine erhebliche Anzahl von Studien zeigt die förderliche Wirkung von Spiritualität für die Gesundheit. Van Quekelberghe (2007, 86f; vgl. auch Utsch 2005, 170) zählt eine Reihe möglicher Wirkfaktoren auf, die den Zusammenhang zwischen körperlicher und psychischer Gesundheit erklären. Eindeutig geklärt ist diese Korrelation damit noch nicht.

Eine These ist, dass das Gesundheitsverhalten durch Spiritualität positiv beeinflusst werde. Spiritualität begünstige – z.B. durch bestimmte Werte und Lebenshaltungen – einen gesünderen Lebensstil. Eine spirituelle Lebensweise fördere den Verzicht auf bzw. einen geringeren Konsum von Nikotin, Alkohol, Drogen sowie eine bewusste Ernährung oder – als Voraussetzung sowie als integralen Bestandteil des Alltags – regelmäßige Fasten- und Entspannungszeiten (vgl. auch Bucher 2007, 104f).

Damit verbunden sind »positive psychologische Sichtweisen und Zustände« (van Quekelberghe 2007, 86) wie Hoffnung, innerer Frieden, Mitgefühl, die sich positiv auf das Immunsystem auswirken. Eine solche Lebenseinstellung führe zu einer gesünderen Lebensgestaltung, zu einem höheren Selbstwertgefühl und zu einer positiveren, akzeptierenden Grundhaltung den Ereignissen gegenüber. Der Bewältigungsgrad für Belastungen steigere sich (Utsch 2005, 170) wie auch die Lebenszufriedenheit insgesamt. Hinzu komme, dass religiös eingestellte Menschen besser sozial unterstützt werden, da sie in soziale Netze eingebettet seien (van Quekelberghe 2007, 87; Murken 1998).

Schowalter & Murken (2003) zählen sechs mögliche Interpretationen bzw. Hypothesen für die positive Korrelation zwischen Spiritualität und Gesundheit auf (s. Überblick).

Erklärungsansätze, Hypothesen
Positive Beziehung zwischen Spiritualität und Gesundheit

Soziale Unterstützung. Die sogenannte »Kohäsionshypothese« stützt sich auf die nachgewiesene soziale Einbettung von Personen durch religiöse Gemeinschaften sowie deren Unterstützung. Diese Faktoren beeinflussen das allgemeine Wohlbefinden. Die Betroffenen könnten sodann Krankheiten und Schicksalsereignisse besser verarbeiten.

Kognitive Orientierung. Menschen sind gesünder – so die Kohärenzhypothese – wenn sie ihr Leben, ihre Umgebung, die Welt schlüssig erleben und grundlegende Sinnfragen beantwortbar sind.

Verhalten. Die Theorie der Verhaltensregulierung basiert darauf, dass Religion bestimmte gesundheitsförderliche Verhaltensweisen (z.B. Ernährung, Sexualität, geringerer Drogenkonsum) fördert und Werte sowie soziale Verhaltensregeln propagiert, die insgesamt stressreduzierende Wirkung haben.

Coping. Das Gefühl (z.B. in Grenzsituationen), einer unübersichtlichen Welt ausgeliefert zu sein, verringert sich durch den Glauben an einen liebevoll handelnden Gott, der wiederum die eigenen Handlungs-Möglichkeiten verstärkt.

Selbstwert. Glauben stärkt und fördert ein positives Selbstkonzept, indem sich der Einzelne geliebt und wertvoll erlebt.

Alternative Werte. Glauben, Spiritualität baut immer auch eine Gegenwelt zu gesellschaftlichen, (mitunter auch) gesundheitsschädigenden Verhaltensweisen und ihren Werten auf, indem andere Ideale betont werden.

(nach Schowalter & Murken 2003, 148–151)

Das Fazit: Die *Qualität* von Spiritualität ist entscheidend (Schowalter & Murken 2003, 156). Nicht *dass* jemand gläubig oder spirituell ist, sondern *wie* – das ist die entscheidende Frage, die Schowalter et al. 2003 in ihrer Untersuchung, ob Spiritualität den Gesundungsprozess unterstütze, herausgefunden haben. In dieser Studie wurden 465 psychosomatische Klienten aus zwei verschiedenen Kliniken untersucht, wobei eine Klinik in das Behandlungskonzept explizit Religiosität integrierte. Das Ergebnis dieser Untersuchung: Für eine Gesundheitsverbesserung sind spirituelle Interventionen nicht notwendig. Mit dem Behandlungserfolg einher geht aber eine eindeutige Verbesserung des spirituellen Wohlbefindens, den die Autoren als protektiven Faktor deuten (ebd. 372; vgl. auch Utsch 2005, 221f).

Festgehalten werden muss als Forschungsdesiderat: In Zukunft sollte meines Erachtens noch mehr an der Qualität der Studien gearbeitet werden und zwar in Richtung multidimensionaler Konzeption von Spiritualität (vgl. Kapitel 2) und Einbindung von Forscherinnen und Forschern unterschiedlicher Weltanschauungen um Voreingenommenheiten a priori auszuschließen (vgl. auch Schowalter & Murken 2003, 155).

Medizinisch-soziologische Untersuchungen ergaben, dass die Lebenserwartung religiös engagierter Menschen höher ist als die Lebenserwartung nichtreligiöser Menschen: um exakt 6,6 Jahre bei einem wöchentlichen Gottesdienstbesuch (Hummer et al. 1999, n. Utsch 2005, 170; vgl. Bucher 2007, 101). Eine Meta-Analyse (McCullough et al. 2000) konstatiert eine um 25 Prozent geringere Sterblichkeitsrate bei religiös aktiven im Vergleich zu nichtreligiösen Menschen (van Quekelberghe 2007, 87).

In einer qualitativen Studie aus der Schweiz wird Spiritualität sogar als eine zentrale Einflussvariable für psychische Gesundheit charakterisiert (Illés & Abel 2002, n. Heitlinger 2005, 32).

Bei Depression, besonders in akuten Stress-Situationen, besteht ein signifikanter Zusammenhang mit Spiritualität. Utsch (2005, 158) zitiert hier die Metaanalyse von Smith et al. (2003), welche eine Reduzierung depressiver Symptome belegen. Diese Senkung von depressiven Stimmungen wird durch die Selbsttranszendenz, durch die Hingabe an ein Du erklärt (Bucher 2007, 120f). Nach Koenig (2002, zit. n. Unterrainer 2007, 34) deuten viele Studien auf eine Verringerung depressiver Symptome hin (65 Prozent von insgesamt 100 Studien). Ähnliche Ergebnisse liegen bei Suizid(-neigung), Ängsten, Drogen- und Alkoholmissbrauch vor (Utsch 2005, 157; vgl. Schowalter & Murken 2003, 147).

Eine positive Auswirkung spiritueller Praxis zeigte sich auch bei Krebspatienten, in deren Blut vermehrt weiße Blutkörperchen und Lymphozyten nachgewiesen werden konnten (Unterrainer 2007, 42–46; Bucher 2007, 104). Auch bei an AIDS infizierten Menschen verzögerten sich Sekundärinfektionen (Utsch 2005, 173). Über Zusammenhänge zwischen Sucht und Spiritualität berichtet Unterrainer (2007, 46–49) ausführlich.

Spiritualität als Coping. Wie bereits erwähnt, lässt sich der Einfluss von Spiritualität auf physische und psychische Gesundheit positiv hervorheben. Spiritualität bewirkt Stressreduktion und Stressresilienz, eine bessere Belastungsbewältigung von kritischen Lebensereignissen bzw. eine aktive Auseinandersetzung mit tragischen Schicksalsschlägen sowie eine positive Krankheitsverarbeitung (Utsch 2005, 166; 192; 218f; Murken 2003a, 8; Bucher 2007, 134f). Gerade Grenzsituationen und existentielle Erfahrungen bringen die Frage nach Spiritualität und die Urfragen der Menschheit ins Bewusstsein (Yalom 2000b; Hess & Hess-Calbazar 2001, n. Heitlinger 2005, 3; Fürst et al. 2003, n. ebd. 16).

Unterrainer (2007, 67) definiert Coping als einen Verarbeitungsprozess, »den ein Individuum durchläuft, welches sich mit einer massiven Veränderung seiner Lebensumstände konfrontiert sieht«. Der Autor unterscheidet ein problemorientiertes Coping (aktiv-konstruktives) von einem emotionsfokussierten, eher passiven Coping. Schließlich differenziert er noch eine dritte Form von Coping, nämlich das »sinnbasierte (engl. ›meaning based‹) Coping«, in dem es um die Suche nach Sinn und Bedeutung im Leben geht.

Eine Reihe von empirischen Befunden weist Spiritualität als positives Coping in kritischen, belastenden Lebensereignissen nach. Diese Bewältigungsstrategien zeigen sich aber nur dann als förderlich, wenn sie an ein positives Verständnis von Religion/Spiritualität gekoppelt sind. Das heißt: intrinsische Spiritualität korreliert positiv mit psychischer Gesundheit und aktiver Selbstbeteiligung (van Quekelberghe 2007, 93; Batson et al. 1993, n. Hundt 2007, 109). Solche Ergebnisse widerlegen eindeutig die simplifizierenden Aussagen, dass Glaube und Spiritualität krank machen und untermauern die »Binsenweisheit«, dass eine Spiritualität immer von der Weite des Transzendenzbegriffes, von der lebendigen, lebensförderlichen Weltanschauung abhängt.

Beispielhaft sei hier eine US-amerikanische Langzeitstudie über Nonnen (von Snowdon 2001, n. Utsch 2005, 183) genannt, deren Ergebnis sich folgendermaßen zusammenfassen lässt: Intrinsische Spiritualität bzw. ein positives Gottesbild (im Gegensatz zu einer strafenden, fordernden Gottesvorstellung) korreliert mit einem positiven Gesundheitszustand, schwierige Lebensereignisse werden besser verarbeitet und integriert (vgl. auch Bucher 2007, 102; vgl. Utsch 2004, 78f).

Sperling (2004, n. Heitlinger 2005, 30) kommt in einem Beitrag über Spiritualität im Alter zu dem Ergebnis, dass Spiritualität sogar nach Abnahme von Gesundheit, Wohlstand oder Verringerung sozialer Unterstützung ein effizientes Coping-Verhalten bleibt.

McIntosh et al. (1993, n. van Quekelberghe 2007, 91) gelang der Nachweis, dass religiöse Eltern, die ihr Kind durch plötzlichen Kindstod verloren haben, dieses Ereignis besser verarbeiten konnten als Eltern, die nicht religiös eingestellt waren. Nach van Quekelberghe gehen Untersuchungen bei Kriegstraumatisierten (Ai et al. 2003) oder an Krebs erkrankten Personen (Cornblatt 2002) in dieselbe Richtung. Auch Utsch (2005, 166) nennt eine Studie aus Hamburg (Mehnert & Koch 2001) mit 191 Krebspatienten, die ebenso eine positive Stressbewältigung nachweisen konnte.

Deister 2000 (n. Utsch 2005, 166) weist in einer Untersuchung nach, dass Spiritualität eine Krankheitsverarbeitung insofern beeinflusst, als dass sich Patienten aktiver als andere mit der eigenen Krankheit und Lebenssituation auseinandersetzen. Das heißt, Coping ist dann erfolgreich, wenn es kollaborativ-aktiv, also nicht passiv ist.

Hundt (2007, 108) nennt eine Reihe empirischer Forschungsarbeiten, die diese Coping-These ebenso untermauern (Carver et al. 1993; Klass 1991; Oxman et al. 1995). Auch bei Herzinfarktpatienten beschleunige sich der Genesungsprozess laut Contrada et al. 2004 (n. Utsch 2005, 158).

Fassen wir zusammen: Empirische Studien belegen positive Effekte von Glaube, Spiritualität bzw. Sinnfindung. Konrad Stauss bezieht sich auf seriöse deutsche Studien, die außergewöhnlich hoch mit den »Kategorien

Einsicht, Coping, Eigenverantwortung, Motivation, Kraft und Aktivität und Kommunikation« (Stauss 2003, 42) korrelieren. Der eine Pol. Demgegenüber steht aber auch die Feststellung von Albani et al. (2003, 96), dass die Bedeutung von Spiritualität im Zusammenhang mit Gesundheit im deutschen Sprachraum noch »unbefriedigend« erforscht sei und weiter untersucht werden müsse.

Eine Bedeutung von Spiritualität bei der Verarbeitung von schwierigen, belastenden Situationen konnte nachgewiesen werden. Spiritualität verhilft durch Bewusstheit, durch Innenschau und Reflexion und durch regelmäßige Aus-Zeiten, neue Schwerpunkte zu setzen. Sie ermöglicht emotionalen Halt in Krisensituationen und hilft, im normalen Alltag und in schwierigen Situationen zu einer neuen Lebensgestaltung zu finden. Spiritualität trägt so zur Gesundheitsförderung bei, da sie zum Nachdenken verhilft. Eine solche Reflexivität verschafft Abstand aus der Tretmühle des Alltags und kann eingeschliffene Lebensweisen und Denkarten in Richtung einer ganzheitlichen Sichtweise aufbrechen. Sie fördert persönliche Entwicklung, indem sie Impulse eines sinnstiftenden Ganzen einbringt, eine Möglichkeit zu sinnerfüllter Lebens- und Weltbetrachtung. Damit verbunden ist eine gewisse Lebenszufriedenheit. Dass Menschen durch Schicksalsschläge immer wieder auch zu persönlicher Reife und Tiefe gelangen, darauf hat schon Irvin Yalom (2000b, 47–56) hingewiesen.

Gesundheit weiter sehen. Gesundheit beschrieb die WHO bereits kurz nach dem Ende des zweiten Weltkrieges als einen »Zustand des völligen körperlichen, seelischen und sozialen Wohlbefindens und nicht nur als das Freisein von Krankheit und Gebrechen.« In der sogenannten eingeläuteten dritten Gesundheitsrevolution im Rahmen der Gesundheitsvorsorge werden die Appelle an die Eigenverantwortung der BürgerInnen und Unternehmen immer lauter. Ineins damit ebenso die Erkenntnis, dass zu 50 Prozent der eigene Lebensstil der entscheidende Faktor im Gesamtbild Gesundheit ist. Ebenso proklamierte die Ottawa-Charta 1986, dass Gesundheit von Menschen im Alltag geschaffen wird, dort, wo sie ihr Leben gestalten und bewältigen, d.h. da, wo sie lieben, lernen, arbeiten und spielen. Und Gesundheit ist kein Zustand, sondern eine Fähigkeit, ein dynamischer Prozess. Denn: »Gesundheit entsteht dadurch, dass man sich um sich selbst und für andere sorgt, dass man in die Lage versetzt ist, selber Entscheidungen zu fällen und eine Kontrolle über die eigenen Lebensumstände auszuüben sowie dadurch, dass die Gesellschaft, in der man lebt, Bedingungen herstellt, die all ihren Bürgern Gesundheit ermöglichen.« (Ottawa-Charta, WHO 1986)

Wenn in die Gesundheitsvorsorge persönliche Faktoren wie genetische Disposition, körperliche Konstitution, Persönlichkeitsstruktur, persönliche

Kompetenzen, Lebensgewohnheiten sowie Lebensbewältigung neben sozialen Faktoren wie soziale Integration, Umweltqualität, Arbeitsbedingungen usw. miteinbezogen werden, dann müsste auch in diesem Feld Spiritualität viel stärker als gesundheitsförderlicher Faktor berücksichtigt werden. Der WHO-Gesundheitsbericht von 2005 zählte beispielsweise zu den sieben wichtigsten nicht übertragbaren Krankheiten (Non Cummunicable Diseases) neben chronischen Lungenkrankheiten, Lungenkrebs und Straßenunfällen auch Herzinfarkt, Depression, Schlaganfall sowie alkoholbedingte Krankheiten.

Verschiedene empirische, wissenschaftliche Studien, die hier bei Weitem nicht alle aufgelistet werden konnten, zeigen auf, dass eine spirituelle Perspektive mit Gesundheit korreliert und Spiritualität gesundheitsfördernde Aspekte hat bzw. Einflussvariablen für psychische Gesundheit aufweist.

Für Erich Fromm (1971, 112) hieß gesund sein »*mit der Natur des Menschen in Einklang stehen*«. Der Mensch, und zwar der ganze Mensch, muss nach Fromm die immer gleiche Lebensfrage beantworten: »Wie können wir das Leiden, das Eingekerkertsein, die Schande überwinden, die das Empfinden der Isoliertheit erzeugt; wie können wir zu einer Harmonie mit uns selbst, mit unseren Mitmenschen und mit der Natur gelangen?« (Ebd. 113) Das Ziel menschlichen Lebens ist es, ganz geboren zu werden. Er beschreibt das Wesen der Gesundheit in einem sehr weiten Sinn:

> »Gesundheit gibt es nur in dem Maße, als man den eigenen Narzißmus überwunden hat: in dem Maße, als man offen, aufnahmefähig, empfindsam, wach und leer […] ist. Gesundheit bedeutet, affektiv mit den Menschen und der Natur völlig verbunden zu sein, die Isoliertheit und Entfremdung zu überwinden, sich mit allem Existierenden eins zu fühlen – und doch *mich* als die separate Ganzheit, die *ich* bin, als das In-dividuum, das Ungeteilte zu erleben. Gesundheit bedeutet, ganz geboren zu sein und das zu werden, was man seinen Anlagen nach sein kann; sie bedeutet Freude und Traurigkeit unbeeinträchtigt empfinden zu können oder, noch anders ausgedrückt, aus dem Halbschlaf zu erwachen, in dem der Durchschnittsmensch sein Leben führt, und hellwach zu sein. […] Gesundheit bedeutet endlich, daß man sein Ich fallenläßt, […] nicht mehr der Erhaltung und Mehrung des Ich nachjagt, daß man *ist* und sich selbst im Sein und nicht im Haben, Bewahren, Begehren, Benutzen erlebt.« (Ebd. 118)

Der Faktor Hoffnung und der Effekt von Placebo. Schon der römische Philosoph Seneca sprach davon, dass der Wunsch nach Heilung bereits der Beginn von Heilung ist (vgl. Utsch 2005, 228). Die Placebo-Forschung hat eindrücklich belegt, dass Überzeugungen die Wirksamkeit von Medikamenten beeinflussen, dass eine Wirkung immer auch mit dem Glauben an eine Wirkung zusammenhängt (vgl. auch Bucher 2007, 109f). In Anlehnung an das Autorenpaar Brody & Brody (2002), die über Placebo-Effekte geschrieben haben, merkt Utsch (2005, 228) an, dass bei der Verabreichung von Placebos das Verhältnis des Arztes zum Patienten entscheidend ist. Dies ließe Rückschlüsse auf die Therapeut-Klient-Beziehung zu. Und in der Tat: Studien zur Wirksamkeit therapeutischer Wirkfaktoren geben der Beziehung eine hohe Wertigkeit.

Der Harvard-Kardiologe Herbert Benson deutet und nutzt diesen Effekt positiv als Therapie, im Unterschied zu gängigen negativen Bewertungen des Placeboeffekts, die ihn als nicht weiter zu berücksichtigende Variable im medizinischen Setting einstufen. Benson weist einen heilsamen psychischen und körperlichen Effekt nach, den er »erinnertes Wohlbefinden« nennt (Benson & Stark 1997, 21). Werte, Überzeugungen und Haltungen beeinflussen unsere körperliche und psychische Befindlichkeit. Gute Ergebnisse lassen sich bei Bluthochdruck, Herzrhythmusstörungen, chronischen Schmerzen und leichten bis mittleren Depressionen beobachten. Erinnertes Wohlbefinden müsse demnach in der Gesundheitsprävention als aktiver Bestandteil einer Selbstfürsorge etabliert bzw. eingebunden werden, so Benson. Er unterscheidet drei Arten von Wohlbefinden: das Wohlbefinden des Klienten, jenes des Behandlers und die Erwartungshaltung, die zwischen Klient/Patient und Behandler/Arzt entsteht (ebd. 37).

Gesicherte Korrelationen zwischen Spiritualität und Aspekten wie Hoffnung, Dankbarkeit und Vergebung/Versöhnung konnten ebenso nachgewiesen werden (Bucher 2007, 124f; Utsch 2005, 179f; Schowalter & Murken 2003, 147; Schwennen 2004). Gerade Psychologen wie Martin Seligman (2003) oder Mihaly Czikszentmihalyi (2002) haben nach den Fähigkeiten, die menschliches Leben erleichtern, gefragt bzw. danach, wie Menschen letztlich Sinn finden, was sie zufrieden macht, was ich-stärkende Persönlichkeiten ausmacht. Dabei kamen Werte wie Mitgefühl, Solidarität, Humor, Hoffnung, Gelassenheit, das Erleben von Sinnhaftigkeit, Empathie oder Altruismus wieder ins gesellschaftliche Bewusstsein (vgl. Utsch 2005, 180f; Tausch 2004; Rahm 2004).

Ein weltumspannender Wertekatalog?

Gemeinsame Werte

In einem weltweiten Forschungsprojekt, das Weltreligionen und Philosophien auf Tugenden und Werte hin untersuchte, kristallisierten sich sechs allen gemeinsame Tugenden heraus:

- Weisheit/Wissen
- Mut

- Liebe/Humanität
- Gerechtigkeit
- Mäßigung
- Spiritualität/Transzendenz

(nach Utsch 2005, 181)

Urethos – universale ethische Normen

Auch der Theologe Hans Küng beschreibt bestimmte universale ethische Normen, die sich weltweit ähneln. Zu diesem »Ur-Ethos« (Küng 2005, 213), das sich sowohl zurück in die Geschichte als auch synchron durch sämtliche heutige Kulturen verfolgen lässt, zählt er:

- Sinn für Gegenseitigkeit, Gerechtigkeit, Großzügigkeit
- Ehrfurcht vor allem Leben
- bestimmte Regeln für das Zusammenleben der Geschlechter (z.B. Inzestverbot)
- Respekt vor älteren Menschen und Sorge für Kinder

(nach Küng 2005, 212f)

Ein gesunder Effekt von Spiritualität in Meditation und Gebeten. Auch Studien über spirituell-meditative Praktiken, insbesondere Meditation und Achtsamkeitsübungen, belegen eine gesundheitsfördernde Wirkung. Meditativen Praktiken gemeinsam ist, dass sie sich auf den Körper insgesamt positiv auswirken. Zahlreiche Studien belegen körperliche Auswirkungen wie eine Verlangsamung der Herzfrequenz, ein Absenken des Blutdrucks, eine stärkere Durchblutung des Gehirns, ein Mehr an Alpha-Wellen im Gehirn. Weiters wird das Immunsystem gestärkt, das Stresshormon Cortisol nimmt ab. Majumdar (2000, n. Utsch 2005, 166) wies nach, dass Meditation psychosomatische Symptome reduziert und eine gute komplementäre Ergänzung zu einer medizinisch-therapeutischen Behandlung ist.

Versöhnung, Vergebung, Fürbitten, Gebete, Charaktereigenschaften wie Demut oder Bescheidenheit sind ebenso empirisch untersucht worden. Utsch (2005, 174) spricht zu Recht negativ von einer spirituellen Vereinnahmung und einer Instrumentalisierung des Gebetes. Das sehe ich ähnlich: Eine medizinische Behandlung ist keine Andacht. Das kann man auch von einer Therapie- oder Beratungsstunde sagen, wenngleich diese mitunter sehr andächtig sein kann. Solche spirituellen Interventionstechniken und Heilbehandlungen entsprechen wohl eher dem evangelikalen, amerikanischen Verständnis einer »spirituellen Therapie« und wirken innerhalb der mitteleuropäischen Therapie unangebracht, fehl am Platz, ja, sogar befremdlich bis abstoßend.

Einspruch: Und was ist Gebet anderes als Bewusstwerden? Ich werde noch deutlicher, indem ich das, was im Gebet geschieht, vom Himmel auf die Erde herunterhole: Beten, besonders Bitten, ist im Grunde ein umfassendes Bewusstwerden dessen, was jeder persönlich für sich tun kann, ein Bewusstwerden der verschiedenen Lösungsmöglichkeiten. Dieser Prozess kann mit dem aktiv-passiven Zustand verglichen werden, den die Gestalttherapie den mittleren Modus nennt: eine Art Null-Punkt-Situation. *Danach* (bzw. schon *mittendrin*) gilt es, sich in den Lebensprozess als Lebensgestalter aktiv einzubringen: im Vertrauen auf den Prozess, durch die Öffnung auf Unendlichkeit hin, durch die neue Sicht der Dinge, durch das umfassendere Erfassen dessen, was im Feld da ist, durch Menschen, die einem vielleicht plötzlich zu-fallen, durch Dinge, die sich einem zu-spielen und die vorher nicht im Blickfeld waren. Spiritualität sehe ich hier also als intensive Innenschau und Selbstbegegnung. Und die – sei hier ehrlicherweise angemerkt – gelingt auch nicht immer … Aus dieser Wendung nach innen erfolgt die Kraft zur Wende nach außen, durch persönliche Weiterentwicklung, durch intensive Reflexion der Gegebenheiten, durch die innere Gewissheit, in ein globales Ganzes eingebettet zu sein. Durch diese ganzheitliche Erfahrung wird die Eigenverantwortung bewusst und gestärkt, ganz im Sinne Mohammeds: »Tu, was du kannst, dann wird dir Gott deinen Segen schenken«.

Transzendenzerfahrung – als Begegnung und Verbundenheit – das ist und bleibt ein Geschenk. Nochmals anders gedacht: Spirituelle Traditionen verfügen zwar über einen großen wertvollen Schatz an »Techniken« zur Vorbereitung auf die »große« Erfahrung, um Menschen zu öffnen für die Möglichkeit, Transzendenz zuzulassen: Bewusstseinstechniken, Atmen, Tanz, Trance, Musik, Übungen zur Achtsamkeit. Sie *können* zu Fenstern in die Unendlichkeit werden, zum Fingerzeig in einem Kosmos, der tatsächlich größer ist, als uns das newtonsche Weltbild vorgibt. Sie vermögen die Richtung anzupeilen oder können als Kompass dienen auf dem Weg, den es nicht gibt, wie es im Zen heißt. Was sie nicht können: Sie können eine solche Erfahrung nicht erzwingen, herbeimeditieren, eratmen, machen. Auf »A« folgt nicht notwendigerweise »B«. Oder: Das Kausalitätsprinzip »wenn – dann« gilt hier nicht, wie es auch (meist) in den Dingen des Lebens nicht funktioniert.

Die Instrumentalisierung von Gesundheit und Spiritualität. Abschließend möchte ich auf die Gefahr einer möglichen Instrumentalisierung von

Gesundheit und Spiritualität hinweisen. Wenn Spiritualität lediglich dazu da ist, damit wir unser Leben wieder in den Griff bekommen, damit wir im Alltag, in der Gesellschaft, am Arbeitsplatz besser funktionieren, dann wird der gängige Trend des Machbaren, des Technischen betont. Eine solchermaßen instrumentalisierte Spiritualität wäre reine Symptombekämpfung im Sinne einer Stressbewältigungsstrategie im Rahmen des Wellness- und Wirtschaftswahns. Sie läuft von vornherein Gefahr, zu einer äußerlichen Spiritualität zu verkommen. Spiritualität als Asche und nicht als Glut, wie es in einer persischen Weisheitsgeschichte heißt.

Spiritualität auf Rezept – diesem Ansinnen ist mit berechtigter Skepsis zu begegnen. Letztendlich trivialisiert und funktionalisiert es Spiritualität, die ja eine Einstellung zum Leben ist und erst dann »Effekte« zeigt, wenn sie authentisch im Lebensalltag und in die Persönlichkeit integriert ist (Utsch 2005, 177).

Positive Effekte von Spiritualität

Utsch (2004, 82) fasst die positiven Effekte von Spiritualität in einer Übersicht folgendermaßen zusammen:

- emotionale Entlastung – ein sinnvolles, geschlossenes Weltbild
- moralische Orientierung – eine ethisch verantwortete Lebensführung
- soziale Unterstützung – Eingebundensein in eine Gemeinschaft
- kognitive Neubewertung – Glauben an das Walten einer höheren Macht in Situationen der Hilflosigkeit
- mentale Bewältigung – Trost, Hoffnung, Gelassenheit auch in ausweglosen Situationen

(Utsch 2004, 82)

Kassasturz – Was jetzt? Als Zwischenbilanz der schier unübersichtlichen Befunde über Wirksamkeitsnachweise von Spiritualität lässt sich festhalten: Spiritualität ist *eine* Ressource im Umgang mit Lebenskrisen. Sie fungiert als Bewältigungskraft und -strategie von Konflikten, zur persönlichen Stabilisierung, zur Sinnfindung, als Förderung zu einem gesunden, kongruenten Lebensstil.

Gleichwohl beruht die wohltuende Wirkung von Spiritualität, ihr »Heilungs- bzw. Gesundungspotential« auf der Kombination verschiedener Faktoren: soziale Einbettung und Unterstützung, positive Bewertung der eigenen Person, positive Sicht auf Mitmenschen und das Leben insgesamt, empfundener Lebenssinn, Einsicht in Unabwendbares, dem Gefühl der Verbundenheit mit etwas Größerem, Psychohygiene, Förderung von notwendigen Lernprozessen, einer Stress reduzierenden, vorbeugenden, gesundheitsförderlichen Lebenshaltung. Diese Faktoren sind alle Teile einer intrinsischen, im Alltag verankerten, persönlichen Spiritualität.

Spiritualität ist ein Heilungsfaktor. Einer unter vielen, wie auch eine Therapie seelischer »Störungen« immer ein Prozess ist, der von vielen Faktoren abhängt.

Spiritualität und Wohlbefinden

Der Pol der Bescheidenheit und Vorsicht – angesichts allzu wundersamer Effekte von Spiritualität – sei eingeblendet: Die empirischen Befunde sind z.T. widersprüchlich. Daher ziehen einige Forscher (z.B. Thoresen & Harris 2002, n. Geiss et al. 2005, 44) folgende Konsequenzen, die Geiss et al. (ebd.) so auf den Punkt bringen:

- »Die Beziehung zwischen Spiritualität und Gesundheit ist als multifaktoriell und interaktional anzunehmen.
- Jede einzelne Studie wird immer nur einen Ausschnitt sowohl der Spiritualität als auch der Gesundheit behandeln können. Es braucht also tragfähige theoretische Konzepte für beide.
- Unter bestimmten Umständen kann Spiritualität auch negative Folgen für die Gesundheit haben, z.B. bei Schuldgefühlen.
- Auch jedes weitere zu entwickelnde Modell wird einen vorläufigen Charakter haben und bei weiteren Untersuchungen an neue Erkenntnisse angepasst werden müssen.« (Ähnlich äußert sich auch Zwingmann 2005, ebd.).

Für die Zukunft ist – wie bereits einleitend verdeutlicht – ein verstärktes interdisziplinäres Herangehen an das Phänomen Spiritualität und eine Vielfalt in den Messverfahren erforderlich, weil Spiritualität multifaktoriell und komplex ist, weil Spiritualität und menschliche Entwicklung gar nicht anders als multidisziplinär betrachtet werden können (vgl. auch Utsch 2005, 201f; Bucher 2007, 170; Heitlinger 2005, 11f). Fazit:

> »Die psychologischen Anstrengungen am Phänomen Spiritualität sind enorm. Kaum ein anderes Thema hat in den letzten Jahren eine solche Intensivierung erfahren. Auch im deutschen Sprachraum steigt das Interesse an spirituellen Phänomenen,

nicht nur wegen der wiederholt nachgewiesenen günstigen Effekte auf psychologisch relevante Variablen wie Wohlbefinden, Gesundheit etc., sondern weil Spiritualität offensichtlich ein universales Phänomen ist, das den technologischen und wissenschaftlichen Revolutionen der letzten Jahrzehnte nicht nur standgehalten hat, sondern im Bewusstsein vieler Zeitgenossen lebensbedeutsamer geworden ist.« (Bucher 2007, 169)

3. Spirituelle Wirkfaktoren in der Psychotherapie

»Ich plädiere für eine Therapie, die nicht bloß die Konfession oder Denomination des Patienten zur Kenntnis nimmt oder seinen orthodoxen Kirchenglauben abfragt. [...] Vielmehr plädiere ich für eine Therapie, die im Detail zu explorieren versucht, was die ganz individuelle, oft sehr unorthodoxe und sich im Laufe des Lebens meist stark verändernde ›Heart Religion‹ für den Patienten ist, die ›Religion seines Herzens‹.«
(Hans Küng 1987, 140)

»Andererseits haben manche meiner Klienten die Angewohnheit, wichtige Entwicklungsschritte dann zu machen, wenn ich länger in Urlaub bin. Ich komme wieder, und die schönsten Aha-Erlebnisse haben sich ohne mein Beisein ereignet [...]. Wie kann ich meinen Erfolg definieren, wie für das, was ich tue, Anerkennung finden – vor allen Dingen offizielle? [...] Also greife ich nach Erklärungssystemen, produziere Kopfgeburten, erlerne eine komplizierte Fachsprache, lese viele Bücher, versuche die Psyche zu schichten, zu unterteilen: hydraulisch, physikalisch, kybernetisch oder sonst wie Ordnung in das vermeintlich unlogische Chaos der Phänomene zu bringen [...]. Die Begeisterung über das schöne System macht uns allzuleicht blind für Phänomene, die herausfallen, und die naturgegebene Tendenz zur einfachen Gestalt läßt uns gerne nicht Passendes ignorieren.«
(Almut Ladisich-Raine 1998, 118f)

Bereits Murken (2003a, 14) forderte eine »vertiefte Aufmerksamkeit« der Psychotherapeuten für spirituelle Thematiken auf Klientenseite im Sinne einer »psychodynamisch wichtigen Dimension« (Murken 2003a, 15).

Therapeuten – das ist bis hierher deutlich geworden – sollten das Thema Spiritualität bewusst aufgreifen und explorieren, wobei Grundkenntnisse in mehreren weltanschaulichen Positionen wünschenswert sind, um implizite und explizite Wertvorstellungen und eine damit einhergehende Lebensgestaltung nachvollziehen zu können.

Ulrike Hundt (2007) kristallisiert in ihrer Studie »Spirituelle Wirkprinzipien in der Psychotherapie« schulen- und religionsunabhängige Wirkprinzipien einer ganzheitlichen Psychotherapie heraus. Diese Prinzipien hat sie anhand von teilstrukturierten Interviews mit Psychotherapeuten, die in ihrer Arbeit eine spirituelle Dimension berücksichtigen, entworfen. Unter den ausgewählten Psychotherapeuten mit langjähriger Praxiserfahrung finden sich Diplompsychologen, Fachärzte, Heilpraktiker, Theologen. Deren psychotherapeutische Verfahren sind unterschiedlich wie tiefenpsychologisch fundierte Psychotherapie, Psychoanalyse, Psychosynthese, Gesprächs- und Gestalttherapie. Kernkategorie der Studie ist die Förderung eines sogenannten transpersonalen Raumes, gestalttherapeutisch würde ich es als Schaffen eines Feldes zur Einbeziehung der spirituellen Dimension bezeichnen.

Einblende
Psychologische Pseudospiritualität – eine Anfrage

Unterschiedliche spirituelle Ansätze finden sich im breiten Feld von Psychotherapie. Zu oft erscheinen mir solche Ansätze aus einem Nirvana bzw. Wolkenkuckucksheim … Andere promoten ihre Eigenkreation eines therapeutischen Ansatzes und spicken ihn mit modischen Begriffen aus Physik und Grenzwissenschaften, mit Anleihen aus mystischen Richtungen oder wie auch immer … Gestalttherapie wirkt in solchen Kreisen höchstens bis zum Herzchakra, danach folgt die andere Therapie, die Therapie der Verwandlung …

Als Prämisse und Hintergrund für die nun folgenden Ausführungen, halte ich eingangs fest: »Spiritualität nennen wir die Liebe des Menschen zum Wirklichen. Lebendige, d.h. realitätsnahe Spiritualität will das Wirkliche im Realen erleben und die verlorene Einheit von Realität und Wirklichkeit zurückgewinnen.« (Schmid 2001, 192)

Aus dem Alltag: Gerade mit dem Begriff »Feld« wird neuerdings im Therapeutenalltag »Schindluder« getrieben, Macht demonstriert, werden Klienten kleingeredet, Therapeutinnen/Behandler groß gemacht. Ein Blick in die europäische Religionsgeschichte dürfte genügen, um uns vorsichtiger werden zu lassen. Im Namen von Transzendenz ist viel Unheilvolles geschehen. Im Namen eines spirituellen Kontextes wurde so viel Unhinterfragbares produziert, menschliches Getue verklärt als innige Botschaften Gottes usw. Ich erinnere an die Kreuzzüge, wo viele – spirituell durchaus »große« – Personen sich getäuscht hatten. Oder im Faschismus, wo ganze Völker einer mystizistisch verbrämten Weltanschauung wahnhaft hinterherliefen … Sogar ein Teil der psychoanalytischen Bewegung verfiel dem deutschen Faschismus, passte sich den Nazis an und grenzte Wilhelm Reich aus (vgl. Fallend & Nitzschke 1997, n. Marlock 2006a, 73f).

Als Mahnung – gegen aufgeblähtes spirituelles Bewusstsein auch innerhalb von Therapie und guruhaftes Therapeutengehabe – möchte ich noch folgendes Zitat des Theologen Georg Schmid anführen, der auch nicht zimperlich mit der Theologie umgeht:

»Wenn Psychotherapie spirituell wird, gewinnt sie nicht nur die heilenden und heilsamen Möglichkeiten lebendiger Spiritualität. Sie tritt auch das schwierigere Erbe aller spirituellen Wege an: die Möglichkeiten wahnhafter Spiritualität. Die spirituell wirksame Psychotherapie ist gegen diese Gefahren alles andere als gefeit. [...] Abhilfe gegen diese Perversion lebendiger Spiritualität im Psychotherapiemarkt ist nur zu finden, wenn der Therapeut selber sektenhafte Verzerrungen erkennen kann. Jede Form von Spiritualität ist potentielle Sektiererei. Reflektierte, wache Spiritualität weiß um diese Möglichkeiten. Mit anderen Worten: Diejenige psychologische Schule verkommt am schnellsten zur Sekte, die sich ihrer verkappten Fundamentalisten und ihrem Hang zur Guruhörigkeit und zum Meisterkult gar nicht bewusst ist.« (Schmid 2001, 196f) Zu Recht mahnt Schmid (ebc. 199) das Nichtbesitzen von Wahrheit an und redet einer offenen Ökumene das Wort: »Wer die Wahrheit hat, kann sie nicht mehr finden.« Das heißt gegenseitiges Lernen voneinander im Wissen von Beschränktheit, Endlichkeit ...

Im Folgenden stelle ich die Arbeit von Hundt vor und versuche sie so darzulegen, dass die Prinzipien auch »normalen« PsychotherapeutInnen zugänglich werden können und ein Dialog über Spiritualität innerhalb von Psychotherapie in Gang gesetzt und fortgesetzt werden kann. Manche Formulierungen und Interpretationen der befragten und ausführlich zitierten TherapeutInnen könnten dem einen oder anderen als zu esoterisch, spirituell oder transpersonal erscheinen, so dass die gesamte, eigentlich lesenswerte Studie Gefahr läuft, einer intensiveren Auseinandersetzung mit dem Thema im Wege zu stehen.

Hundt unterteilt ihr Modell in ein therapeutisches Basisverhalten, das die spirituelle Haltung des Psychotherapeuten anhand verschiedener Aspekte und Qualitäten in den Blick nimmt und, zweitens, in darauf aufbauende therapeutische Prozessvariablen bzw. Strategien, die wiederum in unterschiedliche Aspekte aufgeteilt werden. Zu beiden Kategorien entwickelte sie Leitfragen, die im Überblick und zusammen mit einigen Itemvorschlägen vorgestellt werden.

Nach Hundt ist das Basisverhalten eines Therapeuten, die spirituelle Haltung, die Grundlage therapeutischer Arbeit. Das sehe ich genau so. Sie umfasst kognitive Fähigkeiten bzw. Metareflexionen (wie z.B. »spirituelle Bewusstheit«, »integrale Diagnostik«) wie auch empathische Fähigkeiten (z.B. »liebevolle Annahme«), persönliche Reife, Entwicklung, Einstellungen und Haltungen (»selektive Offenheit«, »Authentizität und Demut«).

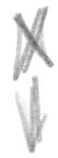

Therapeutisches Basisverhalten:
Eine spirituelle Haltung einnehmen

1. **Spirituelle Bewusstheit:** Bin ich mir meines Menschen- und Weltbildes genau bewusst, welches meine Vorstellungen, Annahmen und Handlungen als Psychotherapeut leitet? Welches Menschenbild vertrete ich?

2. **Selektive Offenheit:** Verfüge ich über eigene spirituelle bzw. existenzielle Erfahrungen und die Erfahrung eigener Glaubenskrisen und habe ich diese auch verarbeitet? Kann ich meinen Klienten auch bei spirituellen Fragen und Phänomenen offen begegnen? Verstehe ich wirklich, was sie bewegt?

3. **Authentizität und Demut:** Arbeite ich ernsthaft und ununterbrochen an meiner eigenen spirituellen und persönlichen Entwicklung? Bin ich mir meiner Schattenseiten, insbesondere meines eigenen Narzissmus kritisch bewusst? Kann ich alle meine Klienten in ihrer Größe und Einzigartigkeit sehen? Begegne ich ihnen mit Respekt und Ehrfurcht?

4. **Weltanschaulich-konzeptuelle Zurückhaltung:** Kann ich andere Weltbilder wirklich respektieren und meine eigenen weltanschaulichen Ansichten zurückhalten?

5. **Vielperspektivität:** Kann ich die Vielzahl therapeutischer Richtungen und Heilweisen respektvoll und gleichrangig betrachten? Wie sieht meine kollegiale Zusammenarbeit mit ihren Vertretern aus?

6. **Integrale Diagnostik:** Bin ich in der Lage, das Strukturniveau meines Klienten zu erkennen und seine Symptome, Probleme und Konflikte der jeweiligen Strukturebene zuzuordnen? Kann ich beispielsweise eine Psychose von einer spirituellen Krise unterscheiden?

7. **Durchlässigkeit, Intuition und Inspiration:** Wie empfänglich bin ich für Über- und Unterbewusstes bei mir und meinen Klienten? Nutze ich diese Resonanzen im therapeutischen Prozess?

8. **Liebevolle Annahme und Vergebung:** Kann ich mein Gegenüber vollständig mit all seinen Schwächen und Stärken annehmen? Kann ich ihn ganz in mein Herz nehmen?

9. **Achtsamkeit und Absichtslosigkeit:** Wie viel Raum nimmt mein vollständiges Gewahrsein des gegenwärtigen Erlebens in der therapeutischen Arbeit ein? Kann ich wirklich ohne jegliche Erwartungen und Vorstellungen präsent sein? Ist mir die Neuartigkeit jedes Augenblicks bewusst?

10. **Glaube und Vertrauen:** Kann ich dem Entwicklungsprozess meines Klienten vertrauen? Hilft mir mein spiritueller Glaube auch in schwierigen therapeutischen Situationen?

(Hundt 2007, 170)

Spirituelle Bewusstheit (Hundt 2007, 173–183) meint die Klarheit dem eigenen weltanschaulichen Hintergrund gegenüber, ein kritisches Hinterfragen desselben sowie ein »reflektiertes Bewusstsein« (ebd. 173) über das eigene spirituelle Menschenbild. Alle vierzehn interviewten PsychotherapeutInnen kritisieren eine alleinige Transzendenzbetonung innerhalb der Spiritualität und betonen deren Alltagsbezug. Mit der Annahme eines spirituellen Menschenbildes fällt eine klare Ausdifferenzierung in eine therapeutische Haltung hier und eine spirituelle Haltung dort schwer. Diese beiden Haltungen sind wohl viel eher auf einem Kontinuum angesiedelt, an dessen Polen eine klare Unterscheidung möglich ist:

> »*Also, es gibt im therapeutischen Bereich nichts, was unspirituell ist. Auch wenn ich direkt therapeutisch arbeite, ist trotzdem Spiritualität dabei.*« (JJ 2-29, zit. n. Hundt 2007, 178)

Unter *selektiver Offenheit* (ebd. 184–193) versteht Hundt die Verarbeitung und Integration von spirituellen, existentiellen Erfahrungen, insbesondere eigener Krisen und ein empathisches Anteilnehmen und Verstehen solcher Erfahrungen und Suchbewegungen beim Klienten.

Ein weiterer Aspekt ist *Authentizität und Demut* (ebd. 193–200) und beinhaltet auf der Therapeutenseite ein Selbstverständnis von lebenslangem Lernen, ein Hinterfragen der eigenen weltanschaulichen Position, das Anerkennen eigener Grenzen sowie ein Bewusstsein seiner selbst, das nicht überheblich ist, sondern mit der eigenen Unfertigkeit und Unvollendetheit rechnet. Dieser Aspekt ist im Grunde therapeutische Selbstverständlichkeit, nämlich die Forderung nach lebenslanger persönlicher Weiterentwicklung und impliziert, den Klienten in seiner Individualität und Einzigartigkeit zu sehen. Ein prozessorientiertes Vorgehen in einer gleichberechtigten therapeutischen Beziehung erfordert einen stets neuen Blick und begegnet der kreativen Lebensgestaltung des Klienten in Achtung, Anerkennung und mit kritischer Überprüfung der eigenen Erwartungshaltung.

Die *weltanschaulich-konzeptuelle Zurückhaltung* (ebd. 200–208) beschreibt Hundt als einen diskreten, bedachten Umgang in Sprache und Art der Interventionen. Sie ist kein Zur-Schau-Stellen, was die eigene, weltanschauliche Position und die eigenen spirituellen Vorstellungen anbelangt. Diesbezüglich äußert sich der Gestalttherapeut Viktor Vadim sehr konkret und wohltuend: »Es gibt wahrscheinlich nichts Abstoßenderes bzw. schlechter Wirksames in der Therapie als eigene Ideologien oder Werte den Patienten aufzuerlegen« (ebd. 202). Es geht darum, durch eine bedachte, alltagsnahe Sprache und Präsenz – in Achtung vor dem spirituellen Weltbild des Klienten – einen spirituellen Raum zu schaffen, den dieser füllen kann. Eine »Passung« (ebd. 208) weltanschaulicher Positionen ist dabei keine Grundvoraussetzung für eine erfolgreiche Therapie, letztlich geht es darum, einen offenen Raum anzubieten, in welchem die Fragen nach Sinn und spirituellen Überzeugungen angesprochen werden können. Diese Zurückhaltung ist für mich fundamentale Voraussetzung meiner Arbeit, gerade im Hinblick auf die Menschen, die ich begleite.

Mit *Vielperspektivität* meint Hundt (ebd. 208–214) eine ganzheitliche, integrative Vorgehensweise in der Therapie, welche z.B. auch der körperlichen Dimension, mitunter sogar energetischen Phänomenen verstärkt Beachtung schenkt und personale wie spirituelle Themen miteinbezieht. Alle interviewten TherapeutInnen dieser Studie, welche ihre Arbeit als transpersonal, ganzheitlich oder integrativ bezeichnen, zeichnen sich dadurch aus, dass sie persönliche Grenzen (an-)erkennen sowie ihren eigenen therapeutischen Ansatz kritisch hinterfragen bzw. andere therapeutische Ansätze integrieren und in diesen nach Gemeinsamkeiten oder Ähnlichkeiten suchen. Letztlich geht es aber nicht um eine neue therapeutische Schule oder neue Methoden, sondern darum, unterschiedliche Perspektiven miteinander zu verbinden. Der Einbezug der spirituellen Perspektive kommt einer Erweiterung des Feldes gleich und erfordert mitunter einen therapeutischen Rollenwechsel (Stichwort: »Seelsorger«).

Integrale Diagnostik (ebd. 214–225) intendiert eine mehrdimensionale Diagnostik, eine sorgfältige Anamnese, die »Klärung der Containmentmöglichkeiten « (ebd. 214), das Erfassen der Ich-Struktur des Klienten, das Feststellen der aktuellen Themen im Kontext der Lebensgeschichte und eine Bewusstheit der Entwicklungsebene. Denn, wie es eine Gestalttherapeutin treffend auf den Punkt bringt: »*[E]s ist für manche Menschen überhaupt nicht nötig über etwas anderes nachzudenken als über ihre*

Arbeit, ihr Geld oder ihren Ehemann – und da würde ich mich auch gar nicht einmischen.« (Ebd. 215)

Spiritualität in der Psychotherapie 1
Ein praktischer Überblick

Folgende Abbildung zeigt ein einfaches Modell, das ich im Anschluss an Überlegungen von Grün und Dufner (1989, 77–100) erstellt habe. Es ist ein leicht handhabbares Modell, um einen schnellen Ankerpunkt zu haben, wenn Klienten ihre spirituellen Erfahrungen einbringen. Anhand dieses ersten Rasters, der verschiedene Polaritäten darstellt, lässt sich relativ leicht das Phänomen Spiritualität einordnen. Es geht um Kennzeichen, Attribute bzw. Qualitäten von krank machender versus gesunder Spiritualität. Vorsicht ist auf therapeutischer Seite angesagt: Spiritualität – so meine Grundüberzeugung – ist immer auch Geschmackssache und »die« Spiritualität gibt es nicht bzw. sie existiert nicht für sich, getrennt von Menschen. Und Menschen existieren nicht getrennt von einem Feld.

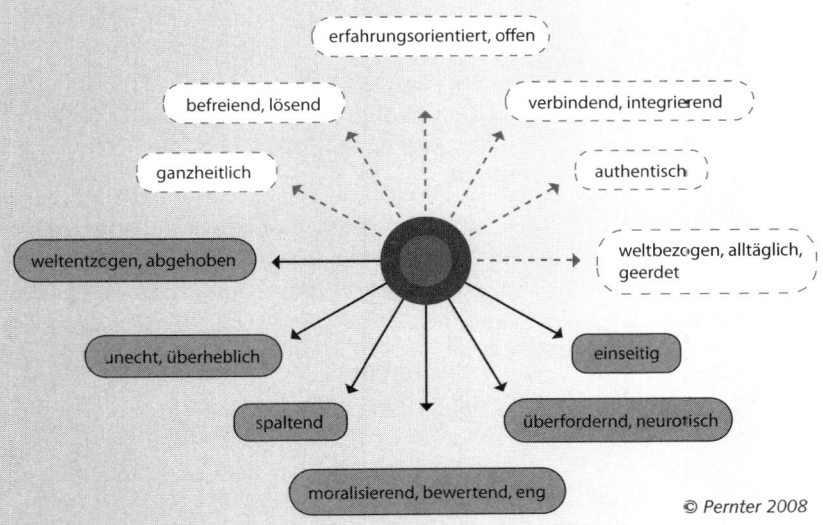

© Pernter 2008

Abb. 9: Kennzeichen, Attribute/Qualitäten von krank machender Spiritualität versus einer gesunden Spiritualität

**Einige Stichworte zur Leseart und Anwendbarkeit
in Therapie und Beratung:**

weltentzogen versus weltbezogen: Ist der Klient im Kontakt mit seiner
alltäglichen Lebenswelt oder erscheint er eher weltfremd? Wie schildert
er seine Spiritualität: lebensnah, praktisch, abgekapselt als gesonderten
Bereich oder alle Lebensbereiche einschließend? Ist seine Spiritualität
lebensfreundlich, »bodenständig«, beziehungsfreundlich? Werden
persönliche Bedürfnisse berücksichtigt? Welche Sinnkonstruktionen
werden vermittelt? Die vornehmliche therapeutische Aufgabe wäre
diesbezüglich z.B. eine Realitätskontrolle, eine Verankerung in Richtung
Alltagstauglichkeit.

unecht versus wahrhaftig: Ist die Spiritualität überheblich, selbstgerecht,
außenorientiert, fremdbestimmt oder echt, authentisch, lebendig,
intrinsisch, persönlich? Welche Beziehungsstile fördert sie? Ist eine
angemessene Selbstwahrnehmung erlaubt?

moralisierend versus erfahrungsorientiert: Wie moralisierend, idea-
lisierend klingt die weltanschauliche Position des Klienten? Welche
moralische Standards gehen mit der praktizierten Spiritualität einher?
Fördert diese Introjekte? Erlebe ich sie als Therapeut eng, ängstlich,
repressiv? Verdrängt bzw. tabuisiert der Ansatz bestimmte Themen oder
blendet er Lebenswirklichkeiten, bestimmte menschliche Erfahrungen
aus? In der therapeutischen Arbeit wäre ein Auflösen von Introjekten,
ein Durcharbeiten und Konfrontieren von Ansprüchen, die Förderung
von Lebendigkeit usw. angesagt.

einseitig versus ganzheitlich: Beziehen die spirituellen Erfahrungen alle
Ebenen der Persönlichkeit ein (Umweltfeld, Körper, Sinnlichkeit, Innen
und Außen)? Wie simplifizierend, eng, tolerant, realitätsnah ist die
Deutung von Welt, Alltag, Leben? Fördert Spiritualität Entwicklung?

überfordernd versus befreiend: Vermittelt die geschilderte weltanschauliche Position einengende, hohe (Vollkommenheits-)Ideale,
rigorose Gebote? Trägt sie zur Ausgrenzung von anderen bei? Wie
tolerant und aufgeschlossen ist sie? Fördert sie Leistungsorientiertheit,
überfordernde Ansichten? Sind Autonomie, Selbstachtung, Selbstliebe,
Selbstverantwortung, eigenständiges Denken erlaubt? Therapeutisches Ziel wäre diesbezüglich die Förderung der Persönlichkeit, ein
Erlangen von Bewusstheit für persönliche, stimmige Überzeugungen,
das Auflösen von Projektionen oder konfluenten Stilen, das Fördern
von Ressourcen usw.

verbindend versus spaltend: Spaltet der Klient mit seiner Spiritualität zwischen Kopf, Körper und Geist, zwischen Alltag und Spiritualität, zwischen Nicht-Glaubende und Rechtgläubige usw.? Therapie: unerledigte Geschäfte, Integration von Themen usw.

Eine gestalttherapeutische Herangehensweise: Auch die verschiedenen gestalttherapeutischen Formen der Kontaktstile eignen sich hervorragend vom therapeutischen Standpunkt aus als »Unterscheidung der Geister«. Wie »kontaktiert« der Klient bzw. die Klientin ihre Spiritualität? Ist der/die Klient/Klientin z.B. eher konfluent mit der spirituellen Gruppierung? Projiziert er/sie eher? Anhand von Introjektion, einem »klassischen« Kontaktstil im Rahmen von Spiritualität soll die Herangehensweise deutlicher werden: Wird das aus der Umwelt kommende »Material« (gemeint sind u.a. spirituelle Theorien, Verhaltensnormen, Werte, Regeln, Handlungsweisen, Konventionen usw.) unkritisch übernommen und »geschluckt« ohne Prüfung oder Verarbeitung durch die Person? Wie findet die Assimilation statt?

In der Therapie geht es dann darum, »unverdaute«, unpersönliche Einstellungen, Gefühle und Wertungen im Sinne der Lebendigkeit des Klienten aufzuarbeiten.

Der nächste Aspekt therapeutischen Basisverhaltens nach Hundt (ebd. 225–231) umfasst schließlich die *Durchlässigkeit* des Therapeuten. Sie meint die relativ schwer zu beschreibende *Intuition und Inspiration* (ebd. 225). Hundt zitiert zum Begriff der Intuition Almaas, Assagioli und Jung und charakterisiert sie als Fähigkeit des Therapeuten zur Desidentifikation von der eigenen Persönlichkeit und als ein Durchlässigwerden für Transzendenz oder als ein Sich-Verbinden mit etwas Größerem, als ein In-Resonanz-Gehen mit einem spirituellen Bereich, das sich als Offensein beschreiben lässt oder als ein bewusstes Aufbrechen der endlichen Perspektive. Durch das Gefühl von Verbundenheit sowie einem »Geführtwerden« (ebd. 227) kommen nützliche Impulse oder Leitideen für die therapeutische Arbeit ins Spiel bzw. wird die eigene Kompetenz begründet und gestärkt. Die Diplompsychologin Odette Odin beschreibt diese Fähigkeit – erfrischend-einfach – als eine erweiterte Feinfühligkeit ohne jeglichen Zauber: Sie verwendet »all die bekannten, althergebrachten Methoden« in einer anderen Geisteshaltung (ebd. 228). Diese »Resonanz nach oben« sollte nicht übertrieben werden, resümiert der Buddhist und Gestalttherapeut Viktor Vadim, obwohl er sie persönlich für Ideen zu bestimmten Gestaltsettings nutzt … (ebd. 230)

in weiterer Aspekt auf Therapeutenseite ist *liebevolle Annahme und gebung* (ebd. 231–236). Darunter versteht Hundt die Annahme des Klienten mit all seinen Persönlichkeitsanteilen. Nach dem Gestalttherapeuten Jesse Janssen bedeutet diese spirituelle Haltung eine Annahme in dem »was er ist und wie er ist« (ebd. 232). Diese empathische Annahme beschreiben viele Therapeuten als Liebe, die Heilung ermögliche. Hundt wörtlich: »Fromm, Maslow und Buber betonen alle die Wichtigkeit einer Haltung von bedingungsloser Liebe des Therapeuten, die es ermöglicht, sich um das Wachstum des Klienten zu kümmern und aufrichtig an seiner Person interessiert zu sein.« (ebd. 236).

Mit *Achtsamkeit und Absichtslosigkeit* (ebd. 237–241) werden gestalttherapeutische Kernkompetenzen beschrieben, nämlich das Gewahrsein im Hier-und-Jetzt, die volle Präsenz sowie die Konzentration auf das »Wie«. Hundt erwähnt ebenso die psychoanalytische Haltung der freischwebenden Aufmerksamkeit.

Die letzte therapeutische Qualität bezeichnet Hundt als *Glaube und Vertrauen* (ebd. 241–244). Die eigene spirituelle Position führt zu einem »Vertrauen in das eigene innewohnende Seelenpotential sowie auch in das des Klienten« (ebd. 242). Vertrauen bildet ein gutes Fundament in der z.T. schwierigen therapeutischen Arbeit, wo mitunter Geduld gefordert ist. Gleichzeitig stellt sie auch für den Klienten eine Ressource für den Weg ins ungewisse Neue dar. Heiner Hesse, ein Gesprächstherapeut, beschreibt den Glauben des Therapeuten sehr schön als einen Glauben »an ein Gegenüber, das selbst diesen Glauben nicht hat« (ebd. 243).

Zusammenfassend lässt sich festhalten: Als Therapeut ist es wichtig, die eigene Haltung und seine Wertvorstellungen, das individuelle Menschen- und Weltbild, den persönlichen Standort in Bezug auf Spiritualität zu kennen, zu hinterfragen, zu reflektieren. Denn: Anschauungen und Vorannahmen bestimmen – wenn nicht bewusst, so doch unbewusst – therapeutische Interventionen und den Kontakt mit den Klienten und werden in den therapeutischen Kontext transportiert.

Therapeutische Prozessvariablen:
Spirituelle Ressourcen des Klienten gezielt fördern

Selbsterforschung: Bin ich bereit, mich selbst zu erforschen? Wer bin ich in meiner tiefsten Essenz?

Ich-Identifikation: Wer oder was bin ich alles nicht?

Nicht-Tun: Kann ich meine Gefühle vollständig annehmen und ganz fühlen, auch ohne sie auszudrücken? Kann ich meine Erwartungen, Wünsche und Bedürfnisse loslassen?

Wahrhaftigkeit: Kann ich meine gegenwärtigen Lebensumstände vollständig annehmen? Sehe ich meine eigene Verantwortung, die mein Leben mitgestaltet?

Bewusstsein von Vergänglichkeit: Weiß ich um meine Vergänglichkeit und kann ich diese voll und ganz akzeptieren?

Selbstannahme: Kann ich mich selbst von ganzem Herzen vollständig annehmen?

Verbundenheit: Fühle ich mich mit allem in dieser Welt verbunden?

Glaube: Hoffnung, Halt & Stärke: Wie tief ist mein Glaube? Kann ich Trost und Stärke aus meinem Glauben schöpfen?

Sinn- und Wertorientierung: Was will ich in meinem Leben erreichen und was tue ich dafür? Mit welcher Haltung gehe ich durch das Leben? An welchen Werten orientiere ich mich?

Im Körper verankert sein: Fühle ich mich in meinem Körper verankert? Besitze ich eine gute Körperwahrnehmung und kann ich mich den körperlichen und energetischen Vorgängen vertrauensvoll hingeben?

(Hundt 2007, 172)

Selbsterforschung (ebd. 245–247) meint im Grunde die uralte Frage »Wer bin ich?« zu stellen und zuzulassen. Diese kann explizit gestellt werden oder beherrscht »meist implizit den therapeutischen Prozess« (ebd. 247).

Die andere Seite der Medaille von Selbsterforschung ist die *Ich-Desidentifizierung* (ebd. 248–251), eine immer wieder missverstandene Ich-Transzendierung, insbesondere im Umfeld spiritueller Praktiken. Es geht darum, die »Identifizierungen mit den Konzepten des Ichs« (ebd. 248) zu transzendieren, das zeitgleich eine Reifung des Ich meint. Es geht darum, eine Distanz zu Konditionierungen und Mustern zu gewinnen. Dieses Abstandnehmen ist erst möglich, sobald der Klient ein stabiles Ich entwickelt hat.

Nicht-Tun (ebd. 252–255) – damit kommt das in der Gestalttherapie oft zitierte »Wu-Wei« in den Fokus, der mittlere Modus, ein Nicht-Planen, ein absichtsloses »Tun«. Bei diesem Nicht-Tun geht es um das vollständige Wahrnehmen dessen, was ist, und um ein Annehmen der Gefühle, ohne sie vorschnell ausdrücken zu müssen und sich dem Lebensprozess mehr und mehr anzuvertrauen.

Wahrhaftigkeit (ebd. 255–258) ist eine weitere Prozessvariable bei Hundt, die eng mit dem eben genannten Aspekt des Nicht-Tuns zusammenhängt: die augenblickliche Lebenssituation, den Schicksalsschlag annehmen, die Umstände sehen, wie sie sind, ihnen wahrhaftig in die Augen sehen, ihnen begegnen. Dem Leben in all seinen Aspekten, den unabänderlichen, veränderbaren, langweiligen, leidvollen zu begegnen. »[D]ie Dinge so zu sehen, wie sie sind« (ebd. 257), das ist ein Bewusstsein der eigenen, inneren »Lebenswahrheit« (ebd. 256), das Selbstverantwortung miteinschließt.

Bewusstsein von Vergänglichkeit (ebd. 258–261) berührt die Auseinandersetzung mit der Kontingenz des Lebens, ein fundamentales Wirkprinzip, wenn man sich existentiell treffen lässt und diese Lebenswahrheit nicht verdrängt.

Selbstannahme (ebd. 261–264) versteht sich als vollständige Annahme der Persönlichkeit mit allen ihren Aspekten. Letztlich geht es um einen umfassenden Selbstkontakt, um Selbstakzeptanz oder Selbstfreundschaft (Schmid 2007), die Mitgefühl fördert und das Gefühl nährt, einen Platz zu haben in dieser Welt.

Verbundenheit (ebd. 264–268) mit Menschen, mit der Natur, zum eigenen Körper, zu Dingen, Ereignissen fördert beim Klienten das Gefühl, Teil eines Ganzen zu sein und überwindet die krankmachende Trennung, ohne zeitgleich einem esoterischen »Einheitsgeklüngel« (ebd. 266) zu verfallen. Dieser Aspekt vermittelt Geborgenheit und weitet gleichzeitig den individualistischen Blick. Notwendige Basis ist dabei die Verankerung in der eigenen Individualität.

Glaube: Hoffnung, Halt & Stärke (ebd. 268–271). Intrinsische Spiritualität als haltgebend und stützend aufzugreifen, ist ein weiterer Wirkfaktor. Aber nur dann – sofern unter diagnostischen Gesichtspunkten betrachtet – die Weltanschauung tatsächlich eine Ressource ist, Zugänge zu weiteren Ressourcen fördert, innere Weisheit entwickelt, Sinn vermittelt. Dies gilt auch für eine atheistische Spiritualität.

Spiritualität in der Psychotherapie 2
Anamnese von Spiritualität: Gründe und Leitfragen

Eine diesbezügliche Anamnese muss nicht kompliziert sein. Ein kurzes Nachfragen oder im Anamnesebogen eine separate Kategorie einfügen, die über das bloße Abfragen des weltanschaulichen Hintergrundes in der Herkunftsfamilie und Kinderzeit hinausgeht. Spiritualität kann in der therapeutischen Praxis abgefragt werden und – sofern gewünscht – auch einbezogen werden als Ressource, ohne in spirituelle Techniken zu verfallen. Psychotherapie, Beratung ist kein Gottesdienst bzw. frömmelnde Andachtsstunde, sondern – auf dem Hintergrund diagnostischer Daten – ein *Beziehungsprozess* der »Gesundung«, mit der ganzen Wirklichkeit/Persönlichkeit von Klienten, in dem ihre jeweiligen Themen im Mittelpunkt stehen.

Gründe für eine gezielte Anamnese von spirituellen Lebensaspekten

Van Quekelberghe (2007) zählt eine Reihe von möglichen Gründen für die Einbeziehung einer gründlichen Anamnese von spirituellen Lebensaspekten auf:

- »[S]pirituelle Biographiekomponenten können zur Entstehung und Entwicklung klinisch relevanter Lebensprobleme und Symptome beitragen.« (van Quekelberghe 2007, 128) Sie können als protektive Faktoren einbezogen werden.
- Eine positive Berücksichtigung kann auf Klientenseite Offenheit, Motivation und Vertrauen erhöhen.
- Evtl. Ressourcen, die für den Therapieprozess nützlich sind, werden offengelegt.
- Ethische Werte, moralische Konflikte, Introjekte, können therapeutischen Lösungsstrategien entgegenstehen und/oder sie fördern.
- Weltanschauliche Annahmen können »manchmal der einzige oder entscheidende Faktor für die Entstehung und Aufrechterhaltung eines Symptoms oder für den Therapieerfolg sein« (ebd.).

(nach van Queckelberghe 2007, 128)

Exemplarische Leitfragen für den Einbezug von Spiritualität in die Therapie

- Was bedeutet Spiritualität für das Denken, Fühlen und Handeln des Klienten?
- Welche Bedeutung hat Spiritualität für das Beziehungssystem des Klienten?
- Wie ist die Spiritualität in Zusammenhang mit bestimmten Motiven und Bedürfnissen (Selbstwertregulation, Angstreduktion, soziale Integration usw.) zu verstehen?

(nach Murken 2003a, 14; leicht verändert)

Fragen zur Spiritualität im Erstgespräch nach Matthews

- Sind Religion oder Spiritualität für Sie wichtig?
- Wirken sich Ihre religiösen oder spirituellen Überzeugungen darauf aus, wie Sie Ihre gesundheitlichen Probleme einschätzen und ganz allgemein über Ihre Gesundheit denken?
- Möchten Sie, dass ich mit Ihnen auch auf Ihre religiösen oder spirituellen Überzeugungen und Praktiken zu sprechen komme?

(Matthews 2000, 58f, zit. n. Hundt 2007, 107; leicht verändert)

Hinweise von *Sinn- und Wertorientierung* (ebd. 271–276) gilt es aufzugreifen, bewusst zu machen und zu verstärken. Dieser Aspekt greift die Zielorientierung auf der Seite des Klienten auf und die Frage nach Sinn. Es geht dabei einmal um den Blick nach vorne, zu Visionen, zu Wünschen, Wertvorstellungen. Dann um den rückwärtsgewandten Blick in die eigene Biographie, in das Gewordensein, wo neue Sinnaspekte in der Aufarbeitung möglich werden. Und schließlich geht es um den Blick in die augenblickliche Gegenwart, nicht bloß zu den extremen Situationen wie Schicksalsschläge oder belastende Erfahrungen, sondern auch zu den alltäglichen Lebensereignissen, ohne alles vorschnell – spitz formuliert – unter einer spirituellen Käseglocke zu verstauen.

Im Körper verankert sein (ebd. 277f), als letzter Wirkfaktor, bedeutet Förderung von Körperbewusstsein, Körperwahrnehmung je nach Charakterstil um dadurch die Lebendigkeit des Klienten zu entfalten, die Spaltung zwischen Körper, Geist und Seele zu überwinden (als Grundbedingung für eine ganzheitliche Spiritualität) sowie das Vertrauen in die Körperfunktionen zu stärken.

Zum Schluss. Die Summe ist mehr als die bloße Aneinanderreihung ihrer Teile – so ein Gestaltgesetz nach Ehrenfels. All die erörterten Wirkfaktoren vermögen im Gesamten oder in Verbindung mit mehreren, sich überschneidenden Aspekten einen Raum und einen Kontext bereit zu stellen bzw. zu schaffen, in denen Spiritualität als authentische Dimension des Menschseins (potentiell) als Ressource erfahrbar wird.

Fakt bleibt, dass innerhalb von Therapie die spirituelle Dimension immer eine unter anderen ist, die personale Ebene nicht zugunsten einer überbewerteten spirituellen Dimension in den Hintergrund rückt oder diese »als genereller Wirkfaktor für jegliche Probleme und Störungen« (ebd. 286) herhalten muss. Der Wirkfaktor von Spiritualität besteht vielmehr darin, einen Raum zu eröffnen, den der Klient betreten und – sofern er denn will

– mit seinen Erfahrungen füllen kann. Hundt bezeichnet diesen Raum als »transpersonal«, obwohl die interviewten TherapeutInnen auch andere Begriffe dafür verwenden wie »integrativ«, »spirituell«, »ganzheitlich«, »integral« (Hundt 2007, 208). Sie sieht darin einen eigenen Wirkfaktor, »der bisher nicht in der klassischen Psychotherapieforschung erkennbar ist« (ebd. 288). Dessen Spezifikum liegt – im Unterschied zu den explizit religiösen Interventionen wie Fürbitte, Gebet usw., die meines Erachtens in einer mitteleuropäischen Psychotherapiestunde bedenklich und zudem eine Frage des Geschmacks sind – in der »Universalität und Transkonzeptualität« (ebd.). Fundament einer solchen spirituell orientierten Therapie ist die therapeutische Beziehung sowie die spirituelle Haltung des Therapeuten (die, wie hoffentlich klar geworden ist, nicht nebulös-sektiererisch sein muss). Die Interventionen der zitierten Therapeuten sind überwiegend die herkömmlichen, bekannten. Sie werden aber in einer anderen, nämlich spirituellen Haltung angewandt. Therapeutische Arbeit wird so »spirituelles Tun« (ebd. 306).

Anmerkungen

1. Ich verwende diesen Ausdruck, um auszudrücken, dass Psychotherapie einen klinischen, theoretischen und auch philosophischen Ansatz hat. Dies v.a. im Hinblick auf Gestalttherapie, die in der Vergangenheit manchmal (zu oft!) als bloßes Methodensammelsurium missinterpretiert wurde (damit meine ich die »Technifizierung« der Methoden) und dann mit allen möglichen Ansätzen vermischt wurde (das berühmte und bereits oftmals kritisierte »Gestalt und …«. Gestalttherapie ist mehr als der »leere Stuhl«! – diese Erfahrung gemacht zu haben verdanke ich meinen Lehrerinnen und Lehrern beim IGW.
2. Grimm & Grimm (1949, 7819). Für die etymologischen Hinweise rund um das Wort »Glaube« danke ich herzlich dem Theologen Prof. Arnold Stieglmair, Brixen (Juni 2005).
3. Vgl. Yalom, der dieses »Da-Zwischen«, den Raum zwischen Therapeut und Klient immer wieder hervorhebt (vgl. Yalom 2002, 61). Rumpler (1996) ortet in diesem Raum, von einem »atheistischen« Standpunkt aus, den Bereich, die Gestalt der Seele.
4. Vor dem biographischen Hintergrund des Autors, der im Kontext einer freikirchlichen (sektiererischen) Gemeinde aufgewachsen ist, mit einer Glaubenspraxis und Theologie, welche die Vernunft eher außer Acht lassen, ist dies durchaus verständlich.
5. Lothar Lies veranschaulicht das in seinen Vorlesungen am Beispiel des »Besessenen« von Gerasa, einer Geschichte im zweiten Testament (Mk 5, 1-20), wo Jesus den Mann – nach seiner »Behandlung« – einfach wieder ins Dorf schickt, nicht an sich bindet und ihn auch nicht beauftragt, zu sagen, wer ihn geheilt habe. Vgl. zur Interpretation auch Drewermann 1989, 360–365.

IV Gestalttherapie – Therapie der Lebenskunst

>»Die Idee der Gestalttherapie ist es,
aus Papiermenschen wirkliche Menschen zu machen. [...]
Es ist die Idee, den ganzen Menschen unserer Zeit zum Leben zu erwecken
und ihn zu lehren, wie er seine inneren Kräfte nutzen kann,
um ein Führer zu sein, ohne ein Rebell zu werden,
eine Mitte zu haben und nicht Hals über Kopf zu leben.«
(Fritz Perls 1992, 141; Hervorhebungen: G.P.)

>»[D]er Behandlungskontrakt ist nicht der, möglichst viele Komplexe aufzulösen
oder gewisse Reflexe freizusetzen, sondern vielmehr,
in der Fertigkeit des Selbstgewahrseins einen Entwicklungsstand zu erreichen,
wo der Patient ohne Hilfe weitermachen kann – denn hier gilt [...]:
natura sanat non medicus, nur das eigene Selbst kann sich
(in seinem Umweltfeld) selbst heilen.«
(Perls et al. 2000, 32)

>»In der Gestalttherapie wird besonders Wert darauf gelegt,
daß Menschen herausfinden, was sie brauchen und daß sie
sich darum kümmern, das zu bekommen, was sie brauchen –
unabhängig davon, woher die Unterstützung kommt.«
(Gary M. Yontef 1999a, 111)

1. Ein integrativer Ansatz

Gestalttherapie ist ein integrativer, erfahrungsorientierter Ansatz, der – im Rahmen der humanistischen Psychologie – in der Mitte des 20. Jahrhunderts aus der Psychoanalyse entwickelt wurde. Ohne die x-te Einführung zu liefern und Gestalttherapie dabei zu verkürzen, gilt es, in gebotener Knappheit, auf einige besondere Aspekte einzugehen. Weitere Aspekte werden noch im Verlauf des Buches zur Sprache kommen. Gestalttherapie wurzelt in verschiedenen Ansätzen, hat unterschiedliche Einflüsse integriert und weist einige Schnittmengen mit anderen Wissenschaftsbereichen wie Psychoanalyse, Gestaltpsychologie, Philosophie (Existentialismus), Phänomenologie, Holismus, Systemtheorie und Konstruktivismus auf (vgl. Hartmann-Kottek 2004).

Gestalt-Ansatz – eine Lebenshaltung »von innen her«. Neben dem *klinischen Ansatz* und den vielfältigen Formen in der Praxis sehe ich Gestalt immer auch im Sinne einer *Lebenshaltung,* einer *Lebensphilosophie.* Gestalt ist für mich eine Lebenseinstellung oder eine Lebenskunst. Sie ist eine vitale, erforschend-offene Zugangsweise zur Welt und eine Art, in der Welt zu sein. Mit Aufmerksamkeit. Mit Hinwendung und Hingabe. Mit Kreativität, Sensibilität, Liebe und Lebenslust. Sie ist eine Weise, Augenblicke existentiell zu leben, zu erfahren. Eine persönliche, ganzheitliche Art wahrzunehmen, was ist. Dazu gehört auch die Trauer und das, was nicht so schön ist, beispielsweise. Sie hilft zu erfassen, was zwischen uns und den anderen ist. Sie ist eine individuelle, ganzheitliche Suche nach kreativen Lösungen im Alltag. Und als Einwand gegen den Vorwurf einer egoistischen Ausrichtung: Der Gestalt-Ansatz ist immer auch gesellschaftskritisch ausgelegt. Es geht nie lediglich um die Funktionstüchtigkeit des Einzelnen und seine Wiedereingliederung in die Gesellschaft mit ihren mitunter tatsächlich wahnhaft anmutenden, krankmachenden Ausartungen.

So gesehen und verinnerlicht, kann sie zu einer lebenswerten, bejahenden, authentischen und stimmigen Lebensweise werden. Der Gestaltpsychologe Max Wertheimer definierte Gestalt als von »innen her bestimmt«. Und das Autorenteam um Perls schrieb im Grundlagenwerk der Gestalttherapie von »organismischer Selbstregulierung«, von Autonomie und schöpferischer Anpassung (vgl. Portele 1987, 27). Gestalt kann so eine Lebensweise werden, ein Weg zu innerer Wahrheit (Ladisich-Raine 1990), mit einem taktvollen Gespür für eigene Tempi und individuelle Rhythmen.

E mal drei: Die Gestaltprinzipien experientiell, existentiell, experimentell. Gestalttherapie ist ein experientieller, existentieller und experimenteller Ansatz. So brachte Laura Perls (1999, 177) den Ansatz auf eine handliche Kurzformel. Diese lautmalerische E-Triade lässt sich in drei Grundfragen aufschlüsseln: in die Frage des ganzheitlichen Erlebens, in jene nach dem Sein in der Lebenssituation und schließlich in jene prozessorientierte Frage »Was passiert?«. Reinhard Fuhr (1999, 425) nennt diese drei Fragen die »phänomenologisch-hermeneutischen Erkenntnisweisen der Gestalttherapie«.

Diese elementaren Fragen haben mit Bewusstheit zu tun, damit, dass der Klient mit Unterstützung des Therapeuten oder Beraters ganzheitlich – emotional, körperlich, geistig – erforschen, erkennen und erfassen kann, wie er sich erlebt, wie er ist, was ansteht in seinem jeweiligen Umfeld. Es ist ein »intersubjektiver Forschungsprozess« (Bongers & Schulthess 2005, 43), in welchem der Klient die Möglichkeit hat, zu entdecken, was passiert, wenn er beginnt, damit zu experimentieren, die Welt anders zu konstruieren, erfüllender, sinnvoller, zufriedener, stimmiger oder wie auch immer. Im therapeutischen Setting wird Abgespaltenes, behutsam-angemessen, im geeigneten Rhythmus und Tempo, im Wechselspiel zwischen Erleben und Verarbeiten wieder in Bewusstheit gebracht (Fuhr 1999, 427f).

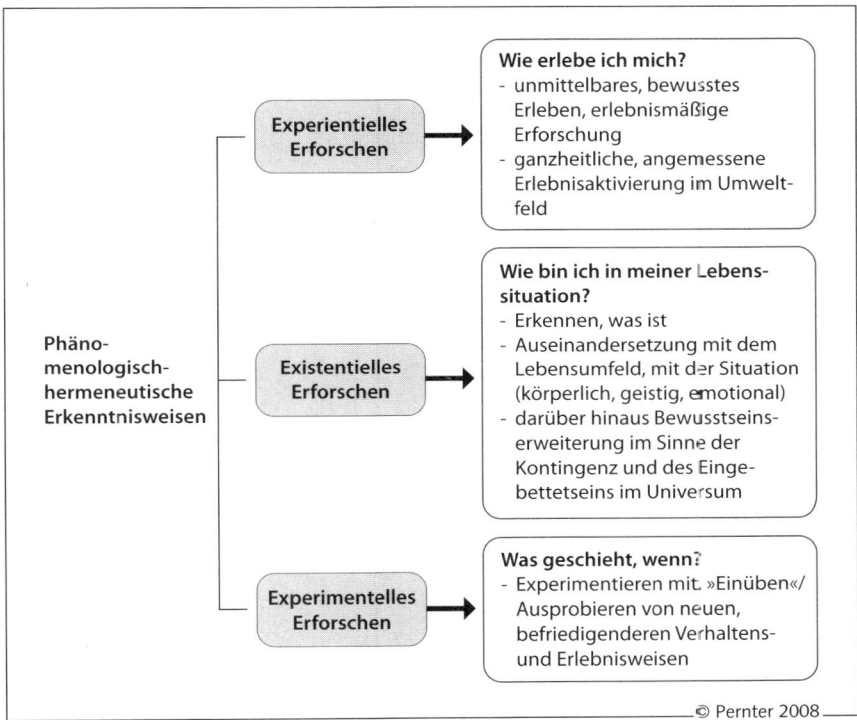

Abb. 10: Die phänomenologisch-hermeneutischen Erkenntnisweisen des Gestalt-Ansatzes nach Fuhr (1999, 426)

Dieser Suchprozess ist breit angelegt und letztlich ein Lebensprinzip.
Das existentielle Erforschen dessen, was ist, meint, erstmals bezogen auf die aktuelle Lebenssituation, wie ich in der gegenwärtigen Situation bin. Darüber hinaus weitet sich dieses Erforschen aus auf das »Ausloten der Tiefe unserer Existenz« (ebd. 433), auf das gegenwärtige Sein in dieser Welt. Und schließlich greift es nach Fuhr (ebd. 430) auch weit über den existentialistischen Ansatz hinaus. Denn dieses »Was ist« umschließt zwar die so genannten »letzten Fragen« oder letzten Dinge (im Sinne von Yalom 2000b) wie Kontingenz, Selbstverantwortung und Sinnfrage; es »bezieht sich aber auch [...] auf die Einsicht, daß ich eingebunden bin in das Sein, den GEIST oder wie immer man das Universelle oder Kosmische nennen mag, das wir auf unsere jeweils einzigartige Weise mit unserem Dasein zum Ausdruck bringen« (Fuhr 1999, 430).

Im experimentellen Erforschen geht es um das Ausprobieren und Experimentieren von Optionsmöglichkeiten, von möglichen Handlungen,

Haltungen usw., um die kreative Anpassung. Nach Fuhr geht es dabei um »eine Balance zwischen dem demütigen Bewußtsein, daß wir nicht über unser Schicksal bestimmen, wohl aber in Freiheit und Eingebundenheit über unser Leben mitentscheiden können« (ebd. 435). Die drei Gestaltprinzipien könnten nach Fuhr auch zu einem Lebensprinzip werden, denn »die disziplinierte Neugier endet erst mit dem Tod« (ebd.).

Dann, nach dem Durcharbeiten, nach der Konfrontation und im Kontakt mit dem, was weniger schön ist, bewahrheitet sich der Satz, der Alexandre Dumas zugeschrieben wird: »Das Leben ist bezaubernd. Man muss es nur durch die richtige Brille sehen«. Denn, Therapie ist niemals ein Ersatz für das Leben, sondern (lediglich) eine Art Generalprobe für das Leben (Yalom 2002, 196).

Gestalt-Spirit – die gestalttherapeutischen Kernsäulen. Zu Beginn dieses Kapitels verweise ich auf die Kernsäulen der Gestalttherapie, so wie sie Dreitzel (2004, 24) vorgelegt hat. Er nennt sie die Grundelemente, in denen der Geist der Gestalttherapie zum Ausdruck kommt und »auf denen die Gestalttherapie ruht, die ihren Kern ausmachen«.

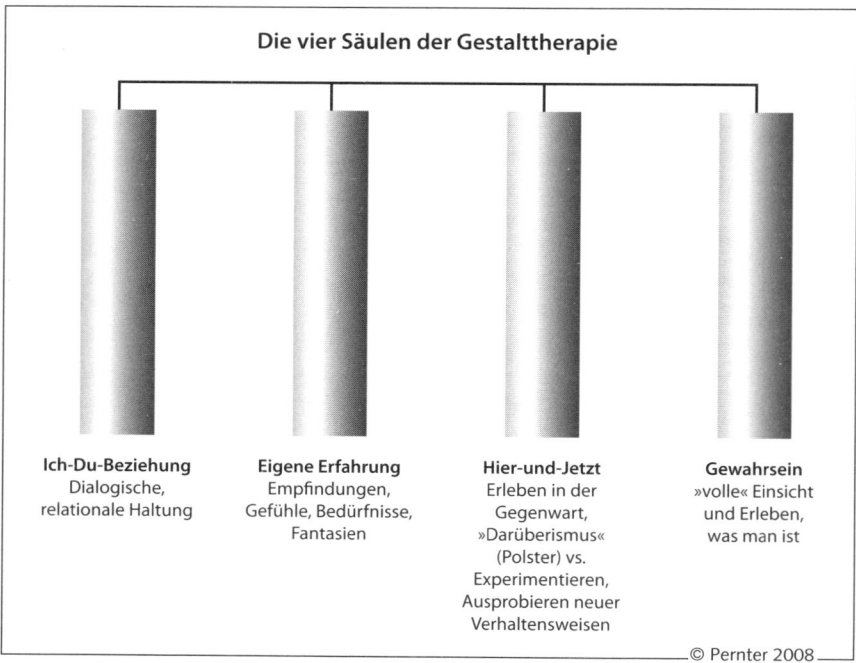

Abb. 11: Die vier Säulen der Gestalttherapie nach Dreitzel (2004, 24; z.T. verändert)

In diesen Säulen kommt der »spirit« der Gestalttherapie insofern zum Ausdruck, als dass der Klient mit seinem Lebenswissen, seiner Biografie und seinem »bemerkenswerten Potenzial an Entfaltungsmöglichkeiten« in die Therapie oder Beratung kommt und vom Therapeuten »als ein selbstverantwortlicher Dialogpartner gerade auch dann gesehen werden muss, wenn er bei ihm Hilfe sucht.« (Ebd. 25)

Hier kommt das Vertrauen in die Selbstregulierungskräfte eines Individuums zum Ausdruck. Innerhalb der Gestalttherapie beschreibt das Selbstregulationsprinzip den Umstand, dass eine Person an und für sich fähig ist, »im Strom ihrer Bewusstheit die Dinge zu erkennen, die im Hier und Jetzt zur Erledigung anstehen und ihre Bewältigung in Angriff zu nehmen« (Bongers & Schulthess 2005, 44). Neben diesem Vertrauen, immer wieder das innere Gleichgewicht erreichen zu können, steht auch die fundamentale Überzeugung, dass jeder Mensch einzigartig ist, auf seine Weise in dieser Welt ist, lebt, handelt und liebt.

Andere Autoren (Yontef 1999a; Parlett 1999) betonen drei Kernsäulen der Gestalttherapie, welche die Gestalttherapie als eigenständigen Ansatz charakterisieren: Phänomenologie, dialogische Perspektive und Feldtheorie. Letztere fehlt in diesem Modell leider.

Das gestalttherapeutische Selbst. Ein Selbst im Prozess, im Werden.
Keine separate Entität oder dingliche Substanz, sondern Prozess und als Kontakt beschrieben sowie relational angelegt, das ist die gestalttherapeutische Sicht des Selbst (vgl. Amendt-Lyon et al. 2004, 109; Dreitzel 2004, 40f; Portele 2002, 61).

Das Selbst ist also keine feste Institution, sondern existiert immer dort, wo Interaktionen, wo Beziehungen an der Grenze stattfinden. Kurz: ein gelebtes »Begegnungs«-Selbst oder ein »Beziehungs-Selbst«, phänomenologisch konzipiert (Perls et al. 2000, 17; 167f; vgl. Yontef 1999a, 119; Clarkson & Mackewn 1995, 84). Seine Funktion ist die aktive schöpferische Vermittlung des Kontaktes zur Umwelt. Es gestaltet sich im Kontakt des Organismus mit der Umwelt, definiert sich dadurch ständig neu und verändert sich. Existent ist es nur in diesem Prozess der Auseinandersetzung. »Kurz, wo am meisten Kontakt, Konflikt und Figur/Hintergrund ist, da ist auch am meisten Selbst« (Perls et al. 2000, 168). Das Selbst ist kein vom Feld getrenntes Selbst, sondern mit anderen verbunden und es manifestiert sich auf unterschiedliche Weise. Es wirkt als Integrator des Organismus und verbindet alle seelischen, geistigen und körperlichen Prozesse (Perls et al. 2000, 18).

Das Selbst mit den drei Eigenschaften und Funktionen. Es besitzt bestimmte Eigenschaften, nämlich spontan und im mittleren Modus zu sein, eine aktiv-passive Spontaneität sowie die Fähigkeit, in Situationen aufzugehen (Perls et al. 2000, 170). Das Selbst hat weiters folgende drei Funktionen:

- *die Es-Funktionen*, damit sind Triebe, Interessen, Gefühle, Bedürfnisse gemeint: Die leitende Frage dabei ist: Was brauche ich? (Dreitzel 2004, 42);
- *die Ich-Funktionen*, »mit denen wir uns die Umwelt aneignen«: Was tue ich bzw. tue ich nicht? (ebd. 41);
- *die Persönlichkeitsfunktionen,* die kennzeichnen, »womit wir uns als Person identifizieren« (ebd. 43), unsere Identifikationen und Erfahrungen. Die Leitfrage dahinter: Wer bin ich?

Nach Yontef (1999a, 146) berücksichtigt diese Selbst-Konzeption »sowohl die Aspekte der Kohäsion, Ganzheit und Kontinuität des Selbst, als auch seine kontextabhängige ständige Neubildung in jedem Moment«. Und:

> »Die Definition des Selbst, die sich auf klare, zutreffende, unmittelbare Erfahrung gründet, befähigt einen zu wissen, wofür man verantwortlich ist und für was man sich entscheidet. Das ist mit Authentizität gemeint.« (Yontef 1999a, 106)

An dieser dynamischen Sichtweise des Selbst als »Kontaktgrenze in Bewegung« (Dreitzel 2004, 40) wurde bemängelt, dass durch die Flüchtigkeit der Aspekt der Kontinuität verloren gehe (vgl. u.a. Fuhr 1999; Tobin, zit. n. Yontef 1999a, 182). In den 50er Jahren des vorigen Jahrhunderts entwickelt, weg von einer statischen Vorstellung, wurde ein dynamisches, funktionales Selbst gezeichnet, das sich im Kontaktprozess jeweils neu gestaltet und formt.

> »Diese Vorstellung vom Selbst entspricht einer systemischen und konstruktivistischen Perspektive, die um eine existenzielle, innen-orientierte Sicht [...] zu ergänzen wäre. Die Aufgabe von Gestalttherapie wäre es demnach, den meist beschädigten Selbstwert in den verschiedenen Dimensionen wieder aufzubauen und heilen zu helfen. Dies entspräche dem grundlegend existenziellen Ansatz, den Laura Perls immer wieder in Erinnerung gerufen hat und der in der Frage kulminiert, *wie wir in der Welt sind.*« (Fuhr & Gremmler-Fuhr 2001, 110; Hervorhebung G.P.)

Von der Sehnsucht nach dem wahren Kern. Das Selbst ist also, gestalttherapeutisch gesehen, kein materielles, dingliches Artefakt, keine statische Entität, kein Kern irgendwo tief drinnen im Menschen. Für Yontef (1999a, 123f; 226; 230) ist eine solche Auffassung sogar eine Art Horrorvision eines inneren Homunkulus und mit feldtheoretischen Gedanken nicht vereinbar. Für ihn ist das nicht nur ein »Verzicht auf Ganzheit, der Mensch wird damit auf ein ›Es‹, eine strukturelle Entität reduziert. ›Es‹ ist kohärent oder ›Es‹ ist fragmentiert. Und das heißt dann auch, daß man die Verantwortung nicht anerkennt; die Urheberschaft ist verloren gegangen.« (Ebd. 124) Yontef betont, dass die ganze Person handelt, nicht bloß ein (besonderer) Teil von ihr und dass das Innere immer über die Grenze erreichbar ist (ebd. 188; 197). Auch Portele (2002) richtete sich gegen eine verkürzte Auffassung.

Ein kleiner Verweis sei an dieser Stelle erlaubt: In spirituellen Ansätzen spielt die eben angemahnte Auffassung immer wieder eine Rolle, im Sinne von Spiritualität als einer Vereinigung mit dem wahren Kern im Menschen, wo Gott, die Transzendenz wohne. Schon Perls – so Portele (2002, 74f) – hatte nicht die Befreiung des »wahren« Selbst im Blick, wenn er davon sprach, dass nach dem Durchgehen durch den Engpass der wirkliche, ursprüngliche Mensch durchkomme. Wörtlich:

> »Der grundlegende Gedanke ist immer wieder der Prozeß: Unterdrückte Anteile wurden heute befreit und integriert, morgen sind es andere unterdrückte Anteile, die befreit und integriert werden, dann beachtet man die gestern befreiten und integrierten Anteile nicht mehr, da man sie als selbstverständlich ansieht. Und übermorgen geht es weiter … Wer will da sagen, was heute das wahre Selbst ist?« (Portele 2002, 74f)

Selbst-Prozess: How to cook your life – nannte Doris Dörrie einen ihrer Filme und die Grundbotschaft lautete wohl: Wie gestaltest *Du Dein* Leben? Beschreiben wir das Selbst als Prozess, so verlässt und verwirrt uns unsere Ding-Sprache. Portele (ebd. 61) wendet sich gegen die verdinglichende Vorstellung eines Prozess-Selbstes in dem Sinn, dass sich dabei eine Substanz verändert. Es ist nicht Etwas, das sich verändert wie beispielsweise beim Kochen eines Nahrungsmittels. Sondern: Es ist der Veränderungsprozess selbst, ähnlich dem buddhistischen »radikalen Werden«. Sodann vergleicht er den prozesshaften Charakter des Selbst – er spricht von »Selbst-Prozess« – mit der Liebe, die auch kein Gegenstand ist, sondern eben ein Prozess, ein Geschehen, eine Tätigkeit, »genauso wie das Selbst eine Tätigkeit ist, nämlich die *›Kontaktgrenze in Tätigkeit‹*« (ebd.).

Das ganzheitliche Menschenbild. Das Menschenbild der Gestalttherapie ist integrierend, nicht dualistisch. Der Mensch wird als Ganzheit, als relationales Wesen betrachtet, in einem Interaktionsprozess mit anderen Menschen und dem Umweltfeld. Er wird verstanden als eine leib-seelisch-geistige Einheit, die »Teile« als untereinander abhängig-relational-verbunden betrachtet. Also: die Person als »Summe ihrer Teile« (Kepner 1989, 64; 73), die immer schon größer und anders ist. Der Mensch wird als ein Subjekt gesehen, nicht als hirngesteuerter Bio-Automat, der Körper wird nicht als bloße Materie oder als Konglomerat aus Muskeln und Nervenbündeln abgewertet.

Asche auf unser Haupt:
Dualistische Tendenzen in der Gestalttherapie

Eingestanden: Auch innerhalb der Gestalttherapie – darauf hat der Gestalttherapeut Yontef (1999a, 120) hingewiesen – haben dualistisch-mechanistische Begrifflichkeiten Eingang gefunden. »Topdog«, »Underdog« oder das »innere Kind« stellen eigentlich – trotz ihrer Beliebtheit – eine Verdinglichung dar. Yontef ordnet solche Begriffe einer newtonschen Sprache zu und fordert – in Anlehnung an den Psychoanalytiker Roy Shafer – eine prozessuale Sprache und das Überwinden mechanistischer Begriffe bei gestalttherapeutischen Interventionen wie auch physikalischer Modelle (ebd. 225f) bzw. einen (kontext-)bewussten Umgang mit Sprache.

Dieser Prozess wird noch andauern, weil er mit der Veränderung des ganzheitlichen Paradigmas zu tun hat, auf das wir uns als Gesellschaft hinbewegen. Neues Denken, ein neuer Ansatz braucht immer Zeit, bis er integriert ist. Auch in diesem Buch werden manche Aussagen verkürzt und nicht immer konsequent holistisch, prozesshaft usw. sein. Andererseits läuft ein durchgehender Monismus, ein System, in das man alles pressen will, auch Gefahr, reduktionistisch zu sein. »Mechanistische« Sprache ist nicht von vornherein negativ und in bestimmten Kontexten auch sehr nützlich (ebd. 151).

Gestalttherapie zielt darauf ab, Ganzheit zu finden. Die Person wieder ganz machen um die Fragmentierung aufzuheben – mit diesem Motto lässt sich das Anliegen der Gestalttherapie kurz und bündig beschreiben (Clarkson & Mackewn 1995, 55). Mit anderen Worten, Gestalttherapie versucht, den kartesischen, platonischen Dualismus zwischen Körper und Bewusstsein nicht nur zu relativieren, sondern überwindet eine solche Spaltung, indem der menschliche »Organismus« als eine körperlich-seelisch-geistige Einheit beschrieben wird, in der sich die einzelnen »Funktionen« gegenseitig beeinflussen, so dass ein Gedanke auch ein körperlicher Prozess ist, jede Emotion auch kognitive Aspekte hat.

Hans Peter Dreitzel (2007, 39) schreibt in seinem Buch »Emotionales Gewahrsein« dazu:

> »Der Mensch wird [...] durchweg als eine leib-seelisch-geistige Einheit gesehen, als ein lebendes System, zu dem spirituelle, kognitive, emotionale und körperliche Funktionen gehören, die sich ständig in Wechselwirkung miteinander befinden und niemals isoliert auftreten.«

Perls ging es gerade mit dem Begriff der »Awareness« darum, das »Leibliche, Sinnliche und Vitale wieder in die Psychotherapie einzuführen« (Fuhr & Gremmler-Fuhr 1995, 154). Der holistische Ansatz drückt sich u.a. in folgenden Aspekten aus: im phänomenologischen Vorgehen, im experimentellen Erforschen, in der erfahrungsorientierten Vorgehensweise, im dialogischen Prozess der gegenwärtigen Bewusstheit, im inneren und äußeren Erleben, im bewussten Spüren und Empfinden, ganz im Kontakt mit der gegenwärtigen Situation und Lebenswelt. Dadurch wird die Spaltung zwischen Körper und Seele überwunden, und die integrative Sichtweise kommt zum Tragen.

Der Mensch in der Gestalttherapie: autonom, ver-antwort-lich und in Beziehung. Der Mensch ist – eingebunden in die Welt, in ein Beziehungssystem – zur Antwort fähig: response-ability (vgl. Clarkson & Mackewn 1995, 241f). Er trägt Selbst-Verantwortung für sich, ist nicht bloß ein Ausgelieferter, ein Er-Dulder auf der Bühne seines eigenen Lebens, sondern autonomer Gestalter. Und: Der Mensch trägt auch Mit-Verantwortung, weil seine Bühne immer schon eine gemeinsame ist, eingebettet in eine soziale, ökologische Umwelt. Dazu ist Bewusstheit notwendig. Die Bewusstheit, dass wir die Freiheit haben, zu wählen und Verantwortung übernehmen für das, was wir tun oder nicht tun, auch für das »jeweils größere Ganze« (Brunner 2002, 64).

Folgende Fragen helfen weiter: Wie verkörpere ich mich? Wie ist meine (Körper-)Haltung zur Welt, in meiner Arbeit, in der Natur? Wie konstruiere ich meine Welt? Wie schaue ich und was sehe ich? Wie trete ich in Beziehung mit Freunden, dem Partner, Eltern, Kindern? Was hindert mich? In welchem Konflikt stecke ich? Wie tue ich was? Wie ist meine gegenwärtige Lebensrealität? Spüre ich, was ist? Welche Bedürfnisse, Fähigkeiten habe ich? Was verändert sich, wenn ... ?

Der Gestaltansatz sieht den Menschen als ein Wesen jenseits des Individualismus (Wheeler 2006), das durch und durch auf Beziehung angelegt und mit der Umwelt in ständigem Austausch ist. Den Gedanken der Gegenseitigkeit, des Aufeinander-angewiesen-Seins, der Verbindung zueinander und der Begegnung hat Wheeler sehr markant und konsequent herausgearbeitet. Der Mensch braucht – im Sinne von Martin Buber – den anderen, das Andere, Fremde, ein Du, um zu werden, zu wachsen, zu reifen, zu sich zu kommen (Schmidt-Lellek 1999, 168).

Auf den Punkt gebracht: Die Polarität von Heteronomie und Autonomie. Der Mensch lebt in einem lebendigen Austausch zwischen »Innen«-Welt und »Außen«-Welt, zwischen Bezogenheit und Selbständigkeit, in einem Tanz zwischen Kontakt und Individualität, ungetrennt, aber nicht vermischt, d.h. verbunden, aber nicht konfluent.

Wir Menschen sind unvollständig, »Engel mit nur einem Flügel«, so ähnlich hat das De Crescenzo einmal poetisch ausgedrückt, und »wir können nur fliegen, wenn wir uns umarmen«. In diesem Bild hat er das dialogische Prinzip aufgegriffen und die menschliche Bezogenheit bekräftigt. Aber, um beim Bild zu bleiben: Zwei Vögel fliegen nicht besser, wenn wir sie an den Flügeln zusammenbinden.

Gestalttherapie schafft einen Begegnungs- und Beziehungsraum und betont den Raum zwischen dem Ich und dem Du. Neugierde und engagierter Dialog, den Anderen in seiner Existenz und Andersartigkeit verstehen, Präsenz, Interesse am Gegenüber in der Gegenwärtigkeit, gegenseitiger Respekt und Achtung vor der Verschiedenheit im gemeinsamen Voranschreiten und Umfassung – das sind einige Kennzeichen dialogischer Beziehung (vgl. Doubrawa & Staemmler 1999). Umfassung meint, die Welt mit den Augen des Anderen wahrzunehmen, ohne sich selbst aufzugeben und die Eigenwahrnehmung zu verlieren.

In diesem Menschenbild wird eine polare Sichtweise deutlich. In der jüngeren Geschichte, auch in der Gestalttherapie, wurde dies oft einseitig als ein ausschließliches Entweder-Oder gedeutet. Die heilsame Kurzformel jedoch lautet: In-sich-selbst-Sein oder Bei-Sich-Sein und Bei-den-anderen-Sein oder besser Mit-Sein. Dies ist die Balance der Lebenskunst: Die Kunst, als Mensch in der Verbundenheit mit allem, mit anderen zu leben und als selbstverantwortliches, einzigartiges Individuum zu handeln auf einem Globus namens Erde, auf dem wir Einzelne in Gemeinschaft – mit Menschen, anderen Lebewesen und Natur – Leben teilen. Klar hat das auch Peter Schulthess (2006, 35) zum Ausdruck gebracht, wenn er schreibt:

> »Wir Menschen sind als *conditio humana* soziale Wesen.« Und: »Autonomie gibt es aber nie als völlige Unabhängigkeit von menschlichen Beziehungen, denn wir sind und bleiben auf soziale Beziehungen (intime oder andere) auch in unserem Erwachsenenleben angewiesen.«

Selbstverantwortung impliziert immer eine »Verantwortung für das Wir« (ebd. 36). Eine Anmerkung: Dies wird z.B. in den Vorwürfen traditioneller Kirchen an Selbsterfahrung durchweg übersehen. Als Mahnung gegen individualistische Spiritualität und Selbsterfahrung mag sie Berechtigung haben.

Verwobene Existenz: Die Feldtheorie. Der Mensch ist – wie schon angedeutet – immer in ein Beziehungssystem eingebunden. Menschliche Existenz ist verwobene Existenz. Alles Handeln spielt sich in einem vielseitigen raum-zeitlichen, sozialen, ökologischen Feld ab und alle Handlungen im Feld stehen in Wechselwirkung zueinander und in dynamischer gegenseitiger Abhängigkeit.

Das Konzept des Feldes wurde vom Gestaltpsychologen Kurt Lewin aus der Physik entlehnt und auf die Psychologie übertragen. Die Theorie des Feldes ist komplex. Sie betont, dass wir Menschen immer schon Teil sind von der Lebenswelt, die uns umgibt, dass wir niemals aussteigen können aus dieser Welt, dass wir immer schon in wechselseitiger Beziehung stehen mit den Menschen und den Dingen, mit denen wir uns umgeben, dass wir miteinander verbunden und voneinander abhängig sind, dass wir Realität, Lebens-Wirklichkeit, immer in Bezug auf den Kontext konstruieren, co-konstruieren, dass wir Bedeutungen zuschreiben.

Die gestalttherapeutische Feldtheorie ist eine zentrale »Denkweise«, welche die holistische Sichtweise sowie die dynamisch-wechselseitige Abhängigkeit der Erscheinungen betont (Strümpfel 2006, 47). Ein Zugang zur Welt eben (Portele 1999a, 265) und ein »integratives Konzept« (Parlett 1999, 279).

Das dynamische Feld. Ich greife ein praktisches, einfaches Bild von einer Wiese mit einem Baum auf: Ein Baum im Krieg – so das bekannte Beispiel von Kurt Lewin – hat eine andere Bedeutung (zum Sich-Verstecken und Schützen beispielsweise) als im Urlaub bei 40 Grad, wo dieser – allein auf weiter Flur – als ein willkommener, begehrter Schattenspender seine Funktion erfüllt. Oder – wenn ich mit meinen Kindern spiele – dann wird er zum Tummel-Baum als Kletterwand und, wenn ich Holz fürs Feuer suche, wird seine Bedeutung wieder eine andere sein und meine Aufmerksamkeit in Anspruch nehmen oder auch nicht.

Aus diesem Beispiel zieht Portele (1999a, 268f) drei Konsequenzen. Erstens: Die Landschaft, so wie sie jemandem *erscheint* (nicht, wie sie »ist«), bestimmt das Verhalten. Das heißt zweitens, dass sich die Umwelt im jeweiligen *Kontext* verändert (obwohl die »äußere« Welt gleich bleibt). Und drittens schließlich tritt eine dynamische Abhängigkeit zu Tage zwischen Person und Umgebung. Für den Holzsammler, den spielenden Vater, den Soldaten, für eine Kräuterfrau oder eine Maklerin usw. ist dieselbe Landschaft mit der Wiese und dem Baum jeweils eine ganz andere, je nach

Bedürfnis, Situation, Ziel usw. Gehen wir noch einen Schritt weiter mit diesem Beispiel, dann gelangen wir mit der Feldperspektive zur Einsicht, dass der oben genannte Baum in ein Ökosystem eingebettet und selbst wechselseitig vernetzt ist, dieses verändert (falls er gefällt wird oder Teile absterben, so dass weniger Vogelnester Platz finden …) und von ihm beeinflusst wird (Klima, Tiere) usw. (Parlett 1999, 282f).

Fassen wir vorläufig zusammen:

- jedes Ereignis beruht »auf dem Zusammenwirken einer Vielzahl von Bedingungen« (Lewin, 1963, 86, zit. n. Staemmler 2006, 32);

- das Feld ist phänomenal, d.h. es ist subjektiv, relational, es ist immer *ein* Feld *bezogen* auf eine ganz bestimmte *Person* (ebd. 41);

- es gilt die Kurzformel: »Feld« ist gleich »Lebensraum«. Die beiden Begriffe werden von Lewin synonym verwendet (ebd. 42). Der Lebensraum ist das Betätigungs-*Feld* von Beratung und Therapie (ebd.). Er umfasst Umwelt (die psychologische nämlich) und das Individuum, die Person sowie die Realität bzw. die Fakten, die für die Person existent bzw. bedeutsam sind (Bedürfnisse, Ziele, Erinnerung, Ereignisse);

- Tatsachen aus der Umgebung haben nur dann eine Wirkung auf die Person, wenn sie von dieser auch »wahrgenommen werden und damit Eingang in den psychologischen Bereich finden«, d.h. in die Umwelt (ebd. 43).

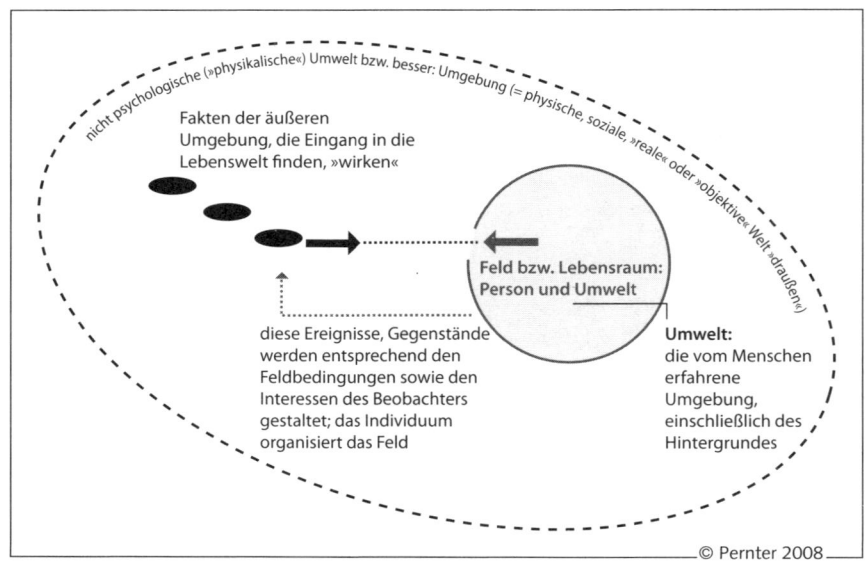

Abb. 12: Feld als Lebensraum

Die Feldtheorie ist nach Yontef (1999a, 147) mehr als die »Topologie Lewins«. Er kritisiert – und das ist gerade im Zusammenhang mit dem Thema Spiritualität von großer Bedeutung –, wenn undifferenziert vom Feld oder von dem im Feld wirkenden Etwas geredet und auf das »Prestige der Physik« geschielt wird:

> »Manchmal scheint die Feldtheorie so verwendet zu werden, als ob sie einer Sichtweise Gültigkeit und Prestige verleihen könnte. So als ob etwas wahrer würde, wenn es mit feldtheoretischen Prinzipien in Einklang steht. [...] Die Feldtheorie liefert keine Gültigkeitsbeweise. Sie kann vielleicht im Nachhinein annehmbare rationale Erklärung dafür liefern, wie esoterische oder transpersonale Vorstellungen entstehen können, aber auch nicht mehr.« (Ebd. 147f)

Zum Feld:
Das nebulöse Feld und die Feldeigenschaften nach Yontef

Eine kleine Einblende sei an dieser Stelle erlaubt: Ein unbedachtes, unreflektiertes Sprechen im Umfeld von spirituellen, auch therapeutischen (Fan-)Gemeinschaften oder Einzelpersonen gerade in Bezug auf das Feld, das Feld halten usw. ist oft anzutreffen. Das spirituelle »Feld« ist jedenfalls sehr in Mode, oftmals wird es – wie im Zitat von Yontef angesprochen – regelrecht mystifiziert. Einige kritische Gedanken, in beliebiger Reihenfolge, liste ich nachstehend auf. Erstens: Ich denke, es gilt auch hier zumindest die Anmahnung, dass die Beteiligten nicht vor Denkmustern und Eigenheiten, auch nicht vor Dummheiten geschützt sind oder zumindest sei die leise (nunmehr »boshafte«) Frage erlaubt, wie sich Transzendenz in ein menschliches Gehirn, in menschliche, immer zeitbedingte Sprache »inkarniert« ... Zweitens: Die Frage der Macht (i. S. von: Wer sieht, spürt besser?) steht im Raum und drängt nach einer Klärung: Wie wird damit umgegangen? Drittens: Gehirnforschung, Wahrnehmungsforschung, Sinnesphysiologie machen auf den aktiven Prozess der Wirklichkeitskonstruktion aufmerksam. Alle Wahrnehmung ist bereits ein Interpretationsvorgang (vgl. Staemmler 2001, 196–202), Realität ist immer co-konstruiert (Yontef 1999a, 9). Viertens: Eine alte, leider unheilvolle Wurzel sehe ich mit dem Zaunpfahl winken, nämlich jene, wo u.a. Fanatismus entsteht, wenn »Eingebungen« göttliche, absolute Wahrheiten enthalten (»Wenn ich es so fühle, es mir so ›eingegeben‹ wird, dann ...«). Der Anspruch, im Besitz der ganzen Wahrheit zu sein, ist absolutistisch und – wie bereits angedeutet – autoritär.

Ein anderer Punkt ist die undifferenzierte Verwendung des Energiebegriffes, die oft mechanisch-verdinglichte Vorstellungen bzw. abgehobene, nicht mehr zugängliche Verhaltensweisen bzw. Vorstellungen fördert … (vgl. im Bereich der Körperpsychotherapie Marlock 2006b, 142).

Vielleicht hilft gerade hier die Erweiterung des Feldes weiter, weil ein Feld immer auch mit einer Grenze, die wir ziehen, zu tun hat. Ein anderer heilsamer Gegenpol: Spiritualität – wie ich sie verstehe – hat immer auch eine kritische Note. Sie hat mit der Erweiterung unseres Schubladendenkens zu tun, heißt immer – wie es Schmidt-Salomon (2005) auf den Punkt gebracht hat –, den aufrechten Gang zu lernen und einzuüben, nicht demütig vor einem Alphamännchen niederzuknien. Und: Von der dialogischen Haltung her gedacht, ist Wahrheit, Erkennen, immer ein Prozess des Sich-Öffnens, sich Offenhaltens für das Andere, Fremde, keine vorgefertigte, aufoktroyierte Wahrheit (Schmidt-Lellek 2001, 106f). Bereits der österreichische Bischof Stecher hatte einmal die Verantwortung angemahnt und ironisch in ein Bild verpackt: Im Bereich von Spiritualität (er bezog sich auf die katholische Kirche) sei es leider viel zu oft noch wie auf einer Tiroler Almwiese zur Mittagszeit: Alles döst, blökt (wie dumme Schafe) und käut wieder … »Habitare secum« – in sich selber ruhen, bei sich sein, ist vielleicht die beste Alternative zu spiritueller Vereinnahmung.

Zurück zum gestalttherapeutischen Feld:

Charakteristika bzw. Eigenschaften des Feldes:

1. Ein Feld ist ein systematisches Beziehungsgeflecht.
2. Ein Feld hat Kontinuität in Raum und Zeit.
3. Alles ist einem Feld zugehörig.
4. Phänomene werden vom Gesamtfeld determiniert.
5. Das Feld ist ein einheitliches Ganzes: Jedes Element beeinflusst jedes andere Element im Feld.

(Yontef 1999a, 152)

Einige Konsequenzen. Die Feldtheorie führt aus dem engen, linearen Denken, aus dem mechanistischen Paradigma heraus und »liefert uns eine holistische Art und Weise, menschliche Erfahrung zu betrachten« (Parlett 1999, 282; vgl. auch Yontef 1999a, 145). Ich liste hier einige dieser Konsequenzen auf:

Wie ein Mobile – die Tatsache der verflochtenen, wechselseitigen Ver-bundenheit: Wenn in einem Mobile ein Teil verändert wird, verändert sich das ganze Gefüge des Mobile. Der Flügel des Schmetterlings bringt ein ganzes Mobile in Bewegung …

Ähnlich wirken sich in der Feldtheorie Veränderungen auf das Ganze des Feldes aus. Denn: »Alles Existierende ist in ein Beziehungsgeflecht eingebunden« (Yontef 1999a, 125). Und:

> »Menschen werden nicht mit einem isolierten Wesenskern geboren, der später mit der Umwelt interagiert, sondern Individuum und Umwelt bilden eine Einheit.« (Ebd. 216)

Die Feldtheorie lenkt den Blick insofern auch auf das soziale Feld, auf die Welt. Das heißt, dass Veränderung auch innerhalb der Gesellschaft von-stattengehen muss, ansonsten muss der Einzelne sich weiterhin spalten, weil das Krankmachende in der Umgebung erhalten bleibt (Clarkson & Mackewn 1995, 244; Portele 1999, 274f).

Selbstverantwortung – es ist alles da: Eine zeitliche Fernwirkung zu be-haupten, gilt nicht. Vergangenheit prägt uns zwar, bestimmt uns aber nicht. All das, was wirkt, muss in der Gegenwart da sein (Yontef 1999a, 126f). Auch die Lösungen sind bereits »da« (ebd. 155). Die Feldtheorie lädt uns ein, die Grenzen zu erweitern, Ereignisse in einen größeren Kontext zu stellen (Parlett 1999, 285f). Neue Situationen, andere Umstände erfor-dern ständig neue Sichtweisen, komplexes, vielschichtiges Denken, neue Wege, kreative Lösungen (ebd. 286f). Gestalttherapie ist ein gemeinsamer Bewusstheitsprozess, der neue Möglichkeiten, Erfahrung zu verarbeiten, eröffnet, indem er neue Bedeutungskontexte bzw. Informationskontexte auftut und in neue Zusammenhänge bringt. Wie der Managementtrainer Brian Tracy (2004) es einmal sinngemäß sehr humorvoll auf den Punkt gebracht hat: »Idiotie ist, mit den stets gleichen Mitteln andere Lösungen bzw. bessere Ergebnisse zu erwarten«.

In der Therapie schaffen Klient und Therapeut gemeinsam ein Feld und insofern »die Realität jedes Moments der Erfahrung« (Fodor 2001, 78).

Die Welt, in ständiger Bewegung – auf die Reaktion kommt es an: Leben und Welt sind ein ständiger Prozess. Aus der Tatsache, dass wir Realität konstruieren und nicht einfach nur abbilden, und dem Ansatz der gegen-seitigen Abhängigkeit folgt der zentrale Gedanke der Wahl-Freiheit, der Wahl-Möglichkeit, der Selbst-Verantwortung. Gegen den oft verbreiteten Opfergedanken setzt hier der feldtheoretische Ansatz an:

»Ein Ereignis bestimmt nicht allein, wie ich darauf reagiere. Jeder kann Wahlmöglichkeiten des Reagierens lernen, die ein Ereignis beeinflussen und lenken. D.h., daß *der Umgang mit einem Ereignis ausschlaggebend* ist, nicht das Ereignis selbst.« (Virginia Satir, zit. n. Portele 1999, 270; Hervorhebung: G.P.)

Komplexität und Vielschichtigkeit – den fremden Blick pflegen: Realität ist komplex und vielschichtig. »Die Wahrheit ist weder einfach noch simpel« heißt es in der Südtiroler Adaptierung eines Stückes von Oscar Wilde: Da mehrere Perspektiven möglich sind, gibt es auch nie eine einzige Perspektive (Yontef 1999a, 126). Der Mensch ist eingebettet in einen kulturellen, soziologischen, spirituellen Hintergrund. Dieser bestimmt die *Bedeutung* mit. Das erfordert komplexes Denken, ein differenziertes Herangehen an ein Ereignis, an eine Situation, an ein Problem. Ein konkretes Beispiel: Ein Zeuge Jehowas wird aus bestimmten Ereignissen andere Konsequenzen ziehen als ein Moslem und dieser wieder andere als ein Evangelikaler, der sich in seinem Tun – im Hinblick auf dieselbe Fragestellung – wahrscheinlich wieder ganz anders entscheiden oder schwerer tun wird als ein moderner, weltoffener Atheist oder als ein Humanist.

2. Dualismus überwinden – Ganzheit fördern

> »Der Körper / Ist der Übersetzer der Seele / Ins Sichtbare.«
> *(Christian Morgenstern, zit. n. Görlitz 2001, 132)*

> »Aus einem verzagten Arsch kommt nie ein fröhlicher Furz.«
> *(Martin Luther, zit. n. Steinvorth 1999, 29)*

> »Der Körper ist der Strand vom Meer des Seins.«
> *(Sufi-Weisheit, zit. n. Lüdke & Clemens 2003, 128)*

Auf die konkrete Praxis der Gestalttherapie bezogen hat James Kepner einen für mich überzeugenden körpertherapeutischen Gestalt-Ansatz vorgelegt. Er arbeitet dabei ganz konsequent gegen eine atomistische Trennung bzw. Segmentierung in unserer entkörperten Kultur. Sein Fokus: den holistischen Ansatz der Gestalttherapie hervorzuheben und innerhalb der Therapie ein integriertes psychophysisches »Verfahren« zu verfolgen, bei dem der Mensch als Einheit gesehen und mit ihm auch dementsprechend gearbeitet wird. Das Ziel: Integration der Person durch Integration von somatischen und psychologischen/psychischen Prozessen. Klar und prägnant zeigt Kepner auf, dass unterschiedliche Ansätze von therapeutischen Verfahren entweder verbale und/oder physische Methodologien anwenden und sich solche Therapien letztlich nicht auf das Erlebnis der Ganzheit hinbewegen.

Gestalttherapeutische Körperprozessarbeit – ein integrativer Ansatz.
Kepner unterscheidet *singuläre* Ansätze (verbale Therapie wie Psychoanalyse, Gesprächstherapie nach Rogers oder Körpertherapien wie Rolfing, Feldenkrais), *alternierende* Ansätze, die »verbale« Psychotherapien mit Körpertherapien (oder umgekehrt zeitlich nacheinander) kombinieren und schließlich *stratifizierende* Ansätze, wo gleichzeitig ein körperbezogenes Verfahren mit einem psychotherapeutischen angewandt wird. Unter diesen hebt Kepner den *integrativen Ansatz* hervor, der sowohl in seiner Methodologie als auch in seiner Sichtweise der Person ganzheitlich ist (vgl. Kepner 1989, 64–76).

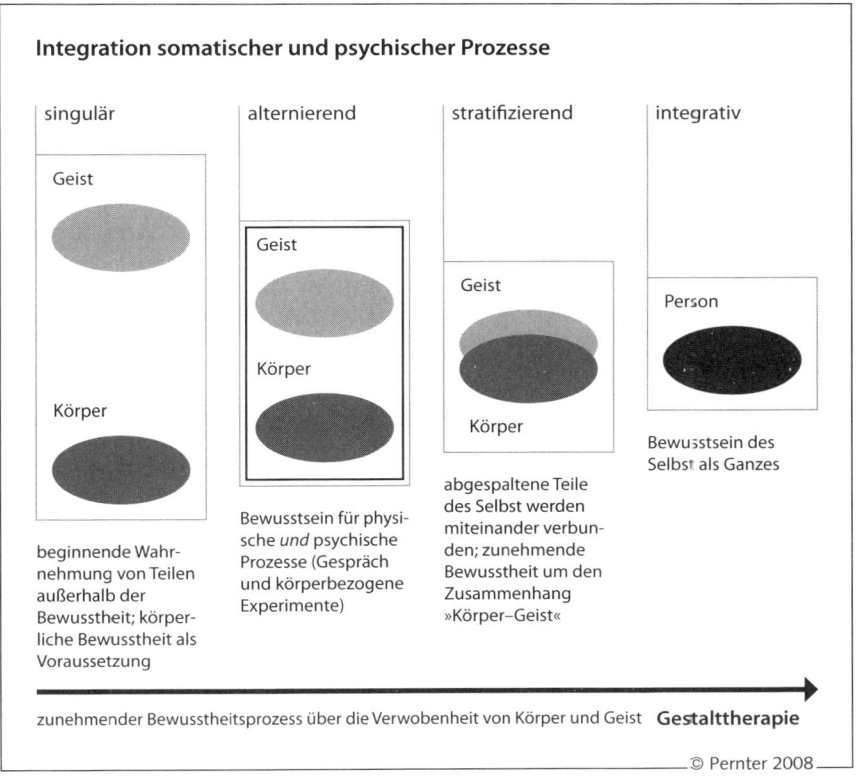

Abb. 13: Vom singulären zum integrativen Ansatz – ein Prozess (nach Kepner 1989, 83)

>»Die Auffassung, daß die Person als ein Ganzes größer ist als die Summe seiner Teile, bedeutet, die Person als alle ihre Elemente zu betrachten: Körper, Seele, Denken, Fühlen, Vorstellen, Bewegen usw.; aber nicht als identisch mit einem ihrer Bestandteile. Die Person ist das integrierte Funktionieren der verschiedenen Aspekte des Ganzen in Zeit und Raum. Einen Aspekt der Person isoliert zu behandeln oder einen Teil als Ursache des Problems zu identifizieren, bedeutet nach dieser Auffassung, das künstlich zu zerstückeln, was in Wirklichkeit eine Funktionseinheit bildet.« (Kepner 1989, 74)

Mit der Prämisse, dass »die Person ein Ganzes bildet und daß Therapie der Vorgang ist, der die Bedingungen schafft, um sich als eine Einheit zu erleben« (ebd. 78), kann der Therapeut nun sehr wohl singuläre, alternierende Arbeit einsetzen, »um den Weg zur Integration zu ebnen«, sofern die Methoden überhaupt dem Gestalt-Ansatz entsprechen bzw. mit ihm vereinbar sind (ebd.).

Das Heilsame des Gestalt-Ansatzes – das Schaffen eines Körperfeldes. Kepner (2002, 31–61) spricht in einem anderen Zusammenhang von einem verkörperten (Erfahrungs-)Feld, das der Therapeut in der Praxis mit dem Klienten schaffen muss, will er Körperlichkeit als fundamentalen Teil des menschlichen Wesens und als natürliche Quelle der Kontaktnahme erlebbar machen. So kann verkörperte Erfahrung als Selbst-Erfahrung initiiert werden. Mit dem Figur-Hintergrund-Gedanken ausgedrückt: Erst in einem solchen Feld kann es zur Gestaltbildung »Leiblichkeit« kommen und die Figur »Körper/Leiblichkeit als Existenzform« viel prägnanter als gewöhnlich ins Bewusstsein treten, gerade in einem gesellschaftlich-kulturellen Umfeld, wo dies nahezu ein Tabu darstellt (ebd. 38).

In seinem Artikel über Körperfelder hebt Kepner den spezifischen, »heilsamen« Ansatz der Gestalttherapie hervor:

>»Nämlich weder unsere Theorie der Persönlichkeit noch unsere leeren Stühle oder unsere kreativen Techniken, sondern *das Herzstück dessen, was im Gestaltansatz das Heilende ist, liegt in unserer kontextualisierenden, relationalen und Erfahrung einschließenden Ausrichtung.* Damit schaffen wir die erfahrbaren Bedingungen für Wachstum.« (Ebd. 41; Hervorhebung G.P.)

Kepners Schlussfolgerung:

>»Die Schaffung von Erfahrungsfeldern ist vielleicht der bedeutsamste Beitrag der Gestalttherapie, den Pragmatismus der Psychotherapien und das Verständnis menschlichen Verhaltens zu erweitern […].« (Ebd.)

Einblende
Unterschiedliche Felder therapeutischer Körper-Gestalt-Arbeit

Ein Kompakttraining in Gestalt-Körperarbeit: Ein Aufatmen der Seele nach der Arbeit mit dem trockenen Lehrtherapeuten aus der Metropole »mit viel Herz« (so jedenfalls der Werbeslogan), der mich das Fürchten wieder gelehrt hatte, bis ich mich traute, mich mit ihm zu konfrontieren. Allmorgendliches, trocken-kognitives Statement: »Die Werkstatt ist eröffnet« als Einführung in den Tag. Dabei hatte ich mir eigentlich etwas ganz anderes vorgestellt, war doch seine Biografie im Faltblatt vollgespickt mit allerlei spirituellem Kram. Und dann der Kulturschock: ein alter Herr, weise und erfahren, ja, engagiert auch. Elternarbeit: Rituell übertrieben-ehrfürchtig überreicht er mir den Stock zum Schlagen auf die Matratze. »Atmen, nicht versinken!« herrscht er mich streng an. Ja, das nehme ich mit von ihm. Im Atmen wieder größer werden, mich verkörpern, nicht verkriechen, mir meiner Ressourcen wieder bewusst werden.

Und dann die alte B., nicht jedermanns Geschmack. Für mich damals genau die Richtige nach der »Mechanikerwerkstatt«. Blumen im Seminarraum, eine Kerze in der Mitte. Trotz englischer Kurssprache fühle ich mich pudelwohl: Tauzeit. Das Feld, das sie aufbaut, ist angenehm, empathisch, akzeptierend, wohlwollend-warm, ein Körperfeld. Körperwahrnehmung, Spüren, Spüren, Spüren. Wahrnehmen, wie es in mir arbeitet, wie Grundkonflikte auftauchen; Schmerzen an allen möglichen Körperteilen ... Gefühlsschwankungen. Klarheit verbinde ich mit Körperarbeit, Tiefe und Weite, Sein. Auf dem Massagebett inklusive Durchkneten, Streicheln, Klopfen, einfühlsamem Dialog die Erfahrung: Ich habe überlebt! Stärkung des Steißbeines, lebendig werden, wieder ankommen und weitergehen.

Szenenwechsel, Jahre später: Der Gestaltbody-Praktiker. Er berührt mich nicht einmal körperlich und berührt und erreicht mich trotz räumlicher Distanz ganz wesentlich. Gestalt-Körperarbeit in einem Raumfeld, das den Körper willkommen heißt, durch Sprache, Atmosphäre, Dasein, Kontakt. Eintauchen in mein Körperselbst, in meine Existenz und lebendig werden in der Sicherheit, die ich erlebe, in einer Leichtigkeit, die gut tut.

Wiederbelebung des Körper-Selbst. Was an Kepners Ansatz überzeugt, ist u.a. der phänomenologische Zugang, das Ausprobieren im Prozess und die Offenheit für den Prozess; hier sehe ich ihn ganz in der Tradition von Joseph C. Zinker oder – wie Krauss-Kogan (2006a, 9) angemerkt hat – von Laura Perls. Weiters geht es immer wieder um Awareness, die aber dem Klienten nicht einfach drübergestülpt wird. Der Therapeut fragt immer nach, versteht seine durchs sogenannte »modeling« gewonnenen »Einsichten« lediglich als Angebote, die dem Klienten helfen sollen, zu seiner eigenen Körperwahrnehmung, zur Resensibilisierung des Körpers und zur vertiefenden Einsicht zu kommen. Es ist ein Ansatz, der nicht spektakulär arbeitet im Sinne von kathartischen Körpertechniken. Das Bild von »Gestalt-Körper-Prozessarbeit«, wie Kepner seinen Ansatz nennt, bestimmen folgende Elemente: Awareness, Bewusstheitskontinuum, Aufmerksam-Machen, Übertreiben, Spiegeln, Fokussierung auf Körperstruktur, Beobachtung des Körperprozesses, vielfältige Spielarten von Berührungen, Atem(-arbeit), Bewegung, Dialoge, fokussierende Interventionen, Experimente und nicht zuletzt die Verwendung einer »körpernahen«, verkörperten Sprache (embodied language).

Wenn ich nun die Skizze von Kepner (2005) für »verkörpertes« Hören/ verkörperte Empathie vorlege, anhand derer ich kurz seinen Ansatz erläutere, dann habe ich hier nicht den Anspruch, Kepners Modell bis ins letzte Detail zu erörtern. Das würde den Rahmen des Buches sprengen. Sein Ansatz ist geradezu prädestiniert dafür, hier besprochen zu werden, weil er das Dilemma des Dualismus konsequent zu überwinden versucht. Um nicht falsch verstanden zu werden: Gestalttherapie, so wie ich sie kennengelernt habe, macht das auch. Kepner finde ich allerdings konsequenter, und mit seiner Betonung sowie seinem Achten auf das »embodied field« ist er stringenter.

Es ist mir bewusst, dass dieses sehr vereinfachte und verkürzte Modell simpel klingt und aussieht. Dieses Modell ist eine Art Landkarte. Eine Karte »ist nicht das Gleiche wie eine Landschaft, doch ›man sieht nur, was man weiß‹« (Mack 1996, 19). Mit Hilfe dieses Modells soll mehr Körperfokussierung möglich und eine Orientierung gegeben werden, um »den« Körper bewusster einzubeziehen. So kann der Klient selbst besser erkennen, fühlen und begreifen, wie er sich in seiner Lebenswelt, in seinem Umwelt-Feld »verkörpert«.

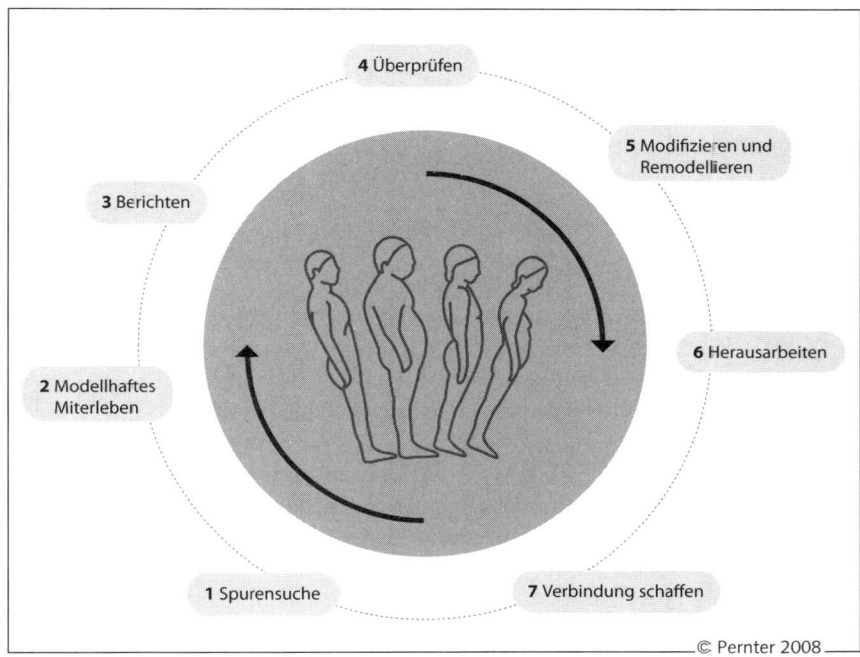

Abb. 14: Gestalt Body Process nach Kepner 2005

1 Spurensuche (Therapeut)

Der Therapeut richtet seine Awareness, seinen Fokus mehr auf den Körperprozess, im Besonderen auf: die Atmung (Wie und wo atmet der Klient? Wo hält er den Atem an?); die Awareness (Wo ist die Bewusstheit des Klienten?); muskuläre Verspannungen; Körperhaltung und Körperstruktur; Gesten, Gefühle und Körperempfindungen; Energie- bzw. Erregungslevel.

2 Modellhaftes Miterleben (Therapeut)

Mit »modeling« meint Kepner ein ausprobierendes Miterleben dessen, was der Therapeut am Klienten beobachtet hat (z.B. Atmung, Haltung, Muskelanspannung). Der Therapeut geht so in Resonanz mit dem Klienten, benutzt »sich selbst als Instrument zur Modellierung und Spiegelung der körpertherapeutischen Prozesse« des Klienten (Krauss-Kogan 2006a, 14). Es ist ein akkurates Sehen, Tun, ein Sich-Einstimmen, ein präzises Ausprobieren der Bewegung, der Haltung und ein Wahrnehmen der dabei auftauchenden Empfindung. Hilfreiche Fragen dabei sind: Wo lokalisiere ich in meinem Körper das entsprechende Gefühl, die Erregung, die Spannung usw.? Welche Qualität nehme ich wahr? Was mache, was tue ich dabei? Dazu Kepner wörtlich: »Es bedeutet[,] mit dem eigenen Körper zu hören und mit dem eigenen Körper zu registrieren, was der Klient sagt, was er tut, wie seine Körperstruktur ist etc. Man arbeitet auch daran[,] die inneren Gefühle und physischen Prozesse des Klienten im eigenen Körper nachzuempfinden; wir nennen diesen Prozess modellhaftes Miterleben. Verkörpertes Zuhören und verkörperte Empathie führen zu einem Antworten von ›Körper zu Körper‹ und Verkörperung ist zunehmend in jede Interaktion, jede Selbstreflexion, jede Einsicht und jedes Verstehen eingeschlossen.« (Kepner 2002, 55)

3 Berichten (Therapeut)

Der Therapeut nimmt die Körperprozesse des Klienten wahr, registriert seine eigenen als »gelebte Erfahrung in dem interpersonalen Feld« (ebd. 52), welches beide herstellen und berichtet dem Klienten von seiner Erfahrung mit dem Atem, mit der Körperhaltung usw., dabei aber immer klar verdeutlichend, dass es sich lediglich um seine Erfahrung (nämlich die des Therapeuten) handelt. Die Intention dieser Vorschläge ist, den Klienten auf seinen »Körperplatz« zurückzubringen, »ihn bestmöglich zu unterstützen« (Krauss-Kogan 2006a, 14). Es ist die Arbeit des Therapeuten, eine hinreichend gute Sprache (embodied language) zu finden, Worte zu verwenden, die nahe genug an den Empfindungen, Gefühlen, Haltungen usw. des Klienten sind und damit in Beziehung mit dem Klienten zu treten, damit dieser seine verkörperte Existenz zu spüren vermag, Körpergewahrsein entwickelt. Dies verlangt vom Therapeuten Einsatz, Genauigkeit, Eigen-Awareness und Erfahrung, um das auf den Punkt zu bringen, was da ist an Körpererfahrung, an Gefühlen, an Empfindungen. Der Therapeut gibt dem Klienten seine Erfahrung als Angebot mit. Mag der Therapeut auch recht haben, was zählt, ist die Erfahrung des Klienten und bei der zu bleiben. Diese Vorschläge sind provisorisch und müssen laufend korrigiert, adaptiert werden, entsprechend dem fortlaufenden, -schreitenden Prozess.

4 Überprüfen (Klient)

Diesen Schritt versteht Kepner als eine Einladung bzw. als Angebot an den Klienten, auszuprobieren, zu überprüfen, ob das, was der Therapeut zurückgemeldet hat, für ihn stimmig, was falsch oder ganz anders ist. Die Rückmeldungen des Therapeuten sind also lediglich Vorschläge, wobei er sein Gegenüber ermutigt, auszuprobieren, zu experimentieren, was stimmig ist und gegebenenfalls zu korrigieren. Der Klient kann so mehr in Berührung kommen mit seiner Verkörperung durch die ganzheitliche Wahrnehmung des Therapeuten und das In-Kontakt-Treten mit ihm.

5 Modifizieren und »Remodellieren« (Therapeut)

Hier geht es um eine Rückkoppelung der Erfahrungen des Klienten mit dem Therapeuten, indem der Therapeut wiederum die vom Klienten korrigierten, zurückgemeldeten Erfahrungen verkörpert und zurückspiegelt. Fokus auch hier wiederum: Es geht um die Erfahrung und die Klarheit des Klienten und darum, mit der Erfahrung im Prozess mitzugehen. Der Therapeut spricht die Gesten usw. an, spiegelt, nimmt Bewegungen auf und gibt sie dem Klienten wiederum zurück in einer Körpersprache, die seine Awareness, seine Erfahrung, seine Gefühle und Empfindungen erweitern soll.

6–7 Herausarbeiten und in Kontakt bringen bzw. Verbindung schaffen

Die phänomenologischen »Daten« verwendet nun der Therapeut, um das Grundproblem, den Grundkonflikt, die Lebensfrage des Klienten bzw. die Verbindungen zu seiner Lebenssituation herauszuarbeiten.

Ziel: Körpererfahrung als Erfahrung des Selbst, den Körperprozess mit der Situation im Feld zu verbinden oder mit dem Grundkonflikt.

Krauss-Kogan (2006a, 14f) beschreibt diese Phase mit folgenden Worten: »Mit dem Patienten in einem ständigen Dialog sucht Kepner gemeinsam mit ihm etwa nach Möglichkeiten eines erweiterten Selbstausdrucks, nach der Vervollständigung einer unterbrochenen Bewegung oder der Lösung einer fixierten Haltung und letztlich der Erweiterung der psychophysischen Ich-Grenze.«

Vom Therapeuten verlangt dies:

- die Fähigkeit, »jenen Erfahrungsaspekt als Figur [...] zu halten, selbst wenn dieser für den Klienten nicht Figur ist« (Kepner 2002, 42f). Das meint hier ein besonderes Gewahr-Werden des Körpers als Erfahrung des Selbst und der eigenen Empfindungen (den Körper als integralen Teil aller menschlichen Prozesse nicht außer Acht lassen);
- eine eigene, vertiefende Erfahrung und Zugang zum Körper zu haben und von dieser Erfahrung aus in Kontakt zu treten mit dem Klienten;
- eine fundierte Sachkenntnis (z.B. über Körperstruktur, psychologische Wirkungsweisen von Körperprozessen, körperorientierte Arbeit und ein geeignetes Repertoire an »Körpertechniken«);
- Sensibilität für das Gegenüber;
- ein »hohes« persönliches, energetisches Feld.[1]

Auf der Seite des Klienten in einem verkörperten Feld ist Folgendes zu beachten:

- die verkörperte Seele; dazu schreibt Kepner:

>»Das Wesentliche, was der Klient zur Erschaffung eines verkörperten Feldes beiträgt, ist die Existenz als eine verkörperte Seele. Ich gebrauche hier ein Wort – Seele –, welches weder in der Gestalttherapie, noch in der Psychotherapie überhaupt beliebt ist. Ich denke nämlich, dass unser Streben nach Ganzheit, Heilung, Wachstum und Vollendung Teil unseres spirituellen Seins und nicht unseres biologischen Organismus ist. [...] Gerade diese Polarität und Spannung zwischen unserer physischen, verkörperten und daher eingeengten Realität und dem Hunger unserer Seele nach ihrem Weg ist der Antrieb zu beidem, der Trennung von unserem körperlichen Sein und der Sehnsucht nach Integration und Ganzheit.« (Ebd. 57)

- die Bereitschaft, das Interesse, sich darauf einzulassen (ebd. 45);
- die spezifische Fähigkeit zu verkörperter Erfahrung (ebd. 58);
- die charakteristische Körperstruktur (mit ihren Stärken/Ressourcen und Schwächen als Ausdruck der kreativen Anpassung an Lebenssituationen) (ebd. 58 f).

Die Kontextbedingungen (ebd. 46):
Hier zählt Kepner Faktoren auf, die für mich zum Standardrepertoire eines Workshopleiters bzw. Therapeuten gehören: Gruppe (Atmosphäre, die geprägt ist auch von der Art des Therapeuten; Fokus auf Gruppendynamik), Raum. Dass ein solches verkörpertes Feld zu schaffen auch Zeit braucht, möchte ich – auch wenn es fast selbstverständlich ist – eigens betonen.

Diese Verkörperlichung ist

>»eine Art zu sein und zu handeln, die einschließt, dass wir Menschen in jedem Moment intrinsisch verkörpert sind: Denn Denken ist ein Körperprozess, in uns Hineinspüren ist ein In-Unser-Selbst-Hineinspüren, unsere ›Tiefen‹ sind buchstäblich das, welches wir im Innersten unseres Körpers haben, und von innen heraus zu sprechen bedeutet tatsächlich vom Bauch und vom Herzen her zu sprechen.« (Ebd. 52)

Abschließend möchte ich noch festhalten: Dieses Modell ist nur ein Kompass, mit dem Kepner arbeitet und auf dem er seinen gut begründeten gestalttherapeutischen Körperansatz aufbaut und verfeinert, zusätzlich zu dem, was Gestalttherapeuten ja ohnehin in »Fleisch und Blut« haben (sollten).

3. Die gestaltlose Gestalt der Seele

>Der Sitz der Seele ist da, / wo sich Innenwelt und Außenwelt berühren.
Wo sie sich durchdringen – / ist er in jedem Punkt der Berührung.«
(Novalis, zit. n. Dreitzel 2007, 72)

>Durch nichts als die Seele sind die Sinne zu heilen
und durch nichts als die Sinne ist die Seele zu heilen.«
(Oscar Wilde, zit. n. Wilber 1996, 600)

>Die Unterscheidung der Innenwelt und Außenwelt ist also keine ursprüngliche,
sondern eine abgeleitete Tatsache, die aus dem leiblichen Verhalten
des Menschen erwächst. Daraus folgt: Es gibt keine dem Leibe gegenüber
selbständige Wirklichkeit ›Seele‹ im Menschen, ebenso wenig aber auch
einen bloß mechanischen oder bewußtlos bewegten Körper.
Beides sind Abstraktionen. Wirklich ist nur die Einheit des
sich bewegenden, sich zur Welt verhaltenden Lebewesens Mensch.«
(Wolfhart Pannenberg 1981, zit. n. Küng 2005, 190)

>Seele« ist ein weiter, ein diffuser Begriff. An ihre Beschreibung haben
sich schon viele Philosophen und Theologen herangewagt. Das Ergebnis
dieses Ringens? Ernüchternd.

Fragen stehen am Anfang dieses sehr »spirituell« klingenden Kapitels,
die mich schon lange beschäftigen: In der Kontemplation z.B. spricht
man vom »Seelengrund«, in dem Selbst und Seele und auch Gott eins
sind, man spricht vom »Sich-Einlassen« auf die Tiefe. Sind nun Selbst
und Seele identisch?[2] Gelänge es, die Seele als grundlegende Wirklichkeit
einer Person zu »fassen«, hätte man dann endlich das entscheidende Ver-
bindungsglied bzw. »Feld« von Psychotherapie und Spiritualität? Müssen
von der gestaltpsychologischen Perspektive her verdinglichte Konzepte
nicht von vornherein ausgeschlossen werden? Ist Seele nicht ein solches
Konzept? Fördert die Idee von »Seele« als ein innerer Kern oder Ort nur
wieder eine Zwiebelmodell-Anthropologie, wo es nur zu vertiefen und zu
schälen gilt und letztlich wieder Spaltung da wäre und kein Holismus? Ist
Seele bloß ein Bild für etwas, eine Qualität beispielsweise, die im Ganzen
des Menschen sehr wohl fühlbar und real wird?

De anima: Eine Einstimmung über die Zeiten hinweg. Als Intro – wie
in einem Musikstück – lasse ich einige Stimmen erklingen, theologische,
philosophische, therapeutische, ältere wie neuere. Der Theologe Küng:

»[D]er Ausdruck ›Seele‹ – verstanden als Träger (Substrat) psychischer Vorgänge und Erscheinungen oder auch als aristotelische ›Form‹ (Entelechie) des Leibes – [wird] als naturwissenschaftlicher Begriff kaum noch verwendet. Statt dessen spricht man von ›Psyche‹, und diese meint kein vom Leib unterschiedenes Lebensprinzip, sondern allgemein die Gesamtheit bewußter und unbewußter emotionaler (›seelischer‹) Vorgänge und geistiger (intellektueller) Funktionen.« (Küng 2005, 189)

Schon Aristoteles, neben Platon der »Vater« der abendländischen Philosophie, hat in seinem Buch »De anima« geschrieben: »Es ist in jeder Hinsicht ein sehr schwieriges Unterfangen, sich über die Seele eine feste Meinung zu bilden.« (zit. n. Plewa 1992, 18)

Der Philosoph Wilhelm Schmid (2005a, 153f; 2007, 260–263) argumentiert in seinen Büchern oft von der Logik des Verlustes her. So auch im Zusammenhang mit der Seele. In der Abstinenz, aus der Entfernung, im Fehlen von etwas, wird dieses »Etwas« klarer:

»›Seele‹, was ist das? In Tausenden von Jahren gab es hierüber Tausende von Meinungen. Objektiv nachgewiesen hat sie noch niemand. […] Beobachten lässt sich allenfalls, was geschieht, wenn auf sie verzichtet wird, denn die gesamte moderne Gesellschaft scheint ein Großexperiment in dieser Hinsicht zu sein. Fühlen wir uns wohl dabei, immer seelenloser zu werden? Offenbar fehlt etwas Wesentliches, wenn die Seele fehlt. Was läge näher, als einfach anzunehmen, dass es sie doch gibt, eben als ein unbekanntes X?« (Schmid 2005a, 153f)

Eine charakteristische Eigenheit sei – so Schmid –, dass sie sich konkreten Definitionen und Begriffsbestimmungen entziehe. Er kreist sie ein als potentiell unendlichen Raum mit Energie, die sich nur erfahren, nicht aber messen lasse (ebd. 154). Räumlich dem Körper zugehörig, ist sie imstande, darüber »hinauszugehen«, die Ausstrahlung eines Menschen oder die Intuition zwischen Menschen über weite Entfernungen hinweg seien solche Beispiele. Die Seele kann sich aber auch so im Körper zurückziehen, dass beim betreffenden Menschen kein Ausdruck mehr da ist. Zeitlich scheint sie – wie auch immer – an die »Lebenszeit des Körpers« nicht unbedingt gebunden zu sein (ebd.).

James Hillman, ein jungianischer Psychotherapeut, stellt fest, dass Seele kein »wissenschaftlicher Begriff« ist, dass sie überhaupt nicht definiert werden kann bzw. sich jeder Definition entzieht. Für ihn ist sie vielmehr ein Symbol (Hillman 1966, zit. n. Hillman 1969, 44):

»Heute möchte ich noch ein weiteres kennzeichnendes Attribut der Seele hinzufügen: sie ist es, die ›sinnhaftes Erleben möglich macht, Geschehnis in Erlebnis verwandelt, über die wir in der Liebe miteinander in Verbindung treten – und die ein religiöses Bedürfnis hat.‹«

In einem neueren Artikel bringt der Theologe Wilhelm Gräb die Gedanken auf den Punkt, die ich schon mehrmals angedeutet habe. Ich zitiere ihn ausführlicher, weil er klar an die Folgen der platonischen Metaphysik anknüpft und aufzeigt, dass es durch diese zur Konzeption von Seele als einer unsterblichen, vom Leib getrennten Substanz kam (»göttlicher Wesenskern«). Daran anknüpfend erschließt er die Seele neu:

> »Unter nachkritischen, neuzeitlichen Erkenntnisbedingungen wird dieser substanzontologische Dualismus in der Theologie kaum noch vertreten. […] Auf der Theorieebene, auf der die Theologie sich bewegt, ist jedoch an die Stelle der Seele als einer immateriellen, geistigen Substanz, die den Menschen mit Gottes Ewigkeit verbindet, die Rede von der Seele als *integraler, ganzheitlicher*, in Gott begründeter *Selbstbeziehung* getreten.« (Gräb 2008, 135; Hervorhebung: G.P.)

Und weiter:

> »Hat der substanzontologische Seelenbegriff angesichts der kritischen Neufassung der Metaphysik als funktionaler Prinzipienreflexion ausgedient, so kann der Begriff der Seele nun möglicherweise neu zur *erschließungskräftigen Metapher* werden, mit der sich ausdrücken lässt, dass ein Mensch sich in der Ganzheit seiner psychophysischen Zustände immer auch im Wie seines inneren Erlebens selbst erschlossen ist. Die Seele des Menschen wäre dann seine *an die leibliche Ganzheit gebundene Fähigkeit, sich in der Innenperspektive als eine Person im Wechsel der Gesamterlebniszustände, damit in seinem Kontakt zur Welt, zu sich selbst und zum transzendenten Ganzen der Wirklichkeit, selbst wahrzunehmen* – und das heißt, in den Glauben als spirituelle Sinneinstellung zu finden.« (Ebd. 137; Hervorhebung: G.P.)

Peter Rumpler, ein Gestalttherapeut, definiert Seele ganz säkular in einem ebenso amüsant wie geistreich geschriebenen Artikel von einem atheistischen Standpunkt aus. Er ortet die Seele im *horizontalen* Zwischenbereich (vgl. Buber) mit dem Ziel, die Spaltung zwischen innen und außen zu überwinden und das im Begriff der Seele innewohnende »Potential von *Ganzheitlichkeit* und *Teil des Ganzen*« (Rumpler 1996, 85) unspektakulär zu bewahren. Er bedauert, dass die Psychoanalyse zwar den Seelenbegriff positiv wiederbelebt, zugleich aber vorschnell ins Innere des Menschen verfrachtet hat (ebd. 86). Die Trennung der Ganzheit sieht er im Individuumsbegriff begründet. Er will die Seele wieder heimholen »ins Leben, auf die Erde«, da sie »in esoterischem Exilantentum und den Hinterhöfen einer weltfremden Religiosität dahinzuvegetieren« scheint (ebd. 88). Rumpler definiert Seele als Zusammenhang eines Sachverhaltes (ebd. 84).

> »Seele in dem bisher vorgestellten Sinne in unsere Arbeit, Denken und Fühlen wieder einzubeziehen, verändert das Bild und die Definition von Persönlichkeit und

Individuum grundlegend. Die heute wieder häufiger angestrebte Transpersonalität, *Selbsttranszendenz und Seinsverwirklichung benötigen keine Sonderzustände des Bewußtseins.* Dies führt nur weg vom Hier-und-Jetzt. Die Übung eines neuen Verständnisses unseres eigenen Selbst ›als Teil von‹ schafft die unspektakulären Voraussetzungen für die Erlösung des so engen Ich.« (Ebd. 99; Hervorhebung: G.P.)

Eine weitere gestalttherapeutische Annäherung an den schwierigen Begriff. Anliegen des Grundlagenwerks »Gestalttherapie« der Autoren-Triade Perls, Hefferline und Goodman ist es, die Spaltung zwischen soul, mind und body[3] aufzuheben. In der Seele kommen Geist und Körper zusammen. Es wäre eine Illusion, »Seele« als eine einzelne, isolierte Existenz zu denken, finden die Autoren (Perls et al. 2000, 48).

> »Im Begriff ›Seele‹ wird nicht nur die Koexistenz von Körper und Geist in einem Organismus ausgedrückt, sondern auch die Bezogenheit beider aufeinander: Der Körper bedarf des Geistes und der Geist bedarf des Körpers.« (Blankertz & Doubrawa 2005, 251)

Gegenüber neuplatonischem Gedankengut, das strikt Materie und Geistiges trennt, kommt hier also der Einheitsgedanke zum Tragen und eine personale Sicht. Exakter – aber was heißt das schon angesichts mannigfaltiger Bemühungen sämtlicher Philosophen quer durch die Geschichte – würde ich demgegenüber noch formulieren: Seele und Körper dürfen – im Hinblick auf die Ganzheitlichkeit und Einheitlichkeit – nicht als zwei Wirklichkeiten des Menschen oder am Menschen verstanden werden, denn dann müssten sie nachträglich irgendwie zusammenkommen, zusammentreten und »zusammengeflickt« werden (durch welche »Instanz«?).

Die notwendige Einheit. Wirklich ist immer die eine Person, die ganz Seele und ganz Körper[4] ist und die eingebettet ist in ihr jeweiliges Umweltfeld in einem zeitlichen Kontinuum. Es gibt auch nicht ein mehr oder weniger lockeres Nebeneinander von Seele und Leib, sondern beide bilden eine notwendige Einheit und beide können ohne den anderen nicht existieren, beide sind »Teil« der gesamten Existenz Person. Und diese ist nicht reduzierbar auf irgendeinen besonderen Teil oder auf die Ansammlung dieser Teile. Die Seele wird wirklich, verwirklicht sich, drückt sich aus, »entfaltet« sich usw. in der Raum-Zeit-Dimension des Leibes. Der Leib »aktuiert« sich durch die Seele, »um seine ›Weisheit‹ entfalten zu können« (Blankertz 2000, 86).

> »[S]o lange wir leben sind wir ganz und gar Leib, in den unser Geist eingebettet und von dem er getragen ist – und dieser Leib hat Ansprüche, die sich stets als vorrangig zur Geltung bringen.« (Dreitzel 2004, 92)

Das gestalttherapeutische Verständnis von Seele ist im Grunde – das hat Stefan Blankertz in einigen Gedankengängen gut aufgezeigt – Gedankengut des Thomas von Aquin und hat in »Gestalt Therapy«, dem Gründungswerk der Gestalttherapie, durch Goodman Eingang gefunden.[5]

> »Die Erfahrung der Körper/Seele-Spaltung ist neurotisch, weil sie bei genauer Analyse die unzertrennliche Einheit bestätigt: Der Körper vermag sich die Befriedigungen nicht ohne die Seele zu verschaffen und die Seele kann ohne den Körper nicht ihre ›höheren geistigen Aufgaben‹ erledigen.« (Blankertz 2000, 86)

Folgendes modellhaftes Abbild soll diese Einheit ausdrücken:

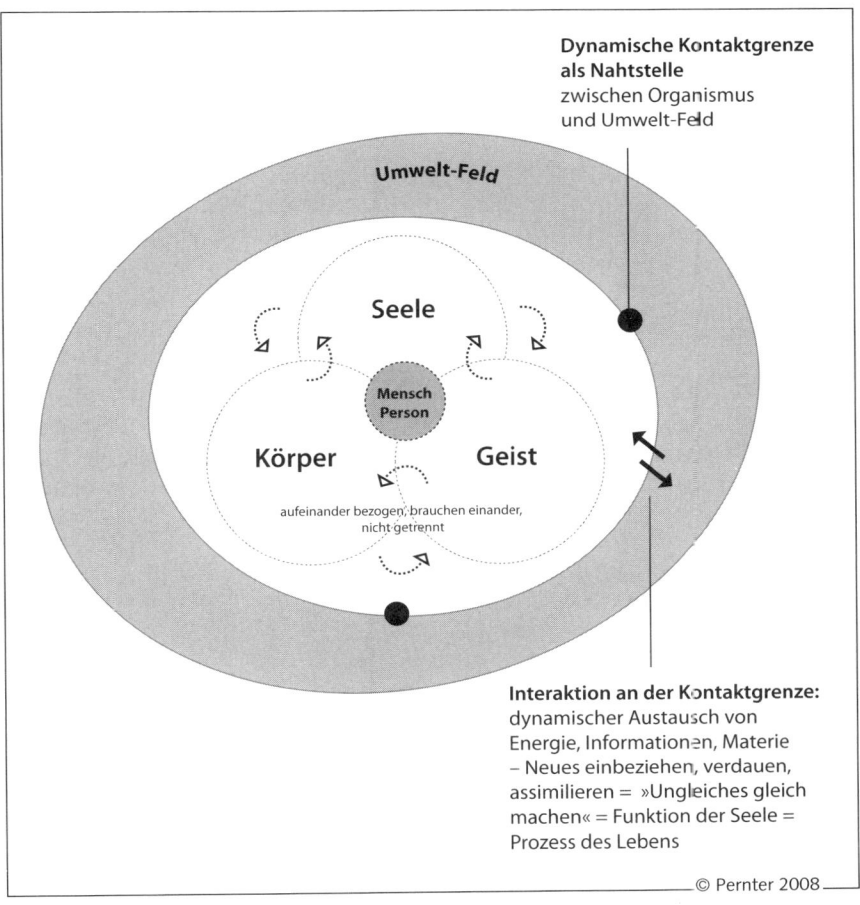

Abb. 15: Person als Einheit und Integration von Körper, Geist, Seele

Seele – das Prinzip des Lebendigen. Ernährung, die Grundgestalt des Lebens. Nach Aristoteles ist Seele kein Zustand oder etwas Statisches, sondern ein Lebensprinzip, nämlich die Fähigkeit des Sich-Nährens und des Wachsens. Diese Fähigkeit ist seinem Verständnis nach das Definitionsmerkmal »aller Lebewesen [...] und er nennt sie die ›Seele‹.«[6] Das aristotelische »Ungleiches gleich machen«[7] – so definiert und charakterisiert Aristoteles die Nahrungsaufnahme – wird in der Gestalttherapie frappierend ähnlich ausgedrückt:

> »Jeder Organismus wächst in seinem Feld, indem er neue Stoffe in sich aufnimmt, sie verdaut und assimiliert, und dies erfordert ein Zerstören der ursprünglichen Form zu assimilierbaren Elementen, ob es sich nun um Nahrung handelt, um einen Vortrag, väterlichen Einfluß oder den Unterschied zwischen den häuslichen Gepflogenheiten eines Gefährten und den eigenen.« (Perls et al. 2000, 133)

Gestalttherapeutisch ausgedrückt: zerstören, anpassen, kauen, verdauen, assimilieren bzw. integrieren.

Die Seele stellt nach Aristoteles eine »Sinnganzheit« dar. Er unterscheidet (in der folgenden Reihenfolge und mit aufsteigender Wertung): die vegetative Seele (Ebene) mit dem Prinzip des Nährens, Wachsens, Zeugens/Sich-Fortpflanzens (»Pflanzenseele«), die sensitive Seele mit der Fähigkeit der Sinnesempfindung (Sehen, Hören, Riechen, Schmecken) und der Bewegung (»Tierseele«) und schließlich die rationale Ebene von Seele (»Vernunftseele«). Letztgenannte macht die eigentliche Menschenseele aus.

Im Menschen vereinigen sich all diese Ebenen, freier formuliert, all diese Aspekte von Seele. Dies ist »keine Abwertung der vegetativen Gestalt. Sie bleibt das Grundlegende. Bewegen und Denken differenzieren die Seele, aber die Art, in der die Seele tätig wird, bleibt auf allen Ebenen gleich.« (Blankertz 2000, 81)

Seele: Das, was wir tun. Zusammenfassend könnte man sagen, dass die Seele kein Ding ist, keine nach physikalisch-räumlichen Kategorien fixierbare Größe, sondern etwas, »was wir tun, oder die Art, wie wir es tun.« (Yontef 1999a, 120)[8]

Abschließend lasse ich den Theologen Küng zu Wort kommen: »Leib und Psyche, Gehirn und Geist sind also immer gleichzeitig gegeben und bilden [...] eine psycho-somatische Einheit.« (Küng 2005, 190) Und – so schwierig Definitionen sein mögen – es geht um uns, um den Menschen, von dem Augustinus in seinen Bekenntnissen schon gesagt hat: »Ein abgrundtiefes Geheimnis ist sich der Mensch. Selbst noch seine Haare [...] sind leichter zu zählen, als was sich regt und wegt in seinem Herzen.« (Bernhart 1987, 175, zit. n. Plewa 1992, 23).

4. Gestalttherapeutische Blicke auf Spiritualität

>»Ehe wir daher in Verbindung mit dem Himmel treten,
müssen wir eine Beziehung zur Erde herstellen
und an unseren grundlegenden Neurosen arbeiten.«
(Tschögyam Trungpa, zit. n. Bocian 1988, 62)

>»[D]er Mensch der Zukunft wird ein spiritueller Mensch sein.«
(Willigis Jäger 1991, 81)

… oder er wird nicht mehr sein … Mit dieser Abwandlung des berühmten Rahnerschen Zitates leite ich in dieses Kapitel ein, ohne eine Endzeitpredigt beginnen zu wollen. Diese Worte werden immer wieder zitiert, wenn es um die Untermauerung der Bedeutung von Spiritualität geht.

Ein zweiter Gedanke vorneweg: Ich möchte auf die Fixiertheit der Anthropozentrik in unserer Kultur hinweisen. Wir tun so, als ob wir ewig schon lebten und ewig weiterbestünden. Wir leben als Nabel der Welt. Kosmogenetisch gesehen aber – legt man die Milliarden von Jahren der Entwicklungsgeschichte des Universums auf ein Jahr um – kommt es zur Entstehung des Menschen um fünf vor zwölf am 31. Dezember[9]. Demzufolge sind wir heute kurz vor Mitternacht. Macht diese Erkenntnis etwas, sofern wir uns existentiell treffen lassen?

Nochmals möchte ich klar Position beziehen und den Rahmen stecken, damit Gestalttherapie nicht hinter ihre Errungenschaften als erfolgreiche, theoretisch untermauerte klinische Psychotherapie zurückfällt (vgl. Strümpfel 2006). Die vornehmliche Aufgabe von Gestalttherapie ist es, Menschen, die – »abstrakt-trocken« formuliert – in intra- und extrapsychischen Konfusionen verwickelt sind, zu helfen und zu begleiten. Durch erlebte Erfahrung und Bewusstheit im Hier-und-Jetzt, im Dialog und im Kontakt mit einem engagierten Therapeuten, im Vertrauen auf das Potential zu persönlichem Wachstum und auf kreative Lösungen werden verschiedene Leidenssituationen (Probleme, Konflikte, Kontaktunterbrechungen, neurotische Verhaltensweisen/Prozesse) usw. überwunden.

Gestalttherapie: ein fundierter, umfassender klinischer Ansatz. Gestalttherapie beschäftigt sich mit Einzelnen, Paaren, Gruppen auf der Suche nach existentieller Hilfe, mit Klienten/Patienten und ihren unterschiedlichsten Leidensformen und Gestaltbildungen, mit ihrer mehr oder weniger gestörten Kontaktgrenze bzw. mit ihren dysfunktionalen und/oder zerstörerischen Anpassungsformen im Organismus/Umwelt-Feld. Ein Blick in das umfangreiche »Handbuch der Gestalttherapie« (Fuhr et al. 1999b) mag verdeutlichen, in welchen speziellen und verschiedenen Anwendungsbereichen bzw. Settings Gestalttherapie vertreten und tätig ist und mit welchen spezifischen Klientengruppen Gestalttherapeuten arbeiten. Dabei wird auch deutlich, dass Gestalttherapie »ein umfassender und grundlegender Ansatz ist – eben der Gestalt-Ansatz –, der nicht nur in der Psychotherapie, sondern auch in vielen anderen Anwendungsfeldern wirksam wird« (Fuhr et al. 1999a, 5).

Spiritualität: Ein roter Faden quer durch die junge Geschichte?
Eine kleine Würdigung vorab. Gestalttherapie und das Phänomen Spiritualität standen schon immer irgendwie miteinander in Beziehung. Bereits seit den Anfängen der Gestalttherapie haben einzelne Vertreter Ansätze und Positionen in Richtung Spiritualität gewagt und unternommen. Einige Gestalttherapeuten, die darüber geschrieben haben, seien hier im Überblick wenigstens genannt: Claudio Naranjo (1996), Stephen Schoen (1996) und Richard Picker (2000; 2002). Bereits im Longseller aus Holland »Gras unter meinen Füßen« findet sich auf den letzten Seiten ein kleiner Abschnitt über Mystik und Spiritualität. In seiner erfrischenden Sprache beschreibt de Roeck (1992b, 87–90) Mystik als Krücke zum Leben.

Im deutschsprachigen Raum war es vor allem Ludwig Frambach (1993), der in seinem Buch einen Gesamtüberblick über Gestalttherapie, Kontemplation und Zen liefert. Neuerdings hat auch Felix Helg (2000) eine Arbeit vorgelegt, die sich mit Ramana Maharshi und Gestalttherapie beschäftigt und so Brücken schlagen möchte zwischen Ost (Spiritualität) und West (Therapie). Auch bei den Fuhrs finden sich Ansätze, die – im Gefolge von Ken Wilber – den transpersonalen Bereich von Spiritualität favorisieren (vgl. Gremmler-Fuhr 1999, 386f oder Fuhr & Gremmler-Fuhr 1995, 167–172). Die vorgestellte Auswahl ist beliebig. Diese Gestalttherapeuten stehen alle für Spiritualität, und ihre Bücher sind am deutschen Buchmarkt leicht erhältlich.

Ich schreibe nun keine Gestaltgeschichte über Spiritualität und möchte auch nicht die bisweilen unwegsamen spirituellen Pfade zusammenfassen. Ich möchte – anhand diverser Einblenden bzw. von verschiedenen Warten aus, ohne dabei Vollständigkeit zu beanspruchen – verschiedene Positionen aufzeigen, wie Spiritualität gesehen werden kann oder Annäherungen innerhalb der Gestalttherapie andeuten. Mein Anspruch: Leser und Leserinnen, Laien wie TherapeutInnen, anzuregen, in sich und vielleicht aus sich heraus zu gehen und für sich selbst zu entdecken, was möglich, was wichtig, was stimmig ist.

Eine positive Position. Dreitzel, ein Autor, der wohl über jeden Verdacht erhaben ist, Gestalt nicht wissenschaftlich genug zu sehen, zu fundieren bzw. zu praktizieren oder Gestalttherapie in ein spirituelles Eck zu drängen, meint:

> »Der Hintergrund, vor dem sich jede neu entdeckte und erfundene Gestalt abhebt, weist vier Dimensionen auf, in denen wir uns jeweils identifizierend verankern müssen: Natur, Gesellschaft, Individualität, Transzendenz.« (Dreitzel 2007, 93)

Und zu einer Verankerung mit Transzendenz führt er aus:

> »*[I]m Hinblick auf mich als Quelle und Verkörperung von Transzendenz:*
> damit, dass ich Teil eines übergreifenden Ganzen bin, dessen Dimensionen das dem Menschen Fassbare absolut überschreiten und das allein schon deshalb zu Demut und Behutsamkeit drängt, gleichviel ob ich es als sinnlos oder sinnvoll erlebe oder deute; und damit auch, dass ich als Teil des Kosmos und in besonderem Maße als dieses seiner selbst bewusste Lebewesen auch selbst eine unergründliche Quelle schöpferischer Prozesse bin.« (Ebd., 94)

Eine divergierende Position. Stellvertretend für die Position, dass Gestalttherapie unvereinbar mit Spiritualität sei, möchte ich einen kurzen Abschnitt von Detlef Klöckner anführen, der, Reinhard Fuhr zitierend, wesentliche Vorurteile, Bedenken und Argumente gegen eine Einbeziehung von bzw. gegen eine Übereinstimmung und Annäherung an Spiritualität zusammenfasst und auf diese eingeht. Der Gestalt-Ansatz sei als »ein explizit rationaler Ansatz zu verstehen und insofern begrenzt hinsichtlich anderer Erkenntnis- und Erfahrungsdimensionen. *Spiritualität* umfasst demnach eine andere Dimension des Seins, die dem Gestalt-Ansatz, hierarchisch betrachtet, übergeordnet wäre bzw. außerhalb des Gestalt-Kontextes liegt« (Heinzmann & Klöckner 2002, 9). In den daran anschließenden Ausführungen nimmt Klöckner eine Präzisierung vor, die beachtenswert und in zukünftigen Diskussionen über das Verhältnis von Spiritualität und Gestalttherapie nicht außer Acht zu lassen ist.
Zitat:

> »Folgt man dieser Überlegung, heißt das, der Gestalttherapie würde es an spirituellem Geist und Handwerk mangeln und daher könnten nicht wir uns der Spiritualität annehmen, sondern der Kontext Spiritualität kann allerhöchstens uns als begrenzteres Lebenskonzept akzeptieren. Auf der Ebene einer *kritisch rationalen Betrachtungsweise* können wir dieser Aussage folgen. Wir möchten hierauf aber zusätzlich eine phänomenologische Antwort geben, die sich wieder auf *Ästhetik* und *Pragmatik* bezieht, auf das *Analoge*.« (Ebd.)

Diese Überlegungen müssen meines Erachtens allerdings noch hinsichtlich des dahinterliegenden *Konzepts* von Spiritualität kritisch beleuchtet werden: Spiritualität als Primärwissenschaft, die sich mit dem Ganzen des Lebens beschäftigt. Zum Teil erinnern solche Aussagen, die in der Lebenswirklichkeit im Umfeld von besonders spirituellen Menschen leider immer wieder anzutreffen sind, an die mitunter überhebliche katholische Auffassung von Philosophie als Magd der Theologie. Eine solche Position ist selbst im Kontext einer katholischen Theologie veraltet ... Eine weitere Anmerkung: Auch ein Seel-Sorger kann angesichts einer (spirituellen) Erfahrung nur bis zu ihr hin- bzw. in die Erfahrung hineinbegleiten, danach muss auch er sich (demütig, unwissend, staunend ...) verabschieden.

Klar ist: Gestalttherapie ist kein traditioneller spiritueller Weg ... Aber, wie schon gezeigt, ist Spiritualität meinem Verständnis nach mehr als ein solcher Weg. Und: Gestalt als Lebenskunst, als »reflexive Sinnlichkeit« (Dreitzel 2007) *kann* sehr wohl zu einer verwandelnden Lebenshaltung werden.

Eine vergleichende Position. Spiritualität ist eine sehr persönliche, fast intime Angelegenheit, betrifft sie doch den Kern der Weltanschauungsfragen. Fragen nach Wertorientierung: Worauf ich mich einlasse, was ich hoffe, wohin mein Weg geht und woraus ich schöpfe. Es sind – wie bereits ausgeführt – die alten urreligiösen und zutiefst menschlichen Fragen: Wer bin ich? Was hoffe ich? Wer liebt mich? Wer »befreit« mich? In der gestalttherapeutischen Version – darauf hat Dreitzel (2004, 42f) sehr schön hingewiesen – lauten diese Fragen:

> »*Was möchtest du mir von dir erzählen? Wozu und zu wem bekennst du dich? Wie lebst du deine Beziehungen? Wofür setzt du dich wirklich ein? Mit welchen Fähigkeiten und mit welchen Behinderungen deines Körpers identifizierst du dich im Kontakt mit mir?*‹ Denn das sind die Fragen nach der lebendigen, verantworteten Wirklichkeit und der wirklichen Ver-Antwortung des Menschen, um die es in der Psychotherapie geht.«

Genauso muss eine Spiritualität der Moderne meines Erachtens individuell konzipiert sein. Was damit gemeint ist? Sie muss auf den einzelnen Menschen mit seiner individuellen Charakteristik eingehen können. Auch Keen hat darauf hingewiesen. Dabei kommt er der gestalttherapeutischen Sichtweise erstaunlich nahe: Was er diesbezüglich schreibt und wie er es beschreibt, könnte von einem Gestalttherapeuten stammen oder wenigstens von einem solchen unterschrieben werden:

> »So wie es keine allgemeine Ernährung gibt, die für alle Menschen gesund ist, so kann auch keine geistige Nahrung für alle Menschen gleich nahrhaft sein. Die Art und Weise, wie wir Sinn verarbeiten, unterscheidet sich auf ebenso tiefreichende Weise, wie der Organismus Speisen verdaut. Manche Menschen gedeihen bei einer Ernährung, die aus kunstvollen Symbolen besteht, und werden von der Liturgie

der Hochkirchen, einem komplizierten tibetanischen Tanka oder einem Jungschen Mandala genährt. Andere reagieren allergisch auf allzuviele theologische Rituale und kommen mit einer Quäker-Stille oder einer Zen-Meditation weitaus besser zu Rande.« (Keen 1996, 19f)

Daraus folgt: keine eintönige, sondern eine vielfältige Spiritualität.
Das Fazit aus diesem Zitat: suchen, schmecken, riechen, assimilieren, verdauen, prüfen, was persönlich passt. Den Rest verwerfen, ausscheiden, entfernen, entsorgen. Herausfinden, *was* man liebt und *wann*. Neugierde auf die eigenen Fähigkeiten. Freiheit, intellektuelle, emotionale, spirituelle. Geistige Beweglichkeit. Entscheidung für Bezogenheit, für Verbundenheit, für In-Verbindung-Sein.

Das meint Gestalttherapie mit Aggression. Da ist Gestalttherapie in ihrer existentiellen Grundausrichtung, in ihrer Spontaneität, mit ihrem Menschenbild usw. genau richtig. Indem der Klient, im Kontakt mit dem Therapeuten, kreativ Ausschau hält nach individuellen, stimmigen Lösungen und Wegen. Und, im Alltag: Indem wir immer wieder schauen, hinspüren, uns entscheiden, was uns »bekommt« …

Noch klarer: Diese Suche nach individueller Stimmigkeit bedeutet, im Alltag immer wieder nachzuspüren, was passt und was nicht. Ob heute beispielsweise ein Spaziergang in die Natur geeignet bzw. angesagt ist oder ich doch lieber mich der Musik hingebe und darin eintauche oder auf dem Sofa die angespannten Muskeln am Ende eines arbeitsreichen Tages entspanne und dabei ganz in Kontakt mit mir und dem, was ist oder nicht ist, komme. Es geht mir hier um ein Plädoyer für eine variantenreiche Spiritualität, für eigene Auszeiten und individuelle Formen. Und: Gemütlich ein Bier trinken und mit Freunden »auf das Leben« und uns selbst anstoßen ist nicht weniger spirituell … Natürlich, die Gefahr dabei ist, vor lauter Wechsel (wenn Widerstand da ist) nie richtig dran zu bleiben … Aber Widerstand ist ein kreatives »komplexes Erleben« (Nevis 1998, 175), eine vielfältig gerichtete Energie (ebd. 176) und eine persönliche selbstregulierende Äußerung.

Ein weiteres Argument für eine vielfältige Spiritualität ergibt sich bereits aus dem holistischen Verständnis des Menschen, das eine fundamentale Grundannahme der Gestalttherapie ist. Daraus erwächst für die Spiritualität die methodische Folgerung, unterschiedliche Sinneskanäle anzusprechen, d.h. die emotionale, kognitive und motorische Seite des Menschen zu berücksichtigen. Gestalttherapie bezieht alle Facetten des Menschen, körperliche, emotionale und geistige Aspekte seiner Existenz mit ein und zielt dadurch auf ein ganzheitliches Sein und Wachsen und auf ein ganzheitliches Erfahrungsfeld ab. Ich beziehe mich hier nicht ausschließlich auf ihre Kreativität und ihre mannigfaltigen »Methoden«. Gestalttherapie sehe ich als Bereicherung für Spiritualität.

Perls schreibt in einem Kapitel über die »holistische Doktrin« auch über die Gestalttherapie und ihre Bezogenheit auf den Alltag:

> »Psychotherapie wird auf diese Weise keine Exhumierung der Vergangenheit [...], sondern eine *Erfahrung des Lebens* in der Gegenwart. In dieser lebendigen Situation lernt der Patient für sich selbst, wie er seine Gedanken, Gefühle und Handlungen nicht nur im Behandlungszimmer, sondern *auch während seines tagtäglichen Lebens* integrieren kann.« (Perls 1992, 33f; Hervorhebungen G.P.)

Ein phänomenologischer Zugang zu Spiritualität. Spiritualität bezeichne ich bewusst als »Phänomen«, das den Menschen (mehr oder weniger) existentiell betrifft, das auf jeden Fall gegeben *ist*. In welcher Form auch immer: abwesend, übertreibend, negierend, vereinnahmend, abgehoben, unrealistisch, authentisch, kopflos, traditionell, implizit, persönlich ...

Gestalttherapie als existentielle Psychotherapie mit einem phänomenologischen Zugang zur Realität des Klienten hat sich demzufolge auch diesem Thema, das offensichtlich *da* ist, anzunähern. Zuallererst vorurteilsfrei, unvoreingenommen und nicht-interpretativ wie anderen Phänomenen (Verhaltensstilen, Problemen usw.) auch. Gerade in Bezug auf Spiritualität ist das schwierig. Kepner macht deutlich, dass es von Seiten des Therapeuten gilt, »die spirituelle Dimension der alltäglichen Erfahrungswelt des Klienten im Gewahrsein zu halten. Genau weil diese Dinge gemeinhin *nicht* als relevant für den psychologischen Prozess der Figurbildung angesehen werden, muss der Therapeut diese Dimensionen der Erfahrung in seinem eigenen Erfahrungsfeld halten.« (Kepner 2002, 43).

Zugriffsweise auf Spiritualität anhand gestalttherapeutischer Konzepte. Das gestalttherapeutische Konzept der Awareness, der Bewusstheit, macht deutlich bzw. besagt, dass die Möglichkeit von Kontakt, die Art bzw. die Intensität des Kontaktes von der Qualität (Weite, Differenziertheit) der Awareness abhängt. Denn: »Die verfügbare Bewußtheit ist [...] mitentscheidend, mit welchen Teilen des ganzen Feldes wir in Kontakt kommen.« (Fuhr & Gremmler-Fuhr 1995, 155)

Darauf aufbauend: Die spirituelle Dimension muss zumindest als möglicher, anwesender »Teil« im Organismus/Umwelt-Feld enthalten sein. Ist aber die Bewusstheit bezüglich »Spiritualität« eng gefasst, ausgeblendet, kann Spiritualität nie Figur werden ...

Ein anderer Fokus: Auch im wissenschaftlichen, theoretischen Bezugssystem müsste der Aspekt der Spiritualität vorhanden sein, wie sonst kann sich Therapie damit auseinandersetzen (z.B. im Menschenbild)? Gestalttherapeutisch ausgedrückt: Im umfassenden Grund (damit meine ich nun Theorie und Lebensfeld, Lebenswelt) muss Spiritualität vorhanden sein, damit sie auch Figur werden kann.

Gestalt – eine existentielle Therapie. Und, nochmals anders gesehen: Letztlich geht es in der Therapie um existentielle Themen wie Tod, Individualität und um die Frage nach dem Sinn menschlichen Daseins. Gestalttherapie als existentialistisch-humanistischer Ansatz, dem es um das Wachstum der Person geht, sollte sich diesen Fragen und diesem Themenkomplex stellen. Dreitzel (2004, 109) kommt auch darauf zu sprechen und entlastet schon im Voraus (allzu ängstliche) Therapeuten:

> »Nicht dass der Therapeut darauf eine Antwort bereithalten müsste – im Gegenteil, es ist immer Sache des Patienten, sich in dieser Welt selbst zu orientieren und zu verankern. Aber der Patient kann diese Fragen vermeiden, er kann um diese Problemkontexte einen großen Bogen machen oder sich mit Antworten aus zweiter Hand zufrieden geben, und dafür bezahlt er einen Preis: nämlich dass seine Lebendigkeit unter der Last gesellschaftlicher, u.U. religiöser Introjekte begraben wird und sein eigenes Fragen und Staunen erlischt.«

5. Lebenskunst: Das gemeinsame Feld

> »Se la vita ha un senso è il suo stesso insistere sul proprio avvenimento.«
> *(Sinngemäß: Wenn das Leben einen Sinn hat, so ist dies sein Beharren auf seinen eigenen Ablauf; Piero Bigongiari, auf einer Parkbank Merans)*

> »Ich habe mich außer für das Engagement,
> den möglichen Kampf eingeschlossen, dafür entschieden,
> zu schlafen, zu essen, menschliche Gespräche zu führen,
> Musik zu hören und so weiter. Ich denke nicht,
> daß der Welt geholfen wäre, fiele ihr Schicksal ganz in die Hände
> von Unausgeschlafenen, Hungerschwachen, Glücklosen.«
> *(Walter Dirks, zit. n. Merton 1971, 6f)*

Zum Begriff Lebenskunst. Ich will nun den Begriff der »Lebenskunst«, die eine Lebenshaltung impliziert, näher umschreiben und präzisieren, was ich darunter verstehe. Wilhelm Schmid (1998), der sich eingehender mit der »Lebenskunst« beschäftigt und diesen Begriff populär gemacht hat, geht sogar so weit zu behaupten, es sei – angesichts der vielen Wahlmöglichkeiten, die zur Disposition stehen – nicht mehr die Frage, »ob man sich Lebenskunst ›leisten‹ kann, sondern ob man ohne sie noch leben kann« (Schmid 1999, 7).

Lebenskunst impliziert, vom philosophischen Verständnis her, nicht bloß ein egozentrisches In-der-Welt-Sein, sondern immer schon ein gutes, gelingendes Leben mit anderen, bis hin zur Veränderung und zum Eingreifen in die uns umgebende Lebens-Welt und deren Veränderung von Strukturen. Gemeint ist damit ein Leben »in Beziehung«, da menschliches In-der-Welt-Sein immer Mit-Sein bedeutet. Lebenskunst meint, zutiefst dem Wunsch bzw. der Ur-Sehnsucht nachzugehen, »dem eigenen Leben Stil zu geben, es nach bestimmten Formen zu leben« (ebd. 8).

Bei Kant hieß es ein wenig altertümlich »sich selbst führen« (ebd.), was Schmid so interpretiert – und damit ist er meines Erachtens der Gestalttherapie ganz nahe –, dass es darum geht, wie ich als Mensch mit mir umgehen kann, damit ich mein eigenes Leben gestalten kann. Es ist eine reflektierte Haltung, die nicht mit hedonistischen Ansätzen zu verwechseln ist, in denen es nur um die eigene Lustbefriedigung geht. Lebenskunst meint auch nicht ein aalglattes Durchschummeln durch die verschiedensten Lebenssituationen. Schmid nimmt in dem Zusammenhang den griechischen Wortsinn von »Ästhetik« herein, der »die Sensibilität und Wahrnehmungsfähigkeit eines Menschen« (ebd. 9) beinhaltet. Äisthesis heißt, »aufmerksam zu werden auch für die Gefahren und das Inakzeptable im Leben« (ebd.).

Es geht in der Kunst des Lebens nie um ein Lebens-Rezeptbuch oder Regelhandwerk, sondern

> »allenfalls [darum], *optativ*, Vorschläge zu formulieren, die im besten Fall Plausibilität für sich beanspruchen können. Nicht eine Theorie des guten Lebens, der nur nachzuleben wäre, steht in Frage, sondern eine theoretische Erörterung all dessen, was […] klugerweise nicht ausser [sic!] Acht gelassen werden sollte. Nur in diesem Sinne kann von einer Anleitung zum richtigen Leben gesprochen werden, dessen Realisierung der Wahl des Individuums obliegt, das nur seiner eigenen Einsicht folgen kann, denn es verantwortet seine Lebensführung schliesslich selbst mit seiner Existenz.« (Schmid 1998, 55)

Lebenskunst, ein offenbar notwendiges Unterfangen. In zahlreichen Publikationen hat Schmid darüber nachgedacht, was diese Kunst des Lebens ausmacht. Was wir Menschen persönlich tun können. Kenntnisreich hat er – wie andere Philosophen und Theologen auch – den alten Begriff der Lebenskunst in die Moderne transferiert. Lebenskunst kreist um die Frage, wie wir Menschen das Leben bewusst gestalten und zwar so, dass dieses Leben unser eigenes wird. Der Mensch ist heute stärker denn je gefordert, sich seiner selbst bewusst zu werden, sich als ein handelndes, verantwortungsvolles Subjekt zu begreifen und zu erfahren.

Dabei geht es in erster Linie um eine Haltung, die wir dem Leben gegenüber einnehmen, darum, sich das Leben selbst anzueignen und sich die existentiellen Fragen zu stellen, um das Leben erfüllt zu leben, indem durch die Arbeit am Selbst die Spiel- und Handlungsräume ausgeweitet werden. Denn, so Helmuth Plessner (zit. n. Schmid 1998, 82), der »Mensch lebt nur, indem er ein Leben führt«. Der Ariadnefaden ist die Grundfrage, ob wir *unser eigenes* Leben *leben* (Schmid 2000, 7).

Einige Grundfragen der Lebenskunst

Wilhelm Schmid (1988) formuliert einige Grundfragen der Lebens-kunst. In Kürze:

- *Wie kann ich mein Leben führen?* (ebd. 89)
- *In welchen Zusammenhängen lebe ich? Wie lassen sich Zusam-menhänge herstellen, in denen es sich leben lässt?* (ebd. 90)
- *Welche Wahl habe ich?* (ebd.)
- *Wer bin ich?* (ebd. 91)
- *Welches Verständnis vom Leben habe ich?* (ebd.)
- *Was kann ich konkret tun?* (ebd. 92)

Diese Kunst bedeutet nicht, die Spaßgesellschaft weiterzutreiben. Sie ist vielmehr eine Kunst des rechten Maßes und eine Einladung, mit dem Auf und Ab des Lebens mitzugehen. Das Entscheidende ist meines Erachtens, diese persönliche Suche einfach zu beginnen *mit* den Unsicherheiten und den großen »Aber«. Im Hin und Her, im Gewoge des Lebendigen, in dem sich die Kontinuität des Lebens abspielt, mit diesen Fragen leichter zu leben. Lebenskunst hat auch mit Annehmen zu tun. Annehmen der Hö-hepunkte wie auch der Tiefpunkte des Lebens. Darin – in diesem Prozess der Gestaltung der Existenz – erfährt der Mensch schönes, stimmiges, erfülltes Leben. Nochmals:

> »Dieses Leben besteht nicht nur aus Glücksmomenten, die Widersprüche sind aus ihm nicht ausgeschlossen, sondern bestenfalls zur Harmonie zusammengespannt; es handelt sich nicht unbedingt um das, was man ein leichtes Leben nennt, eher um eines, das voller Schwierigkeiten ist, die zu bewältigen sind, voller Widerstände, Komplikationen, Entbehrungen, Konflikte, die ausgefochten oder ausgehalten werden – all das, was gemeinhin nicht zum guten Leben und zum Glücklichsein zählt.« (Schmid 1998, 170f)

Lebst du schon oder lebst du noch? Dies ist – salopp formuliert – das nicht moralisierende Motto der Lebenskunst, die abgewandelte Werbe-

philosophie einer internationalen Möbelfirma. Schön ist nach Schmid ein
Leben, das bejahenswert ist und wenn ein Maß vorhanden ist. Ein Maß
zwischen zu viel Schönem, wo Überdruss droht und einem Zuwenig, wo
Sinnlosigkeit wartet. Es geht um eine bewusste Kunst des Gestaltens, d.h.
um bewusste Lebensführung. Das Ziel ist klar: in Selbstbestimmtheit und
Selbst-Verantwortung sein Leben führen. Schmid selbst:

> »Schön ist das, was als *bejahenswert* erscheint. Als *bejahenswert* erscheint etwas in
> einer individuellen Perspektive, die keine Allgemeingültigkeit beanspruchen kann,
> bezogen auf das Subjekt selbst, auf sein Leben, auf Andere, auf Verhältnisse, auf
> Dinge und Objekte, Formen und Inhalte, zu denen jeweils eine starke Beziehung
> hergestellt wird, die nicht die Nicht-Beziehung der Gleichgültigkeit ist.« (Schmid
> 1988, 168)

Als Philosoph unterzieht Schmid den Begriff einer genaueren, breiteren
Betrachtung und beleuchtet diese Kunst des Lebens in ihren vielfältigen
Erscheinungsformen. Die Theorie der Lebenskunst hat viel mit einer polaren Einstellung gemeinsam. Leben, das gelingt, ist eingebettet in Polaritäten, in Gegensätzlichkeiten wie Freude und Leid usw., in denen es um
die Kunst der Balance geht und manchmal auch der Polarisierung bedarf.
Entscheidend jedoch ist, die Sorge für sich zu übernehmen und das Leben
bewusst zu gestalten. Diese Sorge um sich selbst bedeutet wiederum eine
neue Grundlage für ein neues Miteinander: »Selbst- *und* Fremdbeziehung«
sind in der Lebenskunst keine Gegenspieler, Fremdbezug ist erst durch
Selbstbezug möglich (Ruschmann 1999, 257). In diesem Sinn:

> »Ein Mensch, dem es in guter Weise um sich selbst geht, der sich um sich selbst
> und die freiheitliche Gestaltung seines Lebens kümmert, dem wird es immer auch
> um eine gute Qualität seiner Beziehungen zu anderen Menschen gehen. Ja man
> kann vielleicht sogar sagen, daß nur derjenige, der sich um sich selbst wirklich
> kümmert, sich auch anderen gegenüber richtig und förderlich verhalten kann.«
> (Müssen 1995, 10)

Die Kunst des Lebens – eine alte Kunst. Der Begriff der Lebenskunst ist,
wie schon angedeutet, kein moderner Begriff. Lebenskunst knüpft an eine
lange philosophische Tradition an. Eine Exkursion in die Geschichte der
Philosophie zeigt, dass sowohl Denker der Antike wie Sokrates, Platon und
Aristoteles, als auch Philosophen der Neuzeit wie Montaigne, Nietzsche
oder Schopenhauer und der Moderne wie z.B. Focault die uralten Fragen
nach dem Leben gestellt haben. Dabei ging es immer um Antworten, die
den Menschen Lebensmöglichkeiten eröffnen. Es ging darum, das Verhältnis des Einzelnen zu sich selbst, zu den Mitmenschen, zur Mit- und
Lebenswelt zu bestimmen.

Die Aufgabe, die jeder Einzelne dabei leisten muss: den eigenen Alltag, sein Leben leben. Es geht um die Kunst zur Existenz, um die Kompetenz der Lebensführung, um eine weitsichtige Sorge, die vom Einzelnen Eigenverantwortung und Selbstmächtigkeit fordert. Dazu ist es notwendig, sich mit sich selbst auseinanderzusetzen. Für Schmid heißt das, sich mit den eigenen Gewohnheiten auseinanderzusetzen. Das Gewohnte – schrieb Nietzsche – sei am schwersten zu erkennen (Roos 2006, 51), deshalb erfordert es stete Aufmerksamkeit. Lebenskunst thematisiert die Themen des Menschen wie Lust, Leid, Tod, Zeit, Gesundheit, Krankheit, Glück, Sinn, um nur einige aufzuzählen.

Gutes Leben leben. Gut leben können hat viele Facetten. Diese Sehnsucht nach dem guten Leben verbindet Philosophen vergangener Jahrhunderte mit dem modernen Menschen. Der Dialog mit der Geschichte ist kenntnisreich und erfolgreich eröffnet. Nun müssen diese Fragen angegangen und auch, aber nicht nur reflexiv erarbeitet werden. Das mag ein sinnvoller, notwendiger, erster Schritt sein. Ein Schritt, der allein nicht genügt und weitergeführt werden muss. Schon Schmid (2007, 436–444) entwirft dafür eine Schule der Lebenskunst, ein Experimentierfeld, in dem es gilt, in der täglichen Kleinwelt zu üben oder, wie es die alten Philosophen ausdrückten, »Askese« zu praktizieren (Roos 2006, 263f). Dies bedeutete schon damals keine Selbstkasteiung. Man verstand darunter vielmehr den Aspekt des Lernens und Einübens. Denn: »Nichts ist schwieriger als sich selbst zu beobachten« (Baecker 2005, 28). Schon im alten Griechenland verstand man unter Askese eine ganzheitliche Übungsweise, »mit deren Hilfe das Selbst sich und das eigene Leben formt und transformiert« (Schmid 1998, 325).

Im Gestalt-Ansatz mit seinen Grundprinzipien und seinem experientiellen, existentiellen und experimentellen Vorgehen sehe ich die ideale Therapie der Lebenskunst: mit seiner Fokussierung auf die Schulung des Gewahrseins, mit der Förderung zur Wahrnehmung und Klärung von Bedürfnissen, mit seiner Unterstützung beim Herausarbeiten eigener Möglichkeiten und dem Blick des Nachkontaktes, des Verdauens, Ausklingen-Lassens von Erfahrungen, um nur einige Aspekte anzudeuten. Denn, wie schon Seneca bemerkte: »Leben muss man das ganze Leben lang lernen« (zit. n. Schmid 1998, 324).

Lebenskunst – eine Arbeit, die ansteht. Lebenskunst ist also die Möglichkeit und auch »Arbeit«, das Leben bewusst zu führen und nicht nur leben zu lassen. Diese Lebensführung liegt in unserer eigenen Verantwortung. Es ist Aufgabe jedes Einzelnen, aus der Opferhaltung und den Schuldzuweisungen in jegliche Richtungen herauszugehen. Die Lebenskunst fordert uns auf, unser Leben so zu gestalten, dass es unser persönliches und eigenes wird. Gegen die Trends der Zeit schließt Lebenskunst Unangenehmes, auch Schmerzliches, nicht aus (Schmid 1998, 168f). Denn die Fragen des Lebens und jene nach dem Sinn muss heute jeder und jede für sich selbst beantworten. Das nimmt uns – nach der Fragmentierung innerhalb der Moderne, nach dem Zusammenbruch »der großen religiösen und auch pseudoreligiösen Erzähltraditionen« (Rutishauser 2005, 186) – niemand mehr ab. Es gilt, Antworten zu suchen und zu finden, die stimmig sind und Lebensmöglichkeiten eröffnen. Es gilt zu prüfen, was ansteht. Was wichtig ist. Was wir brauchen. Indem wir uns diesen Fragen stellen, eignen wir uns das Leben wieder an: in Freiheit, innengeleitet, autonom, selbständig und »verwoben«, wenn wir es in Gestalt-Termini ausdrücken. Denn, darauf hat der bereits erwähnte Theologe Küng (2005, 95) schon hingewiesen: »In den letzten Fragen herrscht *kein intellektueller Zwang, sondern Freiheit.*« Wichtig wird – wenn wir lernen wollen, das Leben als Kunstwerk zu begreifen – ein offener Begriff von Kunstwerk:

> »Es geht nicht mehr um den Ausschluss des Widersprüchlichen aus dem Werk, das das Leben ist, und nicht primär ums Gelingen in einem vordergründigen Sinn, auch nicht um die ›Vollendung‹. Das Scheitern kann ein Bestandteil dieses Werkes sein.« (Schmid 1998, 77).

Fazit dieser Kunst: Vive la différence! Persönliche »Eckpunkte« zu etablieren und herauszuarbeiten findet Schmid wesentlich und versteht darunter das, was ein Individuum für sich selbst in seinem Leben als wichtig erachtet. Diese Eckpunkte bieten Zuverlässigkeit für sich selbst und auch für andere. Das heißt: Die Erfahrung zählt, nicht apriorische Normen oder Regeln. Leben heißt, in der Polarität von Reflektieren und wieder Vergessen, Machen und Lassen leben, um in die »Gelassenheit« als essentielles Moment der Lebenskunst zu kommen (Schmid 1999, 10). Auch hier gilt: Der Weg ist das Ziel. Der existentielle Imperativ: »Gestalte dein Leben so, dass es bejahenswert ist.« (Schmid 1998, 169)

Die Auf-Gabe: Manager seiner selbst sein. Mit diesem Satz könnte man die Aufgabe der Lebenskunst überschreiben. Lebenskunst geht von der inneliegenden Überzeugung aus, das Leben mitbestimmen zu können. Sie rückt den Menschen, das Individuum ins Zentrum des Agens und – indem sie den Menschen befähigt, wieder in Balance zu kommen bzw. diese zu finden – eröffnet sie neue Handlungsräume. Manager seiner selbst sein – dies ist nicht unbedingt eine einfache Arbeit (Baecker 2005, 28). Dieses

Manager-Sein bedeutet und erfordert, sich zu beobachten, sich kennen zu lernen, Selbstbewusstsein zu entwickeln und zu erarbeiten. Es geht dabei um Verantwortung und darum, dass ich selbst die Wahl habe, das Leben zu ver-antworten, mich zu entscheiden und mit der Entscheidung *klug umzugehen*« (ebd. 30). Zugespitzt formuliert gilt: die Entscheidung zu treffen, ob die Umstände, das Schicksal, die Götter für uns Leben wählen oder ob wir als Agens die Wahl treffen. Es gilt, einfache Fragen zu stellen, an diesen festzuhalten und diese langsam zu beantworten und jenen Antworten zu trauen, deren Autorschaft bekannt ist, weil sie in uns selbst liegen. Letztlich geht es in diesem Selbst-Management um einen Prozess, der das Individuum befähigt, auf dem Weg des Erkennens differenzierter zu agieren (ebd. 31). Es ist ein In-Kontakt-Treten mit sich selbst, mit den eigenen Kompetenzen und den Fähigkeiten.

Dabei gilt,

»auf einer Ebene zweiter Ordnung zu erkennen, daß es Dinge gibt, die in unserer Macht liegen, und andere, die nicht in unserer Macht liegen. Denn dann ist es nicht schwer zu erkennen, daß unser Begreifen ebenso wie unser Körper, unser Begehren ebenso wie unser Besitz, manchmal und partiell und im Austausch mit einigen Zeitgenossen in unserer Macht liegen und manchmal und partiell und im Austausch mit anderen Zeitgenossen ganz und gar nicht in unserer Macht liegen. Und von da aus ist es nicht schwer, zu erkennen, daß ein guter Teil des Managements seiner selbst darin besteht, sich die Zeiten, die Aspekte und die Partner auszusuchen (beziehungsweise vorsichtiger: sie im Hinblick auf ihre situative Geeignetheit zu unterscheiden zu wissen), zu denen und anhand derer und mit denen geht, was sonst nicht geht.« (Ebd. 31)

Selbstmanagement ist ein Prozess der Selbstfreundschaft, ein Wieder-befreundet-Sein mit sich selbst (vgl. Schmid 2007). Vielleicht bewahrheitet sich dann das Lebensmotto von Jodie Foster (2008, 24): »Ich möchte, dass man mir ansieht, dass ich intensiv gelebt habe«.

Die »Lehre« der Lebenskunst zusammenfassend: Verantwortung übernehmen für sich und andere, Erfüllung finden, indem wir uns Leben aneignen, Krisen und Umstände bewältigen und dadurch unserem Leben Tiefe und Reifung geben. Wenn wir uns verstehen lernen, uns als Person entwickeln und unsere Individualität entfalten, Verantwortung für unser eigenes Handeln übernehmen, dann stellt sich »gutes Leben« ein. Nicht von oben herab, sondern als Resultat liebevoller, manchmal auch harter Arbeit am Selbst, die immer auch schon eine Mitgestaltung der Welt bedeutet.

Lebenskunst – so meine These bzw. mein Verständnis – ist der Begriff, in dem sich Spiritualität und Gestalttherapie am besten begegnen.

Lebenskunst ist deren gemeinsames Anliegen. Und, einen Schritt weiter gedacht: Spiritualität und Gestalt *sind* schon Lebenskunst. Trotzdem werde ich im Folgenden dialogisch immer wieder zwischen beiden hin und her pendeln.

Gestalttherapie: Eine Kunst, gut in der Welt zu sein. Heik Portele (1992) spricht bereits im Vorwort seines Buches »Der Mensch ist kein Wägelchen« über den Gestalt-Ansatz als eine Kunst des Lebens, als eine Haltung zur Welt. In seinem Zitat kommt er der in diesem Buch vorgelegten Definition von Spiritualität frappierend nahe. Aber nicht bloß der Spiritualität, sondern auch dem, was Philosophen vor uns mit Lebenskunst meinten.

> »Für mich ist nämlich Gestalttherapie mehr als nur eine Theorie oder mehr als nur eine Praxis, sie ist beides zusammen, und sie ist vor allem, was ich eine ›Lebenskunst‹ nennen möchte. Ich meine damit eine Haltung zur Welt, zu den Mitmenschen, zu sich selbst, zur Natur und zur Kultur, zu Tieren, Pflanzen und Steinen, die sich auswirkt auf unser Denken, Fühlen, Handeln, auf Wissenschaft und Ethik, auf Spiritualität und Alltag. Diese Gestalt-Lebenskunst, diese Gestalt-Haltung zur Welt, steht im Gegensatz zu dem, was vorherrscht in unserer Kultur. Das macht Gestalttherapie für die vorherrschende Ordnung gefährlich und deshalb wird sie manchmal abgewertet. (Portele 1992, 7)

»Therapie ist nicht vom Leben zu trennen«, meinte Laura Perls im Rückblick auf die Anfänge von Gestalttherapie und die Intention beim Verfassen dieses therapeutischen Verfahrens (Sreckovic 1999, 104). Ich ergänze: Spiritualität ist ebenso wenig vom Leben zu trennen.

Der Gestaltansatz kann zu einem gangbaren Weg werden, »in der Welt zu sein« (Smith 2001, 26). Sofern wir seine Leitprinzipien verinnerlichen, kann Gestalt uns unterstützen, gut zu leben. Das Autorenpaar Fuhr betont diese Perspektive ebenso: Für sie ist der Gestalt-Ansatz »weit mehr als ein Komplex von theoretisch begründeten und erprobten Praxiskonzepten zur Belebung unserer Therapie- und Bildungslandschaft; er kann als Weg zu einem *grundlegend neuen Denken und In-der-Welt-Sein begriffen werden*« (Fuhr & Gremmler-Fuhr 1995, 15).

Und Joseph Zinker (1997, 29) spricht in einem anderen Zusammenhang von verschiedenen Aspekten der Psychotherapie und betont, dass Gestalttherapie zugleich Kunst ist. Er bemängelt, dass »die Psychotherapie in ihrem historischen Kampf um Anerkennung als ›Physik der Psyche‹ den Kontakt zu ihrem eigenen Namen verloren hat; sie hat vergessen, daß sie der Untersuchung und Heilung der Seele dienen soll«.

Auch Spiritualität ist letztlich Kunst des Lebens. Wie ich zu zeigen versucht habe, ist Spiritualität kein Reservat einer vom Leben abgehobenen, Normen diktierenden Theologie, Religion oder Gruppe, sondern die hilfreiche Kunst einer Anleitung zu einem guten, menschlichen Leben. Spiritualität und Gestalt sind im Grunde das Sich-Selbst-Entdecken, so ungeschminkt, wie wir es von Moment zu Moment sehen und verwirklichen können. Dieses Unterfangen steht jeder Frau und jedem Mann offen. In der gemeinsamen Sorge um den Menschen, im Anliegen der individuellen Selbstentfaltung und im Bestreben, einen Horizont zu eröffnen von gelingenden Lebensmöglichkeiten (Müssen 1995, 7) sowie diese einzuleiten, zu ermöglichen, zu fördern und zu stützen, treffen sich Spiritualität und Psychotherapie, insbesondere Gestalttherapie.

Einige gemeinsame Lebens- oder Arbeitsfelder von Gestalt und Spiritualität sollen nun aufgesucht werden. Das Projekt »Lebenskunst« lässt sich nach dem Theologen und Psychologen Peter Müssen (1995) mit den Schlagwörtern Wandlung, gelingendes Leben, Emanzipation und Suche zusammenfassen, wobei alle Aspekte eigentlich ineinander überfließen, einander ergänzen, sich überschneiden. Diese Stichworte und einige seiner Gedanken greife ich nun auf und möchte so einen wechselseitigen, inspirierenden Dialog initiieren, Verbindungen herstellen, Gemeinsamkeiten aufzeigen.

Ein Modell menschlichen Handelns

Für Müssen (ebd.) ist folgendes Modell von Robert Dilts hilfreich bei der Entdeckung von Gemeinsamkeiten auf verschiedenen Ebenen, für einen kritischen, partnerschaftlich-kooperativen, inspirierenden, spannungsvollen Dialog zwischen Psychologie/Psychotherapie und Theologie/Seelsorge/Spiritualität, die sich selbstbewusst und respektvoll aufeinander einlassen:

- **Die Ebene der Umgebung:** Wo und wann wird gehandelt?
- **Die Ebene des Verhaltens:** Was wird getan?
- **Die Ebene der Fähigkeiten:** Wie wird es getan?
- **Die Ebene der Überzeugungen:** Warum wird es getan?
- **Die Ebene der Identität:** Wer tut es? Wie versteht er/sie sich?
- **Die Ebene der Spiritualität:** Wer oder was ist sein/ihr Transzendentes?

(Dilts 1993, zit. n. Müssen 1995, 5)

Müssen zeigt auf, dass gerade die Ebene der Glaubensüberzeugungen eine sehr hartnäckig zu verändernde Ebene ist. Beispiele gibt es zur Genüge, quer durch die Religionsgeschichte, aber auch im Feld der Therapie. Dies wird in Diskussionen um unterschiedliche Positionen oft deutlich. Aber: Unsere Einsichten, seien sie noch so – therapeutisch wie spirituell – überwältigend und erhebend, sind letztlich immer begrenzte Einsichten. Toleranz und Austausch, auch über gegensätzliche Anschauungen und Verfahren hinweg und durch sie hindurch, sind erforderlich und angebracht.

Lebenskunst – Freude am Leben, das gelingt. Gegen hedonistische Vorwürfe, Lebenskunst wäre einseitiges Genussstreben des Einzelnen auf Kosten der Gemeinschaft, umschreibt Rudolf Ginters Lebenskunst wie folgt:

> »In der Lebenskunst geht es also nicht um naiven Egoismus, der auf die pure Lebensfreude abzielt, sondern um einen klugen und auf lange Sicht planenden Egoismus, dem es auf der Basis eines gesunden Selbstwertgefühls um sich selbst und deshalb notwendigerweise auch um andere geht. Seine Lebensfreude findet er darin, daß er sein Tun auf ein gutes Ziel hin ausrichtet.« (Ginters 1982, 168, zit. n. ebd., 8)

Freude am Leben, das gelingt und dadurch lebenswert wird, ähnlich dem, was in der Antike als Diätetik bezeichnet wurde (ebd.). Freude darüber, dass der Mut zur subjektiven Wahrheit gelingt, das Vertrauen in sich selbst, über die Zuwendung zum je eigenen Sein, im schlichten Genießen des Augenblicks, in der Leichtigkeit des Selbstverständlichen, im Annehmen-Können des Unvorhergesehenen, im Gewahrwerden der Bedürfnisse und im Verständnis, sich nicht mehr länger als Wurfball des Schicksals zu begreifen. Lebenskunst als empowerment, als Ermächtigung zum Leben, als eine innere Leichtigkeit bzw. Festigkeit, auch wenn draußen die »Stürme toben«. Diese Freude kann meines Erachtens auch ein Staunen sein über die eigenen Möglichkeiten, wie es Erving Polster (2002, 187) ausgedrückt hat oder erst kürzlich ein junger Erwachsener, der *nach* dem Durchstehen einer Krise zur berührenden Erkenntnis kam, sein eigenes Leben genial und interessant zu finden.

Was verhilft zu einem gelungenen Leben? Dies ist eine der Leitfragen der Philosophie, der Spiritualität und der Therapie. Gerade dann, wenn der Lebensfluss nicht mehr gemächlich dahinfließt, sondern stockt, wenn wir nicht mehr so »funktionieren« wie gewohnt, dann rückt diese Frage wieder in den Vordergrund:

»Alles, was ich tun kann, ist, Menschen vielleicht dabei zu helfen, sich selbst zu reorganisieren, besser zu funktionieren, das Leben mehr zu genießen, sich – und das ist sehr wichtig – echter zu fühlen. Was wollt ihr mehr? Leben heißt nicht, auf Rosen gebettet zu sein.« (Perls 1980, 111)

Gelingendes Leben ist ohne Einsicht, ohne Verständnis um die eigene Person, des persönlichen Charakters bzw. Potentials und ohne weiten-heiteren Blick auf die eigenen Gewohnheitsmuster und »Schrulligkeiten« nicht möglich. Einsicht, ein Ziel gestalttherapeutischer Arbeit, ist notwendig und es schließt ein »zu wissen, wofür man verantwortlich ist« oder nicht (Yontef 1999a, 176), das Bewusstsein der Wahl, die Förderung von selfsupport usw. Mit der notwendigen Distanz, im Rückblick, im Vorausentwurf kann Entwicklung einsichtig werden. Diese Freude ist meist im Nachhinein (Gestalttherapeuten würden das im »Nachkontakt« nennen) erfahrbar, dann, wenn die schöpferische Anpassung des Selbst gelungen ist. Lebenswertes und lebensförderliches Leben wird so zum »Kunstwerk«. Schulthess (2006, 36) verweist im Zusammenhang von Selbststützung und Selbstverantwortung auf Jean Paul Sartre, der betonte, »wie die Freiheit des Menschen sich darin äußert, selbst in miserabelsten Lebensumständen zu einer eigenen Handlung und Tat zu finden, also *creative adjusted* eine *response* zu geben, die persönlich verantwortet wird und dadurch Sinn erhält«.

Lebenskunst – Kunst der Wandlung. Ein weiteres Feld, Ziel bzw. Anliegen einer Lebenskunst ist, dass der einzelne Mensch Freiheitsräume erlangt, dass er – heraus aus den Verstrickungen der Herkunftsfamilie etwa oder gegenüber gesellschaftlichen Normierungen – sein Leben eigenverantwortlich zu leben vermag und für sich eine stimmige Lebensform gewinnt (Müssen 1995, 8). Trocken meinte Horx (2005b, 354): »Überleben durch Wandel ist besser als Untergehen mit Prinzip«. Und auch kleinformatiger gedacht: Lebenskunst meint Verwandlung der kleinen Dinge im Alltag, die Umwandlung des Alltäglichen, die so zur persönlichen Wahrheit werden.

Diese Lebensform schließt Leid und dunkle Seiten im Leben nicht aus. Der Gedanke der Wandlung ist fundamental. Wandlung, von innen her kommende Wandlung, ist der Kernpunkt jeder ernstzunehmenden Spiritualität und Therapie: Im »Tohuwabohu«, aus der Finsternis der Nacht, in der Enge der Krise erwächst neues Leben. Aus dem gewandelten Menschen kommen neue tragfähigere Verhaltensweisen, Einstellungen und Sichtweisen und aus diesen wiederum ergeben sich andere Wertungen und Orientierungen. Hier möchte ich auch noch den Gedanken der Hoffnung einfügen, der mir in meiner Arbeit und im persönlichen Leben wichtig geworden ist: Habe ich Hoffnung (auf Wandlung) oder bleibt eh alles unveränderlich…?[10] Und:

Ist Aussicht auf Wandlung, ist Veränderung vorstellbar bzw. unmöglich? Aufgabe von Therapie und Spiritualität ist es, eine Wandlung zu ermöglichen, insofern sie in der Begegnung, im Kontakt mit der Person diese in der Selbstveränderung und auf der Suche nach mehr Lebensqualität und Sinnerfüllung unterstützen, wenn Lebenskonzepte zusammenbrechen. Trotz Leid, Schmerz, Verzweiflung, Angst, Trauma, Krankheit und angesichts der Mehrfachschleifen, in denen wir unsere Probleme und Muster mitschleppen.
Denn:

>»Wer sich wandeln will, muß lernen loszulassen [...]. Wer davon überzeugt ist, bekommt eine andere Einstellung zum Leben, zur Umwelt und Gesellschaft. [...] Er hat den Mut zum einfachen Leben, weil Leben in den einfachen Dingen viel stärker zu spüren ist. Er erkennt, daß es nicht um die Quantität geht, sondern um die Qualität. Damit sind wir wieder beim Bewußtseinswandel, ohne den es keine Wandlung des Menschen und der Gesellschaft gibt.« (Jäger 1991, 51)

Dieser Aspekt der Lebenskunst hat eine emanzipatorische Komponente: Sie zeigt alternative Wege auf, unterstützt den Einzelnen darin, die eigene Freiheit zu gebrauchen, anders zu sein, zu denken, zu handeln, auf jeden Fall befriedigender, authentischer, wahrhaftiger.

Kennzeichen einer solchen Lebenskunst (in Spiritualität und Therapie) ist Emanzipation, denn

>»sie entlarvt die sich einnistenden Maden der Versklavung des Menschen, sie unterhöhlt die Fundamente der Mauern, die dem menschlichen Leben durch unnötige Begrenzungen und Gefangenschaften seine Größe nehmen, und sie stellt die lebensfeindlichen Miesmacher der Freiheit bloß, die unter falscher Berufung auf Moral, Sitte und Anstand deren Sinn entstellen« (Müssen 1995, 9).

Einblende
Stichwort: Transformation, Selbstverwirklichung, Wesensveränderung

An dieser Stelle passt ein Hinweis über die Debatte nach Wesensverwandlung in der Spiritualität und der bloßen Veränderung innerhalb von Therapie, auch wenn ich womöglich – überspitzt formuliert – in ein therapeutisches wie spirituelles Wespennest steche. Eine Diskussion, die ich prägnant in Stichworte fassen möchte und von der *Praxis* her aufrolle (i.S. der Diskrepanz von Anspruch/Theorie und gelebter Wirklichkeit): »Therapie = Selbstverwirklichung und Spiritualität = Selbstranszendenz/Wesensveränderung«. In den *meisten* Gesprächen mit spirituellen MeisterInnen und transpersonalen TherapeutInnen (oder was immer die Verfahren für Attribute erhalten, die oft als Eigenkreationen vermarktet werden) zieht sich folgende Position durch: »Das ist doch alles nur Therapie und keine Spiritualität, wobei letztere meist ungebührlich mit einer unübersichtlich-komplexen Theorie und einem entsprechenden Jargon in ein Nirvana entschwindet. In Bezug auf Gestalttherapeuten heißt es dann, dass Gestalt lediglich bis zum Herzchakra kommt, also unvollkommen ist (weil noch drei fehlten) … Von der integrativen Sichtweise her habe ich dazu bereits indirekt Stellung bezogen. Die hier im Buch vorgestellte Spiritualität ist für mich Wesensverwandlung, auch Gestalttherapie, die als Therapie nie lediglich Reparatur ist für das Leben in Gesellschaft. Und, als Lebenshaltung aufgefasst, erstreckt sie sich auch *voll*zeitlich in alle Bereiche des Lebens, mit der dazugehörigen Portion »Unvollkommenheit«, Unwissenheit etc. menschlichen Daseins. Auf das Problem des Narzissmus (Ichaufblähung, Selbstentwertung) als Schattenthema der transpersonalen Psychologie hat bereits Walach (2000) hingewiesen.

Im Wesentlichen werden zwei Aspekte, Ziele unterschieden. Erstens: Förderung der Persönlichkeitsentwicklung. Zweitens: Qualitative Verwandlung der Person, Wesensveränderung (meist als vertikale Richtung und Ausrichtung »auf das Ganze« (Hundt 2007, 71) beschrieben). Letztere ist spirituellen Wegen und den Transpersonalen Richtungen vorbehalten.

»Der Mensch kennt sich nicht einmal selbst zur Genüge – der Blick nach innen ist unvollständig –, und er erlebt sich in vieler Hinsicht erst in seinen Handlungen.« (Gierer 2005, 45, zit. n. Küng 2005, 208). Diesem Zitat füge ich hinzu: Der Blick nach innen und oben ist unvollständig, wenn er nicht in dem Blick nach draußen, in der Horizontalen, verankert wird. In dieser horizontalen Verlagerung *vollzieht* sich – Schritt für Schritt – *gelebte* Transformation, die mich immer als *ganze Person* erfasst und betrifft (auch mein »Wesen«) und im direkten Bezug zur gegenwärtigen Realität steht.

Die folgende Skizze soll dies veranschaulichen und ein ausschließliches »Entweder – Oder« aufheben. Denn Leben, Verwandlung findet statt auf den *Plätzen des Lebens*. Wir verwandeln uns nicht nur durch Üben, sondern durch Tun und Begegnung, das ein *Sein in der Welt* ist. Das ist der andere Pol, jener der Einfachheit und der alltäglichen Normalität, wenn wir einfach *sind*. Transformation bezieht sich auf sämtliche Bereiche des Menschseins: körperlich, geistig, emotional, intellektuell, sozial, existentiell, spirituell … Lebendigkeit hat auch mit Wachheit zu tun und mit Staunenkönnen über das Leben, in mir und außerhalb von mir, mit dem Umgang des Fragmentarischen, mit dem »Bösen«, mit dem »Schatten«. Bereits in der Spiritualität des Westens wurden meiner Ansicht nach die Vertikale und mit ihr die Vervollkommnung zu sehr betont. Herausgekommen ist ein einseitiger Gegensatz zwischen unten und oben, innen und außen, gut und böse. Auf jeden Fall geriet die horizontale Ebene (des Allzumenschlichen?) zu sehr aus dem Blickfeld und damit die Ganzheit des Menschen. Angesichts der Vielgestaltigkeit der Welt und der Individuen und angesichts des Wissens, dass es eine absolute Erkenntnisperspektive nicht gibt, ist eine Auseinandersetzung, ein Austausch mit anderen Positionen notwendig.

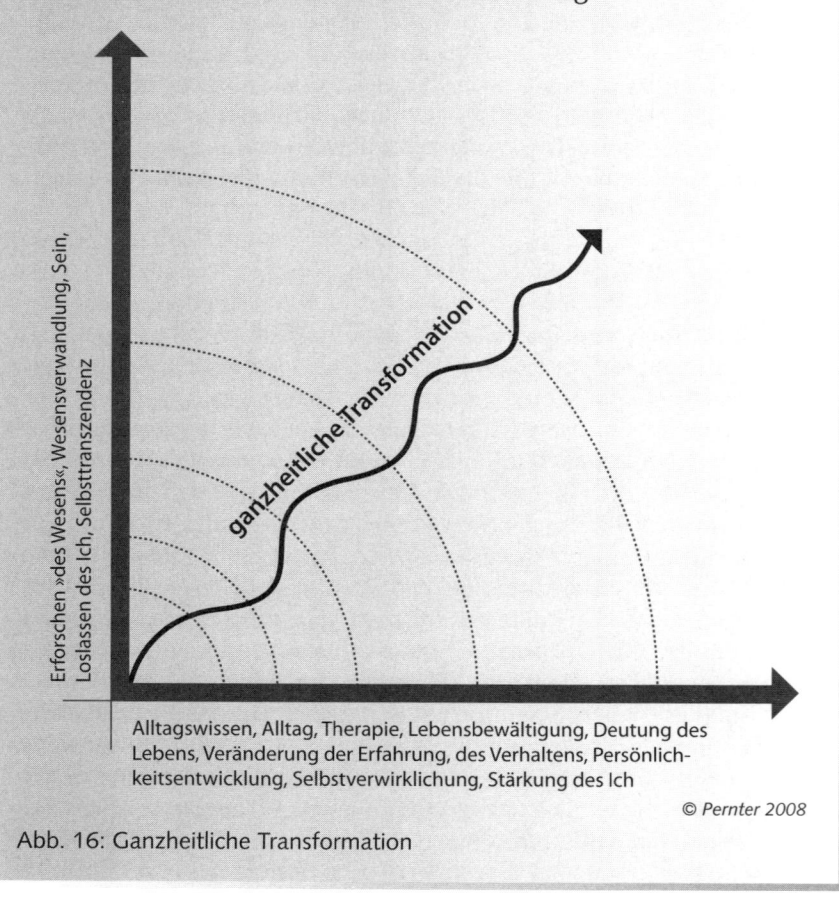

ganzheitliche Transformation

Erforschen »des Wesens«, Wesensverwandlung, Sein, Loslassen des Ich, Selbsttranszendenz

Alltagswissen, Alltag, Therapie, Lebensbewältigung, Deutung des Lebens, Veränderung der Erfahrung, des Verhaltens, Persönlichkeitsentwicklung, Selbstverwirklichung, Stärkung des Ich

© Pernter 2008

Abb. 16: Ganzheitliche Transformation

Lebenskunst als individuelle Suche. Lebenskunst berücksichtigt die existentielle Wahrheit, dass es kein vorgezeichnetes Modell bzw. Patentrezept für menschliches Leben gibt, sondern Leben ein individueller Suchprozess und kein Einheitswahn ist. Dies gilt besonders heute umso mehr, da es immer mehr Wahlmöglichkeiten gibt, wo am weltanschaulichen, gesellschaftlichen und wohl auch am therapeutischen Markt viele unterschiedliche Anbieter um die Gunst von Menschen feilschen. Lebenskunst ist und heißt Suche nach persönlichem Sinn, Beantwortung existentieller Fragestellungen, Suche nach dem, was trägt. Lebenskunst *ist* Respekt vor der individuellen Eigenart eines Menschen. Diese Einzigartigkeit zu fördern, zu unterstützen und zu stärken ist ihre Aufgabe schlechthin, nämlich Menschen zu begleiten in der Verwirklichung ihrer »Lebensaufgabe«, sie in ihrem So-Sein zu tolerieren, an der Grenze zwischen Ich und Du, wo Kontakt möglich wird, wo es darum geht, die Welt mit den eigenen Augen (wieder) zu entdecken.

Auf Spiritualität bezogen heißt das, dass Seel-Sorge als ganzheitliche Sorge um den Menschen jeglichen Imitatio-Gedanken (Nachfolge von Meistern, Heiligen) anders interpretieren muss, im Sinne der Freiheit einer lebensfreundlichen, dem Leben zugewandten und das Leben bejahenden Transzendenz.

Individuelle Lebensgestaltung sperrt sich jeglicher Nachfolge. Lebensentwürfe von Menschen in grauer Vorzeit wurden in der Vergangenheit allzu oft überhöht, unmenschlich und lebensfremd als Vorzeigemodelle tradiert. Sie haben dadurch introjektfördernd bzw. induzierend Soll-Maßstäbe propagiert und übergestülpt: über Menschen, über Individuen, über Gruppen. Lebenskunst als individuelle Suche meint keine Kopie von jemanden werden, sondern wie es ein Werbespruch markant ausgedrückt hat: »Zeigen Sie Persönlichkeit. Das Original.«

Diese Mahnung gilt für lebende Gurus und Meister ebenso. Spirituell sein ist ein lebenslanger Prozess und kein einmaliges in sich abgeschlossenes Geschehen und muss im Europa des 21. Jahrhunderts – nach den Erfahrungen von faschistoiden, totalitären und nazistischen Regimen – wieder mehr beim einzelnen Individuum ansetzen. Es sollte nicht eigens betont werden müssen, dass eine solche schwerpunktmäßige Verlagerung zum Individuum hin, Gemeinschaft, Solidarität mit Ausgegrenzten und Schwächeren nicht ausschließt: Menschsein als Mit-Sein.

Selbst-Erkenntnis vollzieht sich in der Polarität von Introversion und Extroversion (Schmid 2007, 100), ist ein Weg nach Innen *und* nach Außen und manchmal ein Kontaktprozess, von Außen angestoßen, durch Ereignisse, durch Begegnung des Fremden, die wiederum etwas im Individuum auslösen.

Lebenskunst wird im therapeutischen Raum Rücksicht auf die Person nehmen, Vorsicht bei Diagnosen[11] üben, in der Therapie Erfahrungs-

und Experimentier-Räume anbieten, in denen der Klient anhand seiner Schwierigkeiten und seiner Fragen an sich selbst auskundschaften darf, was »Sache« ist und die Gestalt Figur werden lassen kann. Es gilt, individuelle Lösungen zu suchen für den je eigenen Lebenskontext und im Hinblick auf seine Lebenswelt, aus der er kommt und in die er – Stunde für Stunde – wieder entlassen wird, mit dem Ziel, dort seinen »Mann« zu stehen. Und, falls es eine Frau ist: dort ihr persönliches Frau-Sein zu verwirklichen.

Das Potential der Gestalttherapie. Gerade die Gestalttherapie, in ihren Anfängen schon gesellschaftskritisch angelegt, hat die notwendige Sensibilität für systemimmanente destruktive Strukturen und weiß um die Notwendigkeit gesellschaftlicher Veränderungen. Dafür steht insbesondere Paul Goodman. Des Weiteren kommt hier die Stärke der Gestalttherapie zum Tragen, die nicht vorschnell in die Kategorien »gesund« und »krank« unterteilt, sondern genau hinschaut. Gestalttherapeutische Praxis ist ein gemeinsames Entdecken, Erforschen, Erkunden, Experimentieren. Der Therapeut ist nicht der »alleinige Experte«, der immer schon von vornherein weiß, wo es lang geht, sondern der fachkundige Begleiter, der mit dem Klienten mitgeht, seine Ressourcen fördert, ihn stützt, ihn nicht »behandelt«, sondern ihn als Experten für sich selbst respektiert und darauf achtet, dass Begegnungsraum für eine Beziehung, für den Ich-Du-Kontakt entstehen kann. Hierhin gehören auch die Prozessorientierung und die Erfahrungsorientiertheit der Gestalttherapie, das Awarenesskontinuum usw.

Der Begleiter ist wie ein sokratisches Gegenüber, ein existentieller Fragensteller in der Mäeutik. Die Hebammen-Technik zielt gerade nicht darauf ab, vorgefertigte, schnelle Antworten dem Gegenüber drüberzustülpen, sondern initiiert einen dialogischen Erkenntnis*prozess*. Den Kopf nicht ohne Leib und diesen nicht ohne Seele zu behandeln ... also einen ganzheitlichen Prozess in Gang zu setzen, das war die sokratische Maxime: die Seele durch gutes Reden zu heilen (Lellek 2001, 162). Es ist eine offene Haltung dem Du gegenüber, im Vertrauen, dass dieses Gegenüber die Möglichkeit zum Erkennen in sich trägt und im Wissen, dass letztlich »niemand erkennt, was er nicht selbst entdeckt« (Picht 1990, 464 zit. n. ebd.). Der Begleiter ist ein Gesprächskünstler (ebd.), kein Antwort- oder Rezepteautomat im Besitz der Wahrheit. Er eröffnet Verstehensmöglichkeiten und schafft einen dialogischen Raum für eine *existentielle Begegnung*, wo sich eigene, gültige Antworten finden lassen und sich Menschen ihres Seins gewahr werden und entdecken können, wo ihre Lebendigkeit bzw. ihr Potential liegt und wo sie es beeinträchtigen, zulassen oder entfalten können. Zu seinen Kompetenzen gehören Fähigkeiten wie Umstände zu hinterfragen, Geduld und Vertrauen in den Prozess zu haben, die Gabe der nötigen, diagnostisch verantworteten Konfrontation und ein Aktiv-Werden, die angebrachte Stützung (support) zu geben im ständigen Bestreben, Dogmen und vermeintlichen Sicherheiten zu widerstreben und diese aufzulösen (Schmid-Lellek 2001, 163f). Sache des Klienten *bleibt* es, zu überprüfen, ob die Antworten und Erkenntnisse gültig, stimmig sind, sie sich anzueignen oder sie wieder aufzugeben, sich seines Seins gewahr zu werden.

Der Organisationsberater Nevis (1988) hat den Gestaltprozess der Bewusstheit auf der Seite des Beraters mit zwei ganz unterschiedlichen Detektivstilen verglichen, die er als komplementäre, bewusstheitsfördernde Formen beschreibt. Da ist einmal die Art des Kommissars Columbo, intuitiv-chaotisch herumschweifend, in einer offenen, nicht fokussierenden Haltung mit ungerichteter Bewusstheit, in der man darauf wartet und vertraut, dass die Phänomene im Prozess in Erscheinung treten. Der andere Pol der Bewusstheit geht im Stil eines aktiven, akribischen Suchers à la Sherlock Holmes vor, als zielgerichtete Datensammlung beobachtbarer Phänomene. Gute Gestalt-PraktikerInnen pendeln zwischen Zielgerichtetheit und offener Haltung hin und her. Es ist eine Balance zwischen Konzeptualisierung (strukturieren, analysieren) und Prozessorientierung.

Eine Lebensweisheit darin: Im Antlitz eines anderen, in den Augen meines Gegenübers erkennen wir uns, in der Begegnung werden wir bestätigt in unserem Sein, in dem, was wir sind und antworten als solche. Es gilt dabei die Ansicht, die schon Schopenhauer formuliert hat, dass wir nämlich die Welt durch den Schleier der Maja sehen und wir Teil davon sind, jedenfalls mittendrin. Und: »Es gibt nicht die große Wahrheit – aber kleine lebenspraktische Wahrheiten.« (Roos 2006, 151) Sind die nicht gut genug und in der Tat manchmal überwältigend?

Für Perls ist *ein* Ziel der Psychotherapie ein gut integrierter Mensch, der authentisch und emanzipiert sein Leben lebt. Keine papierene Personen, sondern Menschen mit Herz, Männer und Frauen aus Fleisch und Blut:

>»Der Mensch, der in lebendigem Kontakt mit der Gesellschaft leben kann, der sich weder von ihr verschlingen läßt noch sich völlig aus ihr zurückzieht, ist ein gut integrierter Mensch. Er ist selbständig, denn er begreift die Beziehung zwischen sich und der Gesellschaft [...]. Er ist der Mensch, der die Kontaktgrenzen zwischen sich und der Gesellschaft erkennt, [...] und für sich die Dinge behält, die ihm gehören.« (Perls 1992, 44)

Indizien einer tragfähigen Spiritualität

Christoph Müller listet in einer Tabelle einige wichtige Indizien für eine tragfähige Spiritualität auf. Stichworte sind: Alltag, Empathie, Widerstand, Bescheidenheit. Tragfähig ist für Müller eine Spiritualität dann, wenn folgende Fragen positiv beantwortet werden können:

- Lebt diese Spiritualität in den Alltagsgefilden, findet sie sich im Gewöhnlichen wieder?
- Werden Körper, Sinne, Affekte einbezogen?
- Wie klar und zugänglich ist die Sprache?
- Wird der Mensch in seiner Würde wahrgenommen?
- Ist der Zugang zur Spiritualität offen?
- Ist Spiritualität offen für andere, lebensfreundliche Spiritualitäten?
- Wie wird Macht geteilt (Frage nach Hierarchie)?
- Was ändert sich durch die konkrete Spiritualität im Hinblick auf soziale, ökologische und politische Realitäten?
- Schärft sie den Blick, die Wahrnehmung und Empathie für Menschen am Rande?
- Wie kritisch und transparent sind die dargelegten Überzeugungen?
- Ist Spiritualität auch humorvoll sich selbst gegenüber?
- Wie wird Scheitern, Fragmentarisches wahrgenommen? Finden sich Ganzheits- bzw. Vollkommenheitsnormen?
- Wird alles umfassend gedeutet? (Böses verharmlost? Wie wird mit dem »Unfassbaren« umgegangen?)

(nach Müller, zit. n. Hiestand & Müller 2005, 282f)

Ausklang: Den eigenen Stil finden. Der aristotelische Gedanke, nämlich, dass der Mensch sich so gut wie möglich »verwirkliche«, sein »Wesen« vollende – die Antike hat dafür den Begriff der Entelechie geprägt – gilt auch heute noch, wenn ich ihn folgendermaßen abwandle: Es geht darum, dass jeder seinen je eigenen Stil, wie er leben will, und so »Bestimmung« findet. Dabei ist die Sorge für sich grundlegend, und das Motto lautet: »Ich bin gut mit mir selbst.«

Und nochmals: Wertheimer (1945, zit. n. Yontef 1999a, 94) betonte einmal den Gedanken der Kontextualität, indem er feststellte, dass »wenn man das gleiche in unterschiedlichen Kontexten tue, müsse man es auf unterschiedliche Weise tun«. Das heißt: »Die gleiche Figur hat in Abhängigkeit vom jeweiligen Grund (Kontext) unterschiedliche Bedeutungen. Ein klinischer Kontext stellt andere Anforderungen als der akademische Kontext eines Psychologen« (ebd.).

Anmerkungen

1. Kepner hebt dies hervor. Ich glaube, wenn der Therapeut genügend Selbsterfahrung hat und sich z.B. intensiv mit Körperarbeit »am eigenen Leib« auseinandergesetzt hat, dann sind die Eigenwahrnehmung, die Sensibilität und die »Awareness« dafür genügend ausgebildet, um ein solches notwendiges Körperfeld (oder auch ein »spirituelles« Feld) zu schaffen.

2. Was eine Stelle in »Gestalttherapy« – darauf hat Blankertz (2000, 81) hingewiesen – nahe legt.

3. Ich verwende hier bewusst die englischen Bezeichnungen, da – laut Blankertz & Doubrawa 2005, 251 und vorher schon Blankertz 2000, 72 – die deutsche Übersetzung von »Gestalttherapie« undifferenziert für »mind« und »soul« den Begriff »Seele« verwendet.

4. Ich finde hier den Begriff »Leib« (im Zusammenhang mit dem Aspekt der Ganzheitlichkeit und einem personalen Ansatz) angemessener und werde im Folgenden von Leib sprechen, möchte dadurch aber nicht zu viel Verwirrung stiften (vgl. auch Petzold 2006).

5. Vgl. die klassische Formel »anima (unica) forma corporis« des Thomas von Aquin z.B. (Seele als Form/Gestalt des Körpers). Blankertz weist nach, wie undurchsichtige Stellen im Grundlagenwerk »Gestalttherapie« in Bezug auf »Seele« durch die Einbeziehung des Aquinaten verdeutlicht und erhellt werden können, da »Goodman es sich erspart hat, den systematischen anthropologischen und psychologischen Hintergrund zu erläutern, auf dem er aufbaut« (Blankertz 2000, 70).

6. Blankertz & Doubrawa 2005, 23. Dieses Verständnis von Ernährung liefert in der Gestalttherapie auch das Modell des Kontaktes: Kontakt als »Wahrnehmung des assimilierbaren [anpassbaren] Neuen, verbunden mit der Bewegung zu ihm hin und der Abwehr des Unassimilierbaren.« Perls et al. 2000, 12, zit. n. Blankertz 2000, 73.

7. Vgl. Blankertz & Doubrawa 2005, 235f (hier bemerken die Autoren, dass nach aristotelischer Psychologie Seele und Leben synonym verwendet werden, also Ernährung Grundgestalt des Lebens ist).

8. Hier erwähnt Yontef das Konzept von Roy Shafer.

9. Die Entstehung der Welt aus astronomischer Sicht nach Börner, zit. n. Willigis 1991, 15.

10. Vgl. auch die therapeutischen Faktoren in der Gruppentherapie von Yalom (2003), die zur Veränderung führen können. Hier zählt er fundamental das »Hoffnung-Einflößen« mit dazu.

11. Ich möchte ausdrücklich darauf hinweisen, dass ich mich damit nicht dem weit verbreiteten Bonmot anschließe, Diagnosen seien bloß Etiketten und Etiketten nur für Flaschen, aber nicht für Menschen. Vgl. Staemmler & Bock 1999, 677. Zur Diagnose innerhalb der Gestalttherapie vgl. Dreitzel 2004, Hartmann-Kottek 2004, Siegel 2007.

V Gestalt-Lebenskunst – Wege zur inneren Wahrheit[1]

»Gläserne Wände. Sie sind überall. Wir können sie nicht sehen,
aber wir wissen, dass sie da sind. Sie machen den Weg
zu unserer Bestimmung noch steiniger, noch schmerzlicher. [...]
Und doch gibt es die gläsernen Wände nur in unseren Köpfen
und in unserem Herzen. [...]
Wir können es schaffen, wir selbst zu sein, unseren Überzeugungen
zu vertrauen und sie mit anderen zu teilen; wir können das Leben,
das wir uns erträumen, ans Licht bringen. Und uns von den Ketten befreien,
die wir einzig und allein in unseren Köpfen und in unseren Herzen tragen.«
(Sergio Bambaren 2002, 7f)

»›Die interessantesten Fragen bleiben immer Fragen. Sie bergen ein Geheimnis.
Jeder Antwort muß man ein »vielleicht« hinzufügen.
Nur uninteressante Fragen bleiben eine endgültige Antwort.‹
›Sie meinen also, für »Leben« gibt es keine Erklärung?‹
›Ich meine, für »Leben« gibt es mehrere Erklärungen, also gar keine.‹
›Genau das, was ich denke, [...] es gibt gar keine Erklärung für das Leben,
man muß einfach leben.‹«
(Eric-Emmanuel Schmitt 2007, 94)

»Wir haben gewissermaßen seelisch eine Fettschicht angesetzt,
einen fetten Filter, der sich zwischen uns und die Welt schiebt.
Wir nehmen durch Gewohnheit vieles nur noch gedämpft wahr,
es fehlt an Unmittelbarkeit, an Direktheit, vielleicht haben wir auch
etwas resigniert. Es fehlt der Reiz einer ersten Begegnung.
Im besten Fall gibt uns das Sicherheit, im besten Fall ist es angenehm,
aber es ist nicht wunderbar. Wir staunen nicht mehr darüber,
wir freuen uns nur beschränkt. Kaum etwas reißt uns mehr vom Hocker,
kaum etwas macht uns staunen. Das sokratische Staunen der Philosophie,
das Sich-Wundern im Neuen Testament, das erleben wir nicht mehr.
Zwischen uns und der Welt: feste Muster, feste Muster des Denkens,
des Wahrnehmens, des Fühlens.«
(Peter Schellenbaum 2001, 305f)

»Gescheites bekommt der Mensch selten zu hören« – bemerkte Kurt Tucholsky mit dem für ihn charakteristischen Humor …

Mit den folgenden Ausführungen werden einige gestalttherapeutische Konzepte dargelegt und daran anschließend – im Sinne eines Gedankenaustausches – einem spirituellen Aspekt gegenübergestellt. Es geht hier nicht darum, in Schmalspurmanier bestimmte gestalttherapeutische Prinzipien scheibchenweise mit Spiritualität zu vergleichen (in der Art: ein bisschen »mittlerer Modus« à la wu-wei hier, ein wenig »Seins-Spiritualität« da, Prozessorientierung für die Gestalt reservieren und eine Wegtheologie für die Spiritualität kreieren). Mein Anspruch ist es nicht, eine geschlossene Theorie der Lebenskunst zu präsentieren. Manchmal leite ich aus den Gestaltkonzepten auch nur »Wegmarkierungen« ab für eine spirituell-lebendige Gestalt-Lebenskunst.

Das Anliegen ist nach wie vor, das (gemeinsame) Ziel nicht zu vergessen, nämlich Leben und Lebenserfahrung, und, gemäß der Gestaltqualitäten nach Ehrenfels, zu bedenken, dass die Summe etwas anderes, auf jeden Fall mehr ist, als die einzelnen Teile und Aspekte, die hier aufgegriffen werden (Grillmeier-Rehder 2001, 21). Die Aspekte, die ich hier vorstelle, sind nicht isoliert voneinander, sondern als miteinander verwoben und verbunden zu denken, auch wenn ich in den Ausführungen manches prägnant hervorhebe. Gestalttherapie ist für mich – wie im vorigen Kapitel gezeigt – die Therapie der Lebenskunst. Gestalttherapie ist selbst Lebenskunst oder fördert, wie es Almut Ladisch-Raine (1990) ausgedrückt hat, den Weg und die vielfältigen Spuren zur ureigenen, inneren Wahrheit: Wege zur existentiellen Wahrheit, die draußen, am Marktplatz, in den Lebensbereichen Wirklichkeit werden und sich dort zeigen. Gestaltwege sind individuelle Wege zu uns selbst und zu anderen: Wege »von mir aus« – vom Ich – zum Fremden, zum Vertrauten, Alltäglichen, zum Neuen.

Dies ist die Spur, die zählt, wie es auch im Film »Der mit dem Wolf tanzt« etwas pathetisch lautet: »Unter allen Fährten in diesem Leben gibt es eine, die am meisten zählt – es ist die Fährte, die zum wahren Menschsein führt.«

Einblende
Lebenskunst an einem besonderen Ort – allmorgendlich einzuüben

Die Kunst des Lebens ist eine sehr meditative Kunst. Diese Kunst wird von allen Menschen bereits ausgeübt, auch wenn das bei Weitem nicht allen klar ist. Sie ist sehr ähnlich mit der Kunst des Gestalt-Ansatzes:

immer wieder neu hetzen eilen unter druck stehen
ankommen ruhe finden für sich sein
sich öffnen sich frei machen
in die tiefe gehen
abwarten

kommen lassen fallen lassen sich verströmen sich verschwenden
ein stück von sich hergeben
raum schaffen leer werden

sich ausdrücken dem gestaltlosen gestalt geben
formen prägen zeichen setzen

erkennen, was in mir steckt
zu dem stehen, was ich gemacht habe
abschied nehmen
aufbrechen
türen öffnen fenster aufreißen frischen wind spüren

aufatmen[2]

1. Verbundenheit –
Dem Vertrauten und dem Fremden begegnen

>>Es ist für mich nicht wichtig, womit du deinen Lebensunterhalt verdienst.
Ich möchte wissen, wonach du innerlich schreist und ob du zu träumen wagst
[…]. Ich will wissen, ob du es riskierst, wie ein Narr auszusehen,
um deiner Liebe willen […] und für das Abenteuer deines Lebendigseins.<<
(Oriah Mountain Dreamer 2000)

>>Was Buber >Begegnung< nannte, nennen wir Kontakt,
d.h. die Wahrnehmung und Auseinandersetzung
mit den anderen als den anderen.<<
(Laura Perls 1999, 179)

>>Denn wir sind Fremde und bleiben fremd bis auf wenige Momente …
wo du mich berührst und ich dich berühre, und Fremdheit uns vertraut ist …<<
(Fritz Perls 1981, zit. n. Portele 1999a, 267)

**Alles Wirk-liche ist Begegnung – Kontakt, ein ständiger, wechselsei-
tiger Austauschprozess.** Dieses Prinzip der Gestalttherapie würdigt die
Bedeutung der zwischenmenschlichen Beziehung, die eine fundamentale
Grundlage für Veränderung darstellt. Martin Bubers (1997, 32) Überzeugung, dass der Mensch nur am Menschen zum Menschen wird, in seiner
Sprache formuliert, dass der Mensch nur am >>Du<< zum >>Ich<< wird, hat
Auswirkungen auf das Verhältnis Therapeut-Klient. Sie rückt die Qualität
der Beziehung zwischen Therapeuten und dem Klienten in den Vordergrund, als entscheidende Quelle für den Heilungserfolg.
    Für Kontakt finden sich in der Gestaltliteratur verschiedene Überle-
gungen:

Bereits auf den ersten Seiten im Grundlagenwerk der Gestalttherapie umkreisen Perls et al. (2000, 9) den Begriff als einen aktiven Vorgang, als ein In-Berührung-Sein mit »Objekten als Grundbegriff sowohl für die sinnliche Wahrnehmung als auch für das motorische Verhalten.«

Dann wird Kontakt als Wahrnehmungsvorgang umschrieben, wörtlich als eine »Wahrnehmung des Feldes oder Bewegungsreaktion innerhalb des Feldes« (ebd. 11) und an anderer Stelle als »Wahrnehmung des assimilierbaren Neuen und Bewegung zu ihm hin sowie die Abwehr des unassimilierbaren Neuen« (ebd. 12). Oder: Kontakt ist kreative gegenseitige Anpassung von Organismus und Umwelt; ist Erschaffung von Figur und Hintergrund (der Gestaltbildungsprozess); heißt die heraufdämmernde Lösung finden und herstellen.

Einige Definitionen von Kontakt

- Bei Fuhr und Gremmler-Fuhr (1995, 79; 86) ist Kontakt als »Kernstück des Gestalt-Ansatzes« und gewissermaßen als unser »Lebenselixier« der Prozess der Differenzierung zwischen Organismus und Umweltfeld bzw. der Austauschprozess zwischen Organismus und Umweltfeld und Abgrenzung.

- Portele (1992, 211), der oft vom Gedanken der Selbstorganisation her argumentiert, umschreibt Kontakt wie folgt: »Ich als einmaliges und deshalb kostbares Wesen, so wie es hier und jetzt ist, autonom und zur Selbstregulation fähig, beeinflusse (löse aus, ›perturbiere‹ Maturana und Varela 1987) ein einmaliges und deshalb kostbares Wesen, so wie es hier und jetzt ist, autonom und zur Selbstregulation fähig, das mich beeinflußt«.

- Polster & Polster (1983, 103) bezeichnen Kontakt als das »Herzblut der Entwicklung, das Mittel, sich selbst und seine Erfahrung der Welt zu verändern. Veränderung ist ein unvermeidliches Resultat des Kontakts«.

- Kontakt ist für Yontef (1999a, 7) das »Grundelement von Beziehung«.

Kontakt – Begegnung von Ich und Du. Kontakt ist Austausch zwischen Mensch und Umwelt. Wirklicher Kontakt ist im Sinne von Buber nur als eine horizontale, teilnehmende, existentielle, dialogische Ich-Du-Begegnung und, längerfristig, als eine intersubjektive Beziehung zwischen zwei

Personen möglich. Kontakt meint eine Grundhaltung, in der jene, die in den Kommunikations- und Begegnungsprozess einsteigen, den anderen als Person in seiner Einzigartigkeit sehen und ernst nehmen. Dabei wird Vertrauen aufgebaut, Empathie, Verantwortung und Fähigkeit zu einem Dialog angestrebt sowie Engagement, Gegenwärtigkeit und Beteiligtsein gelebt (Staemmler 1993; vgl. auch Yontef, 1999b, 39–44).

Menschliches Sein ist nach Buber immer schon »Zwischen«-Sein, ein Sein, das sich »*zwischen* einem Ich und einem Du ereignet« (Schmidt-Lellek 2004, 58). Der Kontaktgedanke bringt also die holistische und relationale Perspektive des Menschenbildes in den Blick. Der Mensch ist kein isoliertes Wesen. Leben ist relational. Menschsein heißt Beziehung, meint In-Beziehung-Sein. Der Mensch ist kein Singular, sondern ein Beziehungswesen. Diese Betonung des Miteinander-Verbunden-Seins ist entscheidend für den Menschen. Im Gegenüber kommt der Mensch zu sich, indem er aus sich heraustritt (Picht 1990, zit. n. Schmidt-Lellek 2001, 168). Kontakt ist Austausch, ist ein »Riskieren« der Identität an der Grenze des Anderen. Es ist der Moment, in dem ich mich erfahre in Beziehung zu dem, was ich nicht bin (Clarkson & Mackewn 1995, 79). Und dieser Kontakt findet im Strom des gegenwärtigen Augenblicks statt. An der Kontaktgrenze sind wir in Berührung mit den Dingen, mit Menschen, die wir zum Leben brauchen wie auch mit möglichen Gefahren. Wir verbinden uns und sind verbunden, integrieren, reifen und wachsen: eine sehr spirituelle Komponente.

Das Ideal vom guten Kontakt. Welcher Kontakt ist »gut«? Kontakt ist nie in einer idealen, reinen Form da. Oder: Alle Kontaktstile sind bereits Formen von Kontakt: vereinnahmend, zerfließend, harmonisierend, empathisch, abweisend, übergehend, ablenkend, indirekt, zurückhaltend, überfordernd, unsicher … Diese Aussagen stehen als Kontrapunkt gegen eine ideologisierende Überhöhung, gegen eine Idealisierung bzw. eine normative Auffassung von gutem Kontakt. Im Sinne eines phänomenologischen Prinzips des Gestalt-Ansatzes betont Gremmler-Fuhr (1999, 359f) die Gestaltbildung, die Differenzierung durch Grenzbildung und den Austausch an der Grenze.

Dass ein prägnanter, figurhafter Kontakt nicht alles ist und der Hintergrund nicht bloß unstrukturiert ist, darauf haben andere Autoren auch hingewiesen (z.B. Wheeler 1993, 126; Mehrgardt 2006b, 68 f).

Eine Spiritualität der Begegnung. Das meint hier einen aktiven Kontakt-Wahrnehmungsvorgang mit allen Facetten menschlichen Lebens in der Reichhaltigkeit und Verschiedenartigkeit der Situationen. Eine solche

Spiritualität der Begegnung unterscheidet die intensive (nach innen gewandte) von der extensiven Begegnung, nämlich als Kontakt zu sich selbst und als Kontakt zur Umwelt, d.h. zu den Menschen, zu Dingen, zur Natur oder zu Ereignissen. Kontakt ist Verbindung schaffen. Verbindung haben: Verbundenheit. Eine solche Begegnung, verstanden als Interaktion – auch das hat der Gestalt-Ansatz herausgearbeitet – entsteht und verwirklicht sich nur an der sogenannten Kontaktgrenze. Dort, wo der Einzelne in seiner Selbständigkeit sowohl seine Verbindung mit den anderen, mit der Umwelt erlebt, als auch sein Getrenntsein spürt und diese Grenze im wechselseitigen Austausch erweitern oder bewahren kann. Gegen eine einseitige Verinnerlichung, ein pures Aus-der-Welt-Gehen, ein Abdriften ins stille Kämmerlein kommt hier ein anderer, heilsamer Pol zur Sprache. Es ist der Aspekt des Außen, der Welt, des Gegenübers. Wahrheit ist – das hat Schmidt-Lellek (2001, 168) anhand der sokratischen Vorgehensweise gezeigt – eine Auseinandersetzung, ein Prozess. Dieser Prozess vollzieht sich wesentlich auch im Außen, mit einem Du, im Zwischen, in Würde und in gegenseitiger Achtung. Begegnung heißt Achtung und Akzeptanz des letztlich Undurchschaubaren, des Anderen, des Unverfügbaren, des Geheimnisvollen, das wir auch sind. Und diese unmittelbare Begegnung ist heilend, in diesem »Vollzug des Lebens« geschieht Heilung (vgl. Yontef 1999b, 50), besonders unter dem Gesichtspunkt von erkennen und sehen, Erkanntwerden und Gesehenwerden.

Kontakt schärft das Gewahrsein der Realität und für die Realität und bildet bereits die erste Wirklichkeit – so der Gestalt-Ansatz weiter (Perls et al. 2000, 9).

Einblende
Adam, wo bist du? Und du Eva, wo bist du?

Aus den Notizen eines begeisterten Gestaltmenschen: »Ich bin (jetzt) da. – Ich bin nicht da.« Mit dieser und anderen Basic-Übungen während der Ausbildung hat es »klick« gemacht. Was mit der scheinbar simpelsten Mitteilung »anwesend oder nicht anwesend« zu sein, passiert, war für mich ein bewegender Moment beim Üben in Dyaden und Kleingruppen. Seit diesen Erfahrungen habe ich das Gefühl, zu begreifen, was Da-Sein bedeutet … Ich war fasziniert und ergriffen während dieser »Übungen« sowohl in der Rolle des Anleiters/Begleiters, als auch in der Rolle des Protagonisten, der sein Problem, seine »Story« wieder erzählt, wieder erinnert und rekonstruiert. Einem Außenstehenden schwer beschreibbar bzw. vermittelbar, ist es für mich zu einem ganz wesentlichen Moment in der Begleitung von Klienten geworden und ich achte darauf, »DA« zu sein. Wenn mir das nicht gelingt, dann wiederum ist es ein gutes Indiz dafür, im Prozess, achtsam zu sein auf das, was passiert: mit mir und »meinen« Klienten. *Punkt.*

Im Menschen etwas bewirken, schreibt Buber einmal, sein Herz treffen, mit der Frage, wo ich, Adam, wo ich Eva des 21. Jahrhunderts bin. Adam versteckte sich bekanntlich hinter den Büschen, erzählt die uralte Geschichte (Gen 2,9) weiter. Bubers Kommentar dazu: »Um der Verantwortung für das gelebte Leben zu entgehen, wird das Dasein zu einem Versteckapparat ausgebaut« (Buber 1994, 11³). Diese Frage kommt nicht aus einer Wolke oder der E-Mail-Flut am Blackberry. Meist macht sie sich (allzu) leise in den eng getakteten Terminen bemerkbar, wie ein Lufthauch, mal auch polternd durch Ereignisse selbst, die uns an die Wand stellen, die uns die Luft nehmen, die eh schon viel zu dünn war; vielleicht ist sie auch einfach nur ein verständnisloser Ausdruck im Gesicht des anderen oder das insistierende »Quängeln« der Partnerin … Für Buber ist es »die ›Stimme eines verschwebenden Schweigens‹, und es ist leicht, sie zu übertäuben. Solang dies geschieht, wird das Leben des Menschen zu keinem *Weg.* Mag ein Mensch noch so viel Erfolg, noch so viel Genuß erfahren, mag er noch so große Macht erlangen und noch so Gewaltiges zustande bringen: sein Leben bleibt weglos, solang er sich der Stimme nicht stellt.« (Ebd. 12f).

Die Grenze ist der eigentliche Ort der Erkenntnis (Paul Tillich). Wenn wir aus unseren Verstecken kommen, beginnt der Weg. Aus den Löchern starten, den Höhlen, der Lauernuß (vgl. de Roeck 1992a) …

Rückzug und Auszug – ein Lebensmuster. Aus den obigen Begriffsbestimmungen geht hervor, dass Kontakt Begegnung auf »Augenhöhe« ist und mit Wahrnehmung, Gewahrsein zu tun hat. Das wird an vielen anderen Stellen auch deutlich. Außerdem bedeutet Kontakt »Arbeit«, d.h. es ist ein aktiver, ganzheitlicher Vorgang, eine Auseinandersetzung, eine Interaktion zwischen Individuum und Ereignis, dessen Ergebnis Assimilation und Wachstum ist. Rückzug stellt den anderen Pol dar (Perls 1981, 133f). Kontakt und Rückzug sind Lebensprinzipien. Klar wird dies auch in der spirituellen Grundregel des Benedikt von Nursia, dem »ora et labora«, das interpretiert werden kann als eine Grundpolarität von »In-Kontakt-Sein« und Rückzug, »Bei-mir-Sein«.

Die individuelle Art, sich zu leben. Eine Spiritualität der Begegnung wird also als Bewusstheit und Bewegung auf eine kreative Lösung hin und als

Assimilation oder auch als Zurückweisung an der Kontaktgrenze zwischen Organismus und Umwelt beschrieben. Eine solche Spiritualität wird die bewusste Reaktion des Menschen auf eine Figur, auf ein Phänomen mehr in den Vordergrund stellen. Eine existentielle, phänomenologisch ausgerichtete Spiritualität wird schließlich insbesondere hervorheben, dass es um den Einzelnen geht und um »seine Art, der Welt zu begegnen« (Yontef 1999a, 105) bzw. sich der »Wahrheit der Situation« (Perls, zit. n. Wheeler 1993, 128) und der eigenen Realität zu stellen. Es ist letztlich die Kunst, unser *eigenes* Leben zu denken, zu kreieren, zu kontaktieren und unsere eigenen Gedanken zu leben und umzusetzen.

Kontakt zu-lassen – ein Geschenk. Wenn bisher unter dem Begegnungsaspekt eher der aktive Pol beschrieben wurde, so sei noch der andere, passive Pol zumindest erwähnt und angedeutet, besonders auch im Hinblick auf eine Vertechnisierung spiritueller Praktiken. Spiritualität, Erfahrung, spirituelle Momente und Augenblicke, Leben selbst sind (immer) auch Geschenk, und letztlich nur bedingt machbar. Ein Glück, nicht erzwingbar. Und: Es ist ein Erfahren und »Tun des Nichts-tuns« (Buber 1962, 46, zit. n. Portele 1999, 18), ganz im Sinne des Buberschen Dialogverständnisses (vgl. auch Yontef 1999b, 42).

»Alle Dinge, die man sieht, kann man doppelt betrachten. Als Faktum und als Geheimnis« – soll Hans Urs von Balthasar einmal gesagt haben. Das Geschenk Begegnung wird Wirklichkeit, wenn wir dazu imstande sind. Der Nutzen? Das Eigene wird uns deutlich durch das Fremde, durch das Andere, durch die Begegnung. Nicht immer, aber immer wieder …

Ich schließe ab mit einem Zitat des Gestalttherapeuten Yontef:

>»Kontakt ist offensichtlich ebenfalls relational, er vollzieht sich zwischen dem Menschen und seiner Umgebung. Auch unsere Selbstwahrnehmung ist ein In-Beziehung-treten. (Die Ausführungen von Perls, Hefferline und Goodman zeigen das sehr deutlich.) Ich glaube ebenso wie Buber, daß auch Spiritualität heißt, in Beziehung zu treten.
>
>Wir wachsen durch das, was zwischen Menschen geschieht, nicht durch Innenschau. Innen und Außen sind nur ›sekundäre Hervorbringungen‹ oder Differenzierungen im Organismus/Umwelt-Feld.« (Yontef 1999a, 53)

2. Sich ein-lassen – Verbundenheit erleben

>Geduld zu haben gegen alles Ungelöste in Ihrem Herzen und zu versuchen,
die Fragen selbst liebzuhaben wie verschlossene Stuben und wie Bücher,
die in einer sehr fremden Sprache geschrieben sind.
Forschen Sie jetzt nicht nach den Antworten … Leben Sie jetzt die Fragen.«
(Rainer Maria Rilke, Briefe an einen jungen Dichter, zit. n. Keen 1996, 30)

>Es ist […] unser allgemeines Unglück, daß wir nicht selbstvergessen
und mehr mit der Kraft und Lebhaftigkeit handeln,
die wir manchmal in Notsituationen an den Tag legen.«
(Frederick S. Perls et al. 2000, 63)

>Du fragst, warum dir deine Flucht nichts hilft. Du nimmst dich selber mit.«
(Seneca)

Einblende
Wie im Himmel

In bewegenden Worten singt die misshandelte Frau Gabriella im Film »Wie im Himmel« (Kay Pollak) in ihrem Song, dass ihr Leben fortan ihr selbst gehöre und sie ihr Selbst nur hätte schlummern lassen. Glücklich will Gabriella sein. Die Atmosphäre in dieser Filmszene ist dicht. Singt sie doch auch zu ihrem im Saal anwesenden Mann: »Ich will spüren, dass ich bin wie ich bin. Das Vertrauen unter den Worten zeigt mir ein Stück vom Himmel, den ich noch nicht fand.«
   Spüren, dass ich der Autor des Lebens bin und kein anderer. Spüren, dass ich den Willen zu leben habe, trotz allem.

Mich ein-lassen, auf Neues, Unbekanntes …

Der Kontaktzyklus wird von manchen Gestalt-Autoren als »Kernstück des Gestalt-Ansatzes« (Fuhr & Gremmler-Fuhr 1995, 79) bzw. als zentrales Konzept innerhalb der Gestalttherapie bezeichnet (Amendt-Lyon et al. 2004, 118). Dieser Zyklus oder Kontaktprozess vollzieht sich in verschiedenen, idealtypisch aufeinander folgenden Phasen und stellt eine Verständnishilfe für menschliche Kommunikations- und Lernprozesse dar.
   Genauer: Das Konzept beschreibt die wechselseitigen Austauschprozesse im Organismus-Umweltfeld und berücksichtigt in umfassender Weise »sowohl innerpersönliche Prozesse als auch die Prozesse, die

zwischen dem Organismus und der Umwelt geschehen« (Gremmler-Fuhr 1999, 359). Dass das Kontaktmodell ein Konstrukt ist und nicht normativ verstanden werden darf, weil es der Komplexität menschlicher Realität niemals gerecht werden kann, darauf haben die eben zitierten Autoren schon verwiesen (Gremmler-Fuhr 1999, 364f; Fuhr & Gremmler-Fuhr 1995, 81f).

Der Kontaktzyklus, der manchmal graphisch als Kreis, manchmal auch als Welle dargestellt wird, beschreibt also den Prozess des Erlebens des Organismus mit der Umwelt. Es ist ein zeitlich fortschreitender Prozess, der in unterscheidbaren Phasen abläuft und in jeder Phase unterbrochen werden, »gestört« sein kann. Dem Herausheben einer Figur, eines Bedürfnisses gegenüber einem Hintergrund, wobei sich gleichzeitig der Organismus im Umweltfeld ausdifferenziert, folgt die Annäherung des Organismus an die Figur und ein Austausch bzw. die Vereinigung mit derselben (Figur). Daran anschließend kommt es in der letzten Phase zur Ablösung und zum Rückzug des Organismus. Zinker (1997, 85) nennt diesen Zyklus eine »phänomenologische Beschreibung des intrapsychischen Prozesses«, der dem Therapeuten die Möglichkeit bietet »zu erkennen, was geschieht und wo sich eine Intervention lohnt«.

Der Gestaltzyklus des Erlebens

Die Cleveland School hat diesen Zyklus »Gestaltzyklus des Erlebens« genannt. Er ist eine verfeinerte Ausformulierung bzw. Ausweitung des sogenannten »Instinktzyklus«, wie ihn Perls in »Das Ich, der Hunger und die Aggression« entwickelt bzw. erstmals formuliert hat. Daraus wurde im Gemeinschaftswerk von Goodman (Perls et al. 2000, 196–226) die Vierer-Sequenz von »Vorkontakt – Kontaktnehmen – Kontaktvollzug – Nachkontakt«:

1. *Vorkontakt:* Aus dem Organismus oder der Umwelt taucht ein Verlangen, ein Bedürfnis bzw. ein Reiz auf, der zur Figur wird.

2. *Kontaktaufnahme:* Das Verlangen wird zum Hintergrund. Die Objekte und Möglichkeiten zur Befriedigung des Verlangens treten in den Vordergrund und werden differenziert und ausgewählt bzw. verworfen. Dabei nimmt die Intensität der Wahrnehmung zu und es entstehen Gefühle.

3. *Kontaktvollzug:* Im Kontakt selbst sind Körper und Umwelt Hintergrund, die Figur und der Kontakt selbst werden intensiv erlebt, werden eins. Die Intention des Ich wird in die Spontaneität des Selbst

transformiert, d.h. die ganze Person ist vom Erleben, Wahrnehmen und Fühlen erfasst.

4. *Nachkontakt:* Die Erregung klingt ab, die Erfahrung des Kontaktes wird verarbeitet. Der Kontaktprozess ist zu Ende, das Selbst verblasst, die Figur tritt in den Hintergrund. Es kommt zur Assimilation des Neuen. Im optimalen Fall vollzieht sich durch die Begegnung des Selbst mit dem »Nicht-Selbst« ein Wachstums- und Reifeschritt.

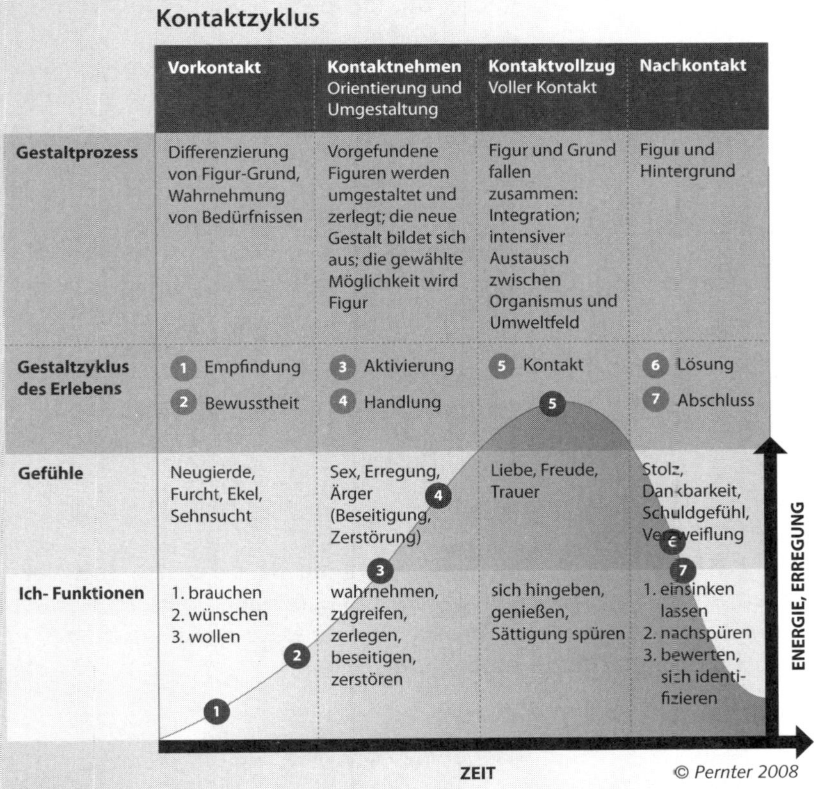

Kontaktzyklus

	Vorkontakt	Kontaktnehmen Orientierung und Umgestaltung	Kontaktvollzug Voller Kontakt	Nachkontakt
Gestaltprozess	Differenzierung von Figur-Grund, Wahrnehmung von Bedürfnissen	Vorgefundene Figuren werden umgestaltet und zerlegt; die neue Gestalt bildet sich aus; die gewählte Möglichkeit wird Figur	Figur und Grund fallen zusammen: Integration; intensiver Austausch zwischen Organismus und Umweltfeld	Figur und Hintergrund
Gestaltzyklus des Erlebens	1 Empfindung 2 Bewusstheit	3 Aktivierung 4 Handlung	5 Kontakt 5	6 Lösung 7 Abschluss
Gefühle	Neugierde, Furcht, Ekel, Sehnsucht	Sex, Erregung, Ärger 4 (Beseitigung, Zerstörung) 3	Liebe, Freude, Trauer	Stolz, Dankbarkeit, Schuldgefühl, Verzweiflung 6 7
Ich-Funktionen	1. brauchen 2. wünschen 3. wollen 2 1	wahrnehmen, zugreifen, zerlegen, beseitigen, zerstören	sich hingeben, genießen, Sättigung spüren	1. einsinken lassen 2. nachspüren 3. bewerten, sich identifizieren

ZEIT   © Pernter 2008

ENERGIE, ERREGUNG

Abb. 17: Der Kontaktprozess nach Dreitzel 2004 (z.T. verändert)

Durch die Cleveland School wurde dieses Modell nochmals weiterentwickelt, ausdifferenziert und verfeinert. Dieser Zyklus, der modellartig ein Erlebenskontinuum beschreibt, beginnt mit der Empfindung und umfasst weiters die Stadien Bewusstsein/Gewahrsein, Mobilisierung von Energie/Aktion, Kontakt, Reaktion/Geschlossenheit/Auflösung,

Rückzug und endet schließlich mit einer »neuen« Bewusstheit (Zinker 1997, 86). Die Phasen »Lösung« und »Abschluss« entsprechen in diesem Modell dem »Nachkontakt«. Der Abschluss beschreibt jene Phase des Nachkontaktes, in welcher der Organismus seine Aufmerksamkeit von der Figur zurückzieht. Die Unterscheidung zwischen Figur und Hintergrund erlischt (vgl. Gremmler-Fuhr 1999, 363). Die permanente Abfolge solcher Kontaktzyklen mit flexiblen und intakten Gestaltbildungsprozessen wird als »Organismische Selbstregulation« bezeichnet. Sie ist nach Perls die Grundlage für lebenslanges Wachsen und Reifen.

Bei »gesunden« Menschen findet dieser Prozess störungsfrei in einem »Awareness-continuum«, in einem sogenannten fortlaufenden Strom der Aufmerksamkeit, statt. Die Figur, die jeweils im Vordergrund steht (sei es im Körperinneren oder in der Umwelt), wird erkannt und bewusst erfahren. Den wenigsten Menschen aber ist es möglich, sich und ihre Umgebung im vollen Strom der Bewusstheit zu erfahren und alle ihre Bedürfnisse zur Figur werden zu lassen. Stattdessen sind mehr oder weniger Störungen im Kontakt zu sich selbst und/oder der Umwelt vorhanden. Wird aber eine Kontaktaufnahme unterbunden, entstehen unvollendete Gestalten bzw. Situationen, die nach ihrer Schließung drängen und daher immer wieder im Bewusstsein auftauchen (z.B. unerwünschte Gefühle oder vermiedene äußere Konflikte). »Die Vermeidung äußerer Konflikte hat jedoch die Schaffung innerer Konflikte zur Folge.« (Perls 1978, 179)

Nevis (1988, 210) hat den Interaktionszyklus des Erlebens als grundlegenden, bedeutsamen, praktischen »Bezugsrahmen« für gestalttherapeutisches Arbeiten genannt und seine Anwendung als »Orientierungsprinzip«, als wichtigstes Kennzeichen in Gestaltberatung und -therapie bezeichnet (ebd. 18).

Eintauchen, Geschehenlassen, Erleben, Aus-Lassen. Leben braucht Zeit zur Entfaltung. Entwicklung braucht Entfaltung in der Zeit: Entschleunigung statt Beschleunigung, die Figur »kommen« lassen, das Bedürfnis, die Erregung spüren und wahrnehmen, sich mit ihr auseinandersetzen oder sie verwerfen, ergriffen werden und ergreifen, austauschen und durchlässig werden und im Ausklang die Erfahrung nachkosten und so verarbeiten … – das lehrt der Kontaktzyklus. Ein Gegentrend zum Immer-Weiter. Ein Kontrapunkt zum Immer-Höher. Ein anderer Pol zum Immer-Mehr. Die Frage, die Ben Meïr sich stellt, gilt hier besonders: »Woher weißt du, dass dein Leben vor dir herläuft und du dich beeilen musst? Vielleicht ist es hinter dir und du brauchst nur innezuhalten« ...

Ein heilsamer Rhythmus des Wachsens. Den Faktor »Zeit« möchte ich noch betont wissen. Schon Laura Perls (2005, 7[4]) hat im Zusammenhang mit der Leichtlebigkeit und Oberflächlichkeit der Human-Potential-Bewegung hervorgehoben, dass diese Art von Beschleunigung, wie wir sie auch in unseren Zeiten wieder (und noch immer) erleben, sich nicht mit der Theorie der dentalen Aggression vertrage. Zusammenfassend meint sie: »Die Dinge brauchen Zeit. Kauen braucht Zeit. Therapie braucht Zeit.« Dem ist hinzuzufügen: Auch Spiritualität braucht Zeit. Werden braucht Zeit. Und wir sollten es nicht stören, meinte der Philosoph Gilles Deleuze (vgl. Roos 2006, 216). Sind wir sonst nicht wie der ungeduldige Gärtner in der bekannten Geschichte, der Samen sät und dann in den Beeten an den jungen Sprossen herumzieht und werkelt bis buchstäblich nichts mehr wächst, weil er letztlich alles entwurzelt hat?

In engem Zusammenhang damit sehe ich den Begriff der Verwandlung. Geschehen-Lassen heißt auch, die Dinge kommen zu lassen wie sie kommen und sich nicht dagegen zu sträuben oder sich bewusst dagegen zu entscheiden – auch dies ganz im Sinne des Gestalt-Ansatzes und seines dialogischen Verständnisses (vgl. Yontef 1999a, 60f).

Eine Spiritualität, die vom Kontaktzyklus lernt, möchte ich eine Spiritualität des Geschehenlassens, des Zulassens, der »Gestaltbildung« nennen, eine in unserer Kultur vielleicht eher weibliche, aber zutiefst notwendige Polarität. Erfahrungen entstehen, finden statt und wirken, sofern sie die nötigen Räume erhalten. Und zwar solche Räume, die nicht immer in der Routine sind, sondern meist neben ihr. Und: »Wir glauben Erfahrungen zu machen, aber die Erfahrungen machen uns.« (Eugène Ionesco)

Laura Perls (2005, 12), die Mitbegründerin der Gestalttherapie, spricht von Gestaltbildung:

> »Damit meine ich, dass alles, was für den einzelnen, für Gruppen, Paare, Familien oder soziale Bewegungen wichtig und interessant ist, in den Vordergrund tritt, wo es klar und deutlich erfahren und bearbeitet werden kann. Sind diese Interessen dann befriedigt oder erfüllt, können sie wieder in den Hintergrund treten und den Vordergrund frei machen für die nächste Herausforderung – für die nächste Gestalt.«

Vielfalt statt Einfalt. Im Hinblick auf den Kontaktzyklus wird nochmals prägnant, dass sich eine einspurige Spiritualität auf dem Holzweg befindet, wie ich bereits angedeutet habe. Denn, es gibt »verschiedene und unendlich vielfältige Wege der *Organisation des Selbst im Feld*, das heißt vielfältige

Kontakte, die aus der Modulation all der verschiedenen polaren *Modi* oder *Funktionen* von Kontakt bestehen« (Wheeler 1993, 141).

Dass bei der Figurbildung alle Sinne beteiligt sind wie Hören, Riechen, Schmecken, Sehen, Tasten, darauf möchte ich nochmals hinweisen, auch auf die Offenheit für die Vielfalt und »Vielzahl von Rhythmen in unserem Leben« auf die Zinker (1982, 116) sehr schön verwiesen hat. Eine persönliche, authentische, offene und erfahrungsorientierte Spiritualität wird auch die notwendige Sensibilität entwickeln für die »Grundfiguren«, »Grundgestalten« des Individuums. Dies erfolgt auf dem persönlichen Lebenshintergrund seines Feldes (in dem es lebt und woher es kommt, seinen prägenden Erfahrungen).

Neben all dem lehrt mich das Kontaktmodell nicht nur die Betonung der Gegenwart, sondern auch das direkte Erleben, das Mich-Einlassen auf das, was unmittelbar passiert und stattfindet sowie das Akzeptieren von unterschiedlichen Intensitäten von Lebensphasen. Im Hinblick auf ein Du ist es die Einladung nach Dialog, sich auf das Andere, das Nicht-Ich einzulassen, auch auf andere Denksysteme und auf sich wandelnde Bedingungen in der Welt.

3. Sich verbinden – Achtsam wahrnehmen, was ist

>»Unbewusstheit ist die größte Sünde.«
>*(Carl Gustav Jung)*

>»Man erkennt die Realität nicht an einem besonderen ›Attribut‹,
>so wie wenn sie eine ablösbare Eigenschaft wäre, sondern nur,
>indem man mehr und mehr Gewahrsein in die gegenwärtige Situation integriert,
>mehr Stimmigkeit, mehr Körpergefühl und [...]
>mehr vorsätzliche Muskelbewegungen.«
>*(Perls et al. 2000, 183*

>»Patienten, die eine Therapie beginnen, können häufig nicht sagen,
>was sie wollen, und nicht wollen, was sie sagen,
>weil es ihnen nicht *bewußt* ist [...].«
>*(Gary M. Yontef 1976, 4, zit. n. Yontef 1999a, 194)*

Durch dieses Konzept wurde die »Wachheit für die unmittelbare Erfahrung im Organismus/Umweltfeld« in die Therapie eingeführt (Fuhr & Gremmler-Fuhr, 1995, 153). Awareness umfasst »nicht nur Körperwahrnehmungen und Sinnesempfindungen, sondern auch die Wahrnehmung von Gefühlen, Wünschen, Werten, Träumen und Gedanken« (ebd.).

Bewusstheit ist ein ganzheitliches, ein totales Erleben, ein aktiver Prozess. Perls (1981, 30): »Bewußtheit ist Erfahrung, Erfahrung ist Bewußtheit.«

Nevis betont in diesem Zusammenhang die Sinne:

> »Man kann sich Bewußtheit als wachsendes Bewußtsein oder zunehmendes Verständnis vorstellen, das sich aus dem Gebrauch der Sinne herleitet Sehen, Hören, Berühren, Riechen und Schmecken.« (Nevis 1988, 37)

Staemmler & Bock (1991, 59) definieren Bewusstheit vor dem Hintergrund der verstreuten Bemerkungen von Fritz Perls als »das ganzheitliche, subjektive Wahrnehmen-Erleben eines Menschen von Figuren in seinem gegenwärtigen Organismus-Umwelt-Feld«.

Die Autoren Fuhr und Gremmler-Fuhr unterscheiden zwei Modi der Bewusstheit:

- *Achtsamkeit:* Sie »bedeutet den wachsamen Kontakt mit dem wichtigsten Ereignis im Feld bei vollständiger sensomotorischer, emotionaler, kognitiver und energetischer Unterstützung.« (Amendt-Lyon et al. 2004, 116)
- *Gewahrsein* meint als umfassender Begriff das »unmittelbare Wahrnehmen und Erkennen von umfassenden Zusammenhängen« (Fuhr & Gremmler-Fuhr 1995, 156).

Naranjo (1996, 198) charakterisiert Gestalttherapie als einen »Weg zum Gewahrsein durch Ausdruck«. Und Stephen Schoen (1996, 71) bezeichnet Gestalttherapie vor dem Hintergrund der verschiedenen Denkschulen über Gesundheit und Krankheit, die sich im vergangenen Jahrhundert herauskristallisiert haben, als »Philosophie des Bewußtseins«. Bewusstheit ist nach Yontef (1999a, 173) immer die »Awareness von etwas«.

Bewusstseinsfragen

Die sogenannten Bewusstseinsfragen nach Perls (1992, 94) lauten:

⇨ Was tust Du?

⇨ Was fühlst Du?

⇨ Was möchtest Du?

⇨ Was vermeidest Du?

⇨ Was erwartest Du?

Achtsamer Suchprozess. Die spirituelle Suche beginnt in dem Moment, in dem wir von den üblich gebräuchlichen Antworten absehen und uns neu »unverbrauchten Fragen zuwenden« (Keen 1996, 35). Diesen existentiellen Fragen, die in den verschiedensten Lebensphasen immer wieder bzw. auch neu auftauchen können, gilt es, sich zu stellen und auszusetzen. Auf dieser Suche ist – finde ich – Bewusstheit unabkömmlich, weil es im »Auf und Ab des Lebens« eine bestimmte Klarheit braucht. Erst durch die Bewusstheit begreife ich im ganzheitlichen Sinn, was im Hier-und-Jetzt »dran« ist, was gefragt ist. Awareness hat zu tun mit innerer Achtsamkeit bzw. Aufmerksamkeit, und dies ist immer auch ein körperbetonter, ein durch und durch sinnlicher Vorgang sowie ein existentieller und auch experimenteller (Such-)Prozess. Was in Zeiten von Übergängen und Umbrüchen oft schwierig und mühsam ist, kann im Alltag einfach sein. Eine Spiritualität, die sich an »Awareness« orientiert, muss nicht hochkompliziert sein, sondern ist einfach, alltagsnah, praktisch und vor allem kostenlos. Denn:

> »[S]ie verlangt nur den Einsatz unserer psychischen Energie, unserer ungeteilten Aufmerksamkeit. Wir können lernen, bewusst zu atmen und zu gehen, bewusst zu riechen und zu essen, bewusst mit unseren Kindern zu spielen und bewusst zu kommunizieren.« (Aanderud 1998, 234)

Awareness lehrt Achtsamkeit, die konzentrierte, kontinuierliche, ungeteilte Aufmerksamkeit, eine wache Bewusstheit, ein Gewahrsein dessen, was hier und jetzt in mir, mit mir und um mich herum geschieht. Eine Spiritualität der Awareness heißt für mich einerseits Selbstwahrnehmung, ein In-Kontakt-Sein mit dem, was in mir vorgeht, andererseits ein In-Kontakt-Sein mit dem, was außerhalb von mir geschieht (Menschen, Umwelt).

Awareness – wachsendes Leben. Erst durch Awareness, durch diese »körperlich-geistige« Bewusstheit, durch das ganzheitliche Wahrnehmen kann es auch zu einer vitalen Erfahrung kommen und können existentielle Momente buchstäblich »begriffen« bzw. zur Figur werden auf dem diffusen, manchmal schnelllebigen, chaotischen, spröden, nicht unbedingt aufregenden Hintergrund »Lebensalltag«. Durch Awareness können die Sinne wieder geschult werden, buchstäblich »zu Leben ziehen«, damit wird – ganz entscheidend – die Vitalität gefördert. Es gilt, Awareness zu fördern, wenn es stimmt, dass es die kleinen Wahrheiten sind, die zur Kunst des Lebens führen.

Awareness also, die zur Lebenskunst wird: Bewusstheit, was Leben ausfüllt, was es lebenswert macht und was es stört.

Einblende
Wahrnehmen, was ist

Der unablässige Strom von Gedanken, das Auf und Ab der Gefühlswellen. Die wiederkehrende Litanei von Gedanken. Das kreisende Karussell der inneren Monologe. Die reinste Quälerei und Selbsttortur im Heimkino. Ähnlich einer Achterbahn im Geisterhaus und Gruselkabinett.

Das ist jetzt.

Der Spickzettel als Notfallapotheke in der Hosentasche, aus guten Zeiten niedergeschrieben: Verfeinertes Wahrnehmen als Ziel. Gewahrwerden als Tun. Awareness lenken und fokussieren auf Erfahrung, auf den Moment. Stoppen und Aussteigen.

So frischt sich Leben auf, erfahrbar in jedem Moment unseres bewussten Lebens.

Wie eine Betschwester vor mich hermurmeln und umsetzen: Die Bewusstheit steigern, die Grundlage für anstehende Veränderungsprozesse und auch sonst …

Erst wenn ich erfasse, ganz verstehe, begreife, erlebe, w e mein Aktionsradius ist, wenn ich spürbar am eigenen Leib merke, wie ich lebe, wie ich bestimmte Dinge tue, wie ich reagiere, kann ich Veränderungen angehen und muss nicht passiv das Leben über mich ergehen lassen. Dann erst kann ich mich überhaupt entscheiden, ob ich auch anderes »ausprobiere«. Mit einher geht die Erfahrung, dass ich Schöpfer, Gestalter, Akteur meines Lebens bin.

Vielleicht hilft's heute. Ausprobieren lohnt sich auf jeden Fall.

4. Die pulsierende Kraft des Augenblicks schmecken

»Schwerer / der Weg zum Ziel / das unerreichte
Schwerer / der Rückzug / ins ziellose / Hier.«
(Rose Ausländer 1987, 27)

»In der theoretischen Fassung sind Vergangenheit und Zukunft
Teil des Hier-und-Jetzt; dazu gehört, was geschah und was
vorausgesehen wird, was gegenwärtig noch nicht abgeschlossen ist
und was für die Zukunft gewünscht wird.«
(Gary M. Yontef 1999a, 167)

»Die Vergangenheit sowie die Zukunft existieren immer so,
wie sie uns aus unserem momentan gegebenen Blickwinkel
und den Bedürfnissen und Bedingungen
unserer aktuellen Situation heraus erscheinen.«
(Frank-M. Staemmler 2001a, 187)

Einblende
Hier und dann einmal …

»Der Wochentag, an dem wir ungeheuer viel tun wollen, heißt allzu
oft morgen.« (Spanisches Sprichwort, zit. n. Haynes 2001, 140).
   Und fürs Morgen vorsorgen. Denn: »Du wirst morgen sein, was du
heute denkst« meinte der große Buddha.

Hier-und-Jetzt. Nicht dort und dann. Und übrigens: In fernster Zu-
kunft.
Der Atem als roter Faden fürs Hier-und-Jetzt.
Mich zentrieren über den Atem, wenn Konzentration gefordert ist.
Wahrnehmen, wie in dieser Zentrierung der Schwerpunkt im Körper
sich nach unten verlagert; mehr der Unterlage vertrauen, die trägt.
Dem Boden. Und ich mich dadurch mehr aufrichte.
In diesem Mich-Aufrichten dann anders »da« bin als zuvor.

In den gegenwärtigen Moment eintauchen und aufgehen,
und darin die Schönheit und Erfüllung entdecken.

Darf ich »Sein« sagen?
Achtsamkeit ist damit verbunden,

ein freundliches Annehmen von mir,
und Konzentration auf das, was jetzt da ist.

Das Leben findet heute statt. »Wer jetzt nicht lebt, wird nichts erleben«
(Grönemeyer). Hier-und-Jetzt meint keine banale Trivialisierung von
Gestalttherapie oder Spiritualität,
sondern einen existentiellen, essentiellen Vollzug.
Und schon mehrfach ausprobiert von anderen.
Vor uns …

Hier und dann einmal wieder in dieses Jetzt kommen.

Den Fokus auf das Hier-und-Jetzt zu richten, ist einer der zentralen Aspekte der Gestalttherapie. Teilweise ist dieses Hier-und-Jetzt auch zu einem Schlagwort verkommen. Der bereits erwähnte Autor Irvin Yalom (2002, 61) bezeichnet die Gegenwart des Jetzt, die Präsenz im Augenblick sogar als »die Hauptquelle der therapeutischen Wirkung, die Goldmine der Therapie«.

Hier-und-Jetzt – ein leidiges Schlagwort. Kontakt findet nur in der Gegenwart statt, wenn man »sich unmittelbar auf das einlässt, was gerade passiert« (Helg 2000, 182). Der Vorwurf einer ahistorischen »Gegenwartsideologie« (ebd., 188) ist nicht haltbar, weil er Gestalttherapie trivialisiert. Hier wird ein »Konzept« aus der Gesamtheit der Theorie herausgerissen. Die Praxis der Gestalttherapie besteht ja nicht im gebetsmühlenartigen Wiederholen der (tatsächlich heilkräftigen) Intervention »Was ist jetzt?«. Und: Dieses »Im-Jetzt-Sein/Bleiben« ist nicht ein »isolierter Moment« (Yontef 1999a, 233), heißt nicht, ein Wissen um Vergangenheit und Zukunft auszublenden, schließt eine »Reflexion« von Vergangenheit und Zukunft nicht aus. Es meint lediglich, dass für den Menschen, dessen Leben auf die Zukunft ausgerichtet ist, diese beiden Komponenten menschlicher Existenz nur in der konkreten Gegenwart erfahrbar werden.

Laura Perls (2005, 9) hat einmal sehr treffend über die Gegenwart-Zentriertheit der Gestalttherapie gesprochen:

> »Aus gestalttherapeutischer Sicht ist die Geschichte eines Menschen im gegenwärtigen Augenblick sichtbar, hörbar und fühlbar. Dort setzen wir an. Wenn man mit den bestehenden Symptomen arbeitet, kommt die Geschichte natürlich hoch. Aber es geht nicht darum, in diesen Symptomen zu graben, um sie dann biografisch zu interpretieren. Darin besteht der Unterschied zur psychoanalytischen Methode.«

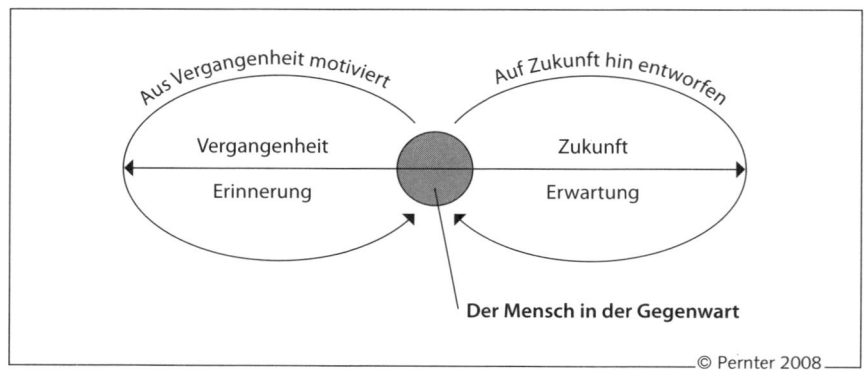

Abb. 18: Die Geschichtlichkeit des Hier-und-Jetzt nach Anzenbacher (2002, 265)

Die positive Botschaft: Es ist alles da. Das Prinzip des Hier-und-Jetzt bedeutet, dass wir nicht erst die gesamte Lebensgeschichte (Kindheit, Jugend usw.) aufarbeiten müssen, um an den Kernpunkt des Problems heranzukommen, sondern, dass das, was wichtig ist, auch im Hier-und-Jetzt des gegenwärtigen Augenblicks unmittelbar erlebbar wird. Und: »[D]er Bewußtseinsprozeß findet immer im Hier-und-Jetzt statt, auch wenn das Objekt der Wahrnehmung dort oder damals ist oder war« (Yontef 1999a, 96). Dieser Prozess ist ein Kontinuum, darauf hat Staemmler (2001) in einem Beitrag zu den »alten«, zentralen Begriffen der Gestalttherapie klar hingewiesen. Und in diesem Prozess sind alle Zeitmodi enthalten (vgl. auch Yontef 1999a, 78).

Der Fokus auf die Gegenwart ist ein Fokus auf Subjektivität, nämlich auf die besondere Art, wie jemand in der Welt ist, wie er seine Lebenswelt erfährt und erlebt, wie er darin Wirklichkeit konstruiert und sich von seiner Welt berühren lässt (Staemmler 2001, 190). Daraus ergibt sich die Chance, die Vergangenheit zu verändern: nicht deren Ereignisse, wohl aber deren Bedeutung und Deutung.

Und: Nur was im Hier-und-Jetzt der Awareness zugänglich ist, ist auch der Veränderung zugänglich (vgl. Amendt-Lyon et al. 2004, 117).

Das Hier-und-Jetzt – ein uraltes Prinzip spiritueller Traditionen. Über die Heilkraft des Hier-und-Jetzt in spirituellen Traditionen ist bereits so viel geschrieben worden, dass ich mich hier ganz kurz fassen möchte. Die Erfahrung des Alltäglichen, des Hier-und-Jetzt, die Zentrierung auf das Gegenwärtige, ist praktisch in jeder spirituellen Tradition üblich. Nur im Moment, im Hier-und-Jetzt des konkreten Augenblicks kann ich, wenn ich »wach« genug bin, wenn ich da bin, Leben, Einsicht, den Einbruch des

Göttlichen erfahren. Diese Erfahrung – auch das Allgemeingut spiritueller Traditionen – muss nicht spektakulär sein:

>»Diese Erfahrung kann sehr banal sein. Sie kann im Misthaufen genauso gemacht werden wie in einer Blume, dem Wind oder einer religiösen Zeremonie.« (Jäger 1991, 42)

Eine Spiritualität des Augenblicks nimmt den Menschen ernst, denn, den Blick auf das Hier-und-Jetzt auszurichten, heißt meines Erachtens letztlich auch Eigenverantwortung zu übernehmen, die jeweiligen Chancen wahrzunehmen bzw. auszuleben und zu lernen, mit den eigenen Begrenzungen zu leben. Und noch eine Lernchance ergibt sich durch die Fokussierung auf das Hier-und-Jetzt: Den Blick zu weiten auf die Umgebung, die mich umgibt, in der ich lebe, die mich unterstützen kann.

Zwei Aspekte möchte ich lediglich noch andeuten, nämlich die Hingabe an das Ereignis (Helg 2000, 182) und – trotz Gegenwartsbetonung – den Verweis auf die Vergangenheit als Hintergrund der Gegenwart (Yontef 1999a, 192). Das »Faszinosum« des Alltäglichen wird erfahrbar, wenn wir uns einlassen und die Augen öffnen, uns einlassen auf das, was gegenwärtig ist: auch und vor allem das Banale, Gewöhnliche. Der Wahrheit ins Auge schauen, im Unterschied zum Trip in außergewöhnliche Erfahrungen.

In jeder menschlichen Biografie erstrahlt die Schönheit der Lebensfigur erst aus dem Hintergrund, aus dem Woher. Dann, wenn wir uns bewusst machen, welche Schritte und Bemühungen hinter uns liegen, was bereits geleistet wurde, was schon gelingt (um auch positive Aspekte zu betonen). In diesem Blick wird der »Lebensteppich«, den wir tagtäglich manchmal mehr, manchmal weniger bewusst, knüpfen – müde, lustlos, traurig, kämpferisch, hoffnungsvoll, verwirrt, energievoll – in seinen Mustern, Farben und Formen erst deutlich. Dazu ist Distanz notwendig.

Ist das Leben nicht zu kurz, um denselben Tag zweimal zu leben? Im Buch »Solange du da bist« von Marc Levy (2007, 249–252) sinnieren der junge Architekt Arthur und sein Geist Lauren anhand des folgenden Rechenbeispieles: Der Tag hat 86.400 Sekunden und jeden Tag haben wir dieses Guthaben auf unserm Lebens-Konto. Jeden Tag dürfen wir die ausgeben … Und: »Was wir an diesem Tag nicht gelebt haben, ist verloren, gestern ist vergangen. Jeden Morgen beginnt der Zauber von neuem, aber die Bank kann unser Konto zu jeder Zeit ohne Vorwarnung auflösen: Das Leben kann jeden Moment zu Ende sein.« (Ebd. 251)

5. Unterwegs-Bleiben – Prozesse in Hingabe gestalten

»Wege entstehen beim Gehen.
Gute Wege führen meist ins Unbegangene.«
(Bernhard Mack 1999, 18)

»Man kann nicht zweimal in den gleichen Fluss steigen.
Alles fließt und nichts bleibt.«
(Heraklit)

»Ich glaube nicht an eine Spiritualität,
die ausschliesslich zum Makellosen strebt,
die direkt zum Heiligen will.
Wenn wir nicht unsere elementarsten Impulse mit einbeziehen […],
wenn wir auf dem Weg nicht den ganzen Reichtum des Menschseins
mit umschliessen, werden wir nur scheinheilig […]. «
(Hans Jecklin 2005, 229)

Einblende
Den Lebensteppich weben. Oder: Von der Sehnsucht anzukommen und der Notwendigkeit, nicht stehen zu bleiben

Es gibt keinen vorgezeichneten Weg.
Der Weg entsteht im Gehen. Im Prozess.
Indem ich lebe.
Letztlich geht es um das Gehen, um das Unterwegssein.
Da kommt Sinn auf. Deshalb immer wieder: »Ich bin dann mal weg«
(Hape Kerkeling). Auch, weil es unsere Schubladen aufbricht.

Sicher braucht es die Rast auch und selbstverständlich ist ein kuscheliges Nest angenehm.
Zum Verkriechen und Einlullen missbraucht, führt es nicht weiter.

Das Leben, ein ständiges Auf und Ab, ein Hin und Her. Manchmal verbeißen wir uns ganz schön in dem, was gerade ist. (Eigentlich: Was wir uns konstruieren …)

Leben ist wie eine Welle. Wie ein Fluss. Die Wellen des Lebens reiten, surfen, nicht brechen oder nur plantschen. Die Stromschnellen – eine Herausforderung. Und mittendrin zeigen mir die Wellen, wie viel in mir steckt, an Kraft, Mut, Energie, Angst. Jede Welle ist anders.
Leben ist vielfältig. Auf einer Wegroute liegen dazwischen längere,

mal eher intensive, mal lebendige und dann und wann auch eher eintönige Wege.

Schauen, was Schicksal und Leben bringen. Mit dem mitgehen, was dran ist. Was es braucht, was gut tut. Im Prozess bleiben. Mit der unsicheren Konstante des Risikos – ohne Planungssicherheit – leben. Die Kompassnadel auf Richtung »Endlichkeit« einstellen. Das Bewusstsein pflegen, sich und seine »Denke« ab und an in Frage stellen lassen. Realität immer wieder – und immer wieder beständig – als relativ erkennen.

Flow, selbstvergessene Freude am gelungenen Tun. Leben, ein Weg ins Ungewisse, der nicht vorgezeichnet ist. Leben, ein Gehen in Hingabe und Zeichnen ohne Radiergummi.

Es dauert ein wenig, so zu klingen wie man selbst (Miles Davis). Lernen, den Sound zu hören und sich trauen, den Sound auch erklingen zu lassen. Dann mag sich bewahrheiten, dass das Glück kommt und buchstäblich auf der Straße liegt: »Glücklich zu sein bedeutet, zu spüren, dass man auf dem richtigen Weg ist.« (Bucay 2006, 133)

Wir sind in guter Gesellschaft. Auch vom ältesten Kunstwerk meinte Rilke in seinem Florenzer Tagebuch, dass es im Werden wäre: »Der Mensch bedurfte seiner so dringend, daß er ihn gleich von Anfang als Seienden empfand und sah. Fertig brauchte ihn der Mensch, und er sagte: Gott ist. Jetzt muß er sein Werden nachholen. Und wir sind, die ihm dazu helfen. Mit uns *wird* er, mit unseren Freuden wächst er, und unsere Traurigkeiten begründen die Schatten in seinem Angesicht ...«. (Rilke, Florenzer Tagebuch April 1898, zit. n. Holthusen 1958, 61)

Eine persönliche Bemerkung: So selbstverständlich mir der gestalttherapeutische Prozessgedanke scheint, so schwierig ließen sich im ersten Moment Zitate oder besondere »Abhandlungen« darüber in meiner Gestaltbibliothek finden. Und doch: Der Gedanke der dynamischen Prozesshaftigkeit alles Lebendigen ist dem Gestaltansatz immanent.

Ich liste auf – ganz beliebig (also nicht nach »Wertigkeit« und Vollständigkeit):

- das Betonen eines ständigen Entwickelns von Figuren;
- Therapie selbst als ein Geschehen, als ein Prozess der Klärung, Orientierung, Begegnung/Beziehung, des Dialogs, der Gewinnung an Awareness usw.;

- Awareness, die immer als Erfahrung in der Zeit geschieht;
- die gestalttherapeutische Theorie des Selbst als eben keine psychische, feststehende Instanz definiert, sondern als wesentlich dynamisch begriffen, als »Kontaktgrenze in Bewegung«, als gelebtes Selbst;
- Kontakt als Austauschprozess;
- die Kontaktstile bzw. Kontaktunterbrechungsmuster als »Handlung«, welche die ganze Person vollzieht (Yontef 1999a, 121);
- die ständig sich verändernde Kontaktgrenze, verstanden als dynamische Grenze, die in ihrer Qualität (z.B. Durchlässigkeit) variiert;
- das Modell des Kontaktprozesses;
- die Definition des Organismus;
- das paradoxe Prinzip der Veränderung als ein Geschehen;
- das Verständnis des Feldes als Beziehungsgeflecht (vgl. ebd. 141–180).

Kurz: »Die Gestalttherapie bevorzugt in theoretischen Aussagen und bei der Beschreibung klinischer Phänomene Prozeßbegriffe.« (Ebd. 171)

Der Prozessgedanke ist – wie bereits Melnick & March Nevis (1999, 274) festgestellt haben – eine dynamische Sicht- und Arbeitsweise, »die tief im Gestaltansatz verankert ist«, geht es doch um eine gemeinsame Exploration, die ein *Prozess* der Bewusstheit-Nicht-Bewusstheit ist, durch Dialog, Experimente, Beobachtung, Innehalten, Erleben usw.:

> »Die Realität, die wir im Bewußtsein erfahren, ist *Leben* – ein Grundbegriff der Philosophie Bergsons. Leben aber, wie wir es erfahren, bedeutet beständigen Fluß, stetes Werden und Wachsen, schöpferische Entwicklung (évolution créatrice), getragen und vorangetrieben vom ›élan vital‹, der Lebenskraft, dem Lebensschwung.« (Coreth et al. 1984, 143)

Wir sind nicht festgelegt. Und auch keine Opfer. Wie oben aufgezeigt – sind die vielen dynamischen Begriffe und Konzepte innerhalb der Gestalttherapie alle einem prozessualen Denken verpflichtet. Der Aspekt des Prozesses verweist ebenso auf eine positive, mögliche Option eines »Heraus« aus etwas. Herausfinden aus einer Situation etwa, oder, aus einer Fixierung, aus der Vergangenheit, den festgelegten Alltagsrollen. Dem Prozesshaften liegt eine Dynamik und Perspektive inne, die mitunter heilsam sein kann. Wir sind zwar Teil eines Umweltfeldes, aber nicht bloß auf Vergangenheit hin festgelegt. Die Vergangenheit bestimmt uns nicht, wenn wir selbstbestimmt, aktiv (Eigen-)Verantwortung für unser Leben, für unser Tun und Nicht-Tun übernehmen, selbst in der Unsicherheit bestimmter Wirrnisse; selbst aus den Entwicklungsdefiziten, wenn wir das Leben in die Hand nehmen. Immer stecken *auch* Wachstums*mög-lichkeiten*, Ressourcen in uns. Wir *sind* kreative Individuen, einzigartig. Und wir haben die Fähigkeiten, auch zu wählen und uns zu entwickeln (Yontef 1999a, 126f).

Ein Plädoyer fürs Unterwegssein und die eigene Unvollkommenheit. Poetisch möchte ich das Lied auf den Prozess anstimmen: Es gibt keinen (vorgezeichneten) Weg, der Weg entsteht im Gehen, im Prozess, indem ich lebe. Letztlich geht es um das Gehen. Natürlich ist ankommen angenehm, natürlich braucht es auch die Rast. Leben trägt immer den Aspekt des Torsohaften in sich (vgl. Schellenbaum 2001, 318f). Das Kunstwerk »Ich« ist erst im Zeitpunkt des Todes endgültig festgelegt, oder – wie auch immer – vollendet. Dazwischen gilt: »Solange wir leben, leben wir« (Schellenbaum 2001, 323). Oder sinngemäß nach Perls: Das Leben ist Prozess, der Tod ist ein Ding.

Leben ist wie eine Welle, wie ein Fluss. Auch Spiritualität ist ein Prozess, der sich entfaltet. Sie ist bloß eine Straße zum Göttlichen und kein Palast zum Eintreten ins Göttliche und Bleiben darin (und wenn schon, dann ist Gott immer schon mit uns unterwegs …). Schauen, was Schicksal und Leben bringt, mit dem mitgehen, was dran ist, was es braucht, was gut tut. Neuerdings spricht man vom »Dahinfloaten« im Rad des Lebens, vom Flow-Gefühl oder von der Flow-Erfahrung und versteht damit eine selbstvergessene Freude am gelungenen Tun (vgl. Csikszentmihalyi 2002).

Ein Plädoyer für das Unfertige, das Unabgeschlossene, das Unvollendete. Diesen Gedanken hat schon der Gestalttherapeut Schleeger kurz aufgegriffen (1992, 131–133), der auf die »unabgeschlossene Gestalt« hinweist und betont, dass es in der Therapie darum gehe, auch mit offenen »Fragen bzw. ungelösten Problemen leben zu können und alltägliches Bewußtsein zu haben.« (Ebd. 131) »Schicksal« – heißt es im Thriller »Der Knochenjäger« – »ist das, was du draus machst«. Gleich, ob da nicht alles ganz so glänzt und so perfekt ist. Geht es nicht darum, in Hingabe – so gut es eben geht – die einzelnen Prozesse zu gestalten, die sich auftun, die auf uns zukommen, die wir hervorrufen?

Es ist der Mut, Unfertiges zu lassen, Stückwerk zu akzeptieren. Das führt weg von manischer Perfektion oder übertriebenem Ehrgeiz zu mehr Gelassenheit und Menschlichkeit. Dieses Lob auf die gelungene Halbheit stimmt auch der Theologe Fulbert Steffensky in einem Interview an (Karnick 2006, 114): »Etwas mit halbem Herzen zu tun ist nicht das Gleiche wie ›halbherzig‹: Es ist viel, etwas mit halbem Herzen zu tun. Nur wer die Halbheit lange aushält, kann, wenn es darauf ankommt, mit ganzem Herzen dabei sein.« Es ist ein lebensfreundliches Motto, weg von starrer

Vollendung, wo es kein Wachstum mehr gibt, ein »hinreichend genug« an alles Lebendige.

Die Metapher vom Leben – eine spiralförmige Reise. Keens Annäherungen an eine alltägliche Spiritualität bezeichnet er selbst als einen spiralförmigen Prozess und verwendet dafür die Metapher der »*Spiralreise*« (Keen 1996, 28) ins Land der Spiritualität, zu dem »unbekannten Gott« wobei er den heiligen Berg nicht im Außen beschreitet, sondern zur symbolischen Wanderung nach innen einlädt – ganz im Sinne seiner Psychologie. Als Theologe und Psychologe macht er klar, dass die spirituellen Fragen die großen mythischen Fragen der Menschheitsgeschichte waren und sind, wobei den Pilger am Ziel der »Reise« keine Dogmen erwarten. Am Ziel stehen keine gesicherten Wahrheiten. Am Ziel ist Raum und Platz für zweifelnde Unsicherheit. Das heißt: Eine Spiritualität, die sich am Prozessgedanken orientiert, wird den Aspekt der Unvollkommenheit mehr ins Gewahrsein rücken und nicht die einmal (in fernster Zukunft) erreichte Perfektion (vgl. Stutz 2003). Denn ein Ziel impliziert immer schon eine Wertung, noch nicht so weit zu sein, noch nicht so tiefe Erfahrungen gemacht zu haben, noch nicht ... Eine Wertung, die in spirituellen Kreisen besonders beliebt zu sein scheint und letztlich das, was ist, abwertet.

Der Kontrapunkt im Sinne des prozessualen Aspektes: Letztlich kommt es nur darauf an, beweglich und unterwegs zu sein, durch die Ereignisse des (vorüberziehenden) Lebens unsere Entfaltungsmöglichkeiten zu ergreifen, das Leben zu gestalten, eingeschränkt, unvollkommen, verletzt, berührt, (fast) »perfekt«.

»Sie werden enttäuscht sein, wenn Sie erwarten daß eine spirituelle Suche zu Gewißheiten und zum Besitz der Wahrheit, zur ganzen Wahrheit, und nichts als der Wahrheit führt. Zweifel und Zwiesprache werden uns nie verlassen. Wir müssen keine endgültigen Antworten auf unbeantwortbare Fragen finden: Warum sind wir hier? Woher kommen wir? Wohin gehen wir? Und wie sollen wir unterdessen handeln? Aber wir müssen das Gesicht in den Wind halten und die großen Fragen am Leben halten. Es ist von entscheidender Bedeutung, ob wir unsere Kritikfähigkeit aufgeben, und uns mit den falschen religiösen Mystifikationen des Kultes und des Stammes abfinden. Unsere einzige Hoffnung für die Schaffung einer gesunden Zukunft, die einen Sinn für die Heiligkeit des Lebens bewahrt, wird aus einer erneuerten Gewohnheit kommen, wenn wir miteinander über jene Dinge sprechen, die nie ganz gesagt werden können, aber nie vergessen werden dürfen.« (Keen 1996, 28)

Wandel – die einzig sichere Konstante. Zu guter Letzt: »Nur wenn wir akzeptieren, dass Wandel und Vergänglichkeit der Inbegriff des Lebens sind, werden wir lernen, loszulassen und intensiv zu leben – und zu lieben. Denn leben lernen bedeutet loslassen lernen« (Aanderud 1998, 226).

Unser »Paradies« *ist* die Unvollkommenheit. Wenn wir sie akzeptieren. Das meint nicht Bequemlichkeit. Aber ein solches Akzeptieren verändert den Blick auf das, was ist. Wie ein aufatmendes Hineinfallen in die Endlichkeit und Schönheit des Alltäglichen. Dann mag sich das chinesische Sprichwort bewahrheiten: »Dass die Vögel der Sorge und des Kummers über Dein Haupt fliegen, kannst Du nicht ändern. Aber dass sie Nester in Deinem Haar bauen, das kannst Du verhindern.« Menschliches Leben, menschliche Entwicklung verlaufen nie einspurig und geradeaus kontinuierlich nach oben, zur Reife, zur Weisheit. Zur Transzendenz …

Lebenswege sind manchmal (scheinbare) Umwege. Durch die Lebens-Ereignisse können wir uns Kompetenzen und Kenntnisse aneignen. Durch Erfahrung. Durch die Löcher in der nicht immer asphaltierten Autobahn namens Leben. Durch die Brüche und Sackgassen, die Neuorientierung und Neuausrichtung erfordern. Mag sein, dass wir in Mehrfachschleifen und -kurven unsere Probleme mitnehmen. Im Akzeptieren, dass wir einen Prozess durchschreiten, durchwandern, durchlaufen und manchmal regelrecht »nur« durchstolpern verwirklicht sich menschliches Dasein. Und – Heraklit zu Wort kommen lassend: »Wenn wir das Unerwartete nicht erwarten, werden wir es niemals finden.« Also: Nicht wissend den Weg, gehe ich den Weg mit offenen Händen … (Meditationsspruch).

6. Sich wandeln – So bleiben dürfen, wie wir sind

> »Die therapeutische Arbeit darf sich nie
> auf die Findung von Lösungen erstrecken.
> Lösungen zu entwickeln und zu finden
> ist Angelegenheit des gesunden Lebens.
> Die Therapie darf nur blockierte Kräfte freisetzen,
> damit der Klient dann seinen eigenen Weg gehen kann.«
> *(Stefan Blankertz 2000, 18)*

> »Lerne zu sein, der du bist,
> und lerne gelassen auf all das zu verzichten, was du nicht bist.«
> *(Henri Fréderic Amiel)*

> »Gewähre uns täglich, was wir an Brot und Einsicht brauchen:
> das Notwendige für den Ruf des wachsenden Lebens.«
> *(Neil Douglas-Klotz 1992, 55)*

Einblende
Paradox, aber wahr

Das gemeinsame Kreisen in der Problemsuppe beim Kaffeekränzchen:
»Ich hab' da so'n Problem / das kümmert mich extrem« krächzt Anett Louisan Mitleid heischend-unschuldig im Song »Die Lösung« ins Mikrophon und sie führt es spazieren, ihr Problem, badet sich heimlich genüsslich darin (wie ein kleines Ferkel im Tümpel) und outet sich im Refrain mit der unerwartet-köstlichen Meldung »geh' mir weg mit deiner Lösung / sie wär' der Tod für mein Problem«. Cut.

Bleib, wo du bist.
Von den Nöten eines Auszubildenden: Als ich das erste Mal im Rahmen meiner Lektüre während der Ausbildung über die Aufgabe eines Gestalttherapeuten gelesen hatte, war ich anfangs kurzzeitig perplex, schockiert: Nichts tun für Lösungen, wie das Klienten beibringen? Gestalttherapie sucht keine Lösungen, das ist Sache des Lebens, stand da geschrieben. Und dann – zeitgleich in etwa – las ich einige Passagen über das paradoxe Prinzip der Veränderung, den Satz von der Annahme, was ist: Ein Aufatmen, ein Entdecken von etwas sehr Wichtigem in meiner persönlichen Biografie, eine Erfahrung, die ich auch während Schweigeretreats gemacht hatte und bei Wanderungen in der Natur, wenn es mir nicht gut ging: Annehmen, was ist, anerkennen, wer ich bin, wie ich bin, wie ich denke und fühle. Kann man denn aus seiner Haut fahren?

Dieses Prinzip vom Wandel ist mir im Laufe der Entdeckung sehr wertvoll geworden und in meiner praktischen Arbeit immer wieder ein »Ankerpunkt« (in der Supervision ebenso), gerade auch dann, wenn ich das Gefühl habe, dass ich nicht weiter weiß. Denn sicher ist: »Die einzige Person, die ich ändern kann, und das auch nur sehr langsam und begrenzt, bin ich selber.« (Kalenderspruch).

Was daraus lernen?
Die Parole des Motivationstrainers: Anfangen, da, wo wir stehen und das tun, was möglich ist. Das Leben beginnt jetzt. Und wir sind schon mittendrin. Schon Henry Ford soll gesagt haben: »Glück ist das Mögen, was man muss und das Dürfen, was man mag.«

Wandel – So bleiben dürfen, wie man ist.[5] Das paradoxe Prinzip der Veränderung – auf den Punkt gebracht durch Arnold Beisser (2003, 140) – besagt, dass Wandel[6] in dem Moment stattfindet und eintritt, wenn ein Mensch zu dem wird, wie und wer er ist, anstatt (krampfhaft oder wie auch immer) versucht, jemand zu sein bzw. das zu werden, wer oder was er nicht ist (vgl. Fuhr & Gremmler-Fuhr 1995, 142f; Helg 2000, 186f).

Dieser Wandel tritt dann ein, wenn er dies voll erfährt. Denn jede absichtliche Veränderung ist letztlich kurzlebig. Sie verpufft vorschnell – wie die guten Silvestervorsätze, die bereits im Februar Schall und Rauch sind. »Veränderung geschieht, im Sinne eines existentiellen Paradoxons, wenn die Person sich dem stellt und vollständig das wird, was sie schon *ist*, nicht, wenn sie versucht, das zu werden, was sie nicht ist« (Clarkson & Mackewn 1995, 125). Pointierter ausformuliert: »Menschliche Veränderung erwächst aus der Sicherheit, sich nicht verändern zu müssen!« (Eidenschink & Eidenschink 1992, 39). Es geht um das völlige, vollständige Erleben und Erfahren, was ist und wer wir sind. Um ein In-Kontakt-Sein mit der Situation, darum, dass wir Bewusstheit entwickeln für den gegenwärtigen Moment. Meist erliegen wir der Versuchung, etwas anderes zu wollen als das, was ist, bzw. verwechseln das, was wir möchten, mit dem, was ist. Die Realität ist meist anders als unsere Vorstellung. Wir vermeiden sie, indem wir ausweichen in die Zukunft und in die Vergangenheit. Wenn wir dieses Wollen aufgeben, geschieht Veränderung. Dann vollzieht sich Wandlung.

Perls (1988, 187) hat das in seiner direkten Sprache folgendermaßen zum Ausdruck gebracht:

> *»Änderungen finden von selbst statt.* Wenn man tiefer in sich hineingeht, in das, was man *ist*, wenn man annimmt, was da vorhanden ist, dann ereignet sich der Wandel von selbst.«

Es ist, wie es ist. Es ist ein Sich-Einlassen auf die Erkenntnis »So ist es«. Es ist, wie es ist. Ich bin, wie und wer ich bin. Die Botschaft: So bleiben dürfen, wie man ist, weil gerade der Veränderungsdruck das Gewünschte, die Veränderung nämlich, erschwert (vgl. Eidenschink & Eidenschink 1992, 39f). Diese Erkenntnis kann eine tiefgreifende, umwälzende Erfahrung werden, die Kräfte weckt, Intuition schärft, frei macht zum Weitergehen. Der Kontakt mit der Realität schafft und bewirkt Wachstum (Yontef 1999a, 33). Yontef bezeichnet diese Theorie der Veränderung als »unerläßliches Kernelement der gestalttherapeutischen Theorie und Praxis« (ebd., 11).

In diesem Zusammenhang kommt dem Therapeuten nach Zinker (1997, 124), der sich hier ausdrücklich auf Edwin Nevis bezieht, folgende Rolle zu:

> »Eine Veränderung findet nicht statt, weil das Individuum sich dazu zwingt oder von einer anderen Person dazu gezwungen wird, sondern nur, weil sich ein Mensch die Zeit nimmt und sich bemüht, das zu sein, was er ist – wenn er sich also voll und ganz für seine gegenwärtige Situation einsetzt. Dadurch, daß wir selbst die Rolle des ›Veränderers‹ *(change agent)* ablehnen, schaffen wir die Möglichkeit für eine geordnete und sinnvolle Veränderung.«[7]

Der Therapeut gibt dem Klienten die Möglichkeit zu explorieren, zu untersuchen, was er erlebt, was er tut, welche Aktionen stattfinden, welche Gefühle und Empfindungen erlebt und ausgedrückt werden können und was möglicherweise zurückgehalten wird. Zinker nennt die Akzeptanz dessen, was ist, einen »Grundpfeiler [...] [seiner] therapeutischen Philosophie«. Der Widerstand wird dabei nicht größer, da der Klient nicht unter den Druck eines »Du solltest« gesetzt wird und sich das Bewusstheitsniveau erhöht, von dem her mehrere Wahl-Alternativen, die ins Blickfeld rücken, zur Verfügung stehen (ebd). Dieses Paradox der Verwandlung widerspricht zwar unseren Vorstellungen, nämlich etwas zu tun, um sich zu verändern, aber wer »versucht, etwas (willentlich) zu verändern, ohne entdeckt zu haben, wozu es gut und wichtig ist, wird scheitern« (Eidenschink & Eidenschink 1992, 43).

Dass das paradoxe Prinzip eine alte Weisheit ist, darauf hat de Roeck (1992a, 33f) verwiesen, indem er Johannes vom Kreuz zitiert:

> »Du kannst nicht einen Schritt vorwärts machen, solange du den Ort, auf dem du jetzt stehst, den Boden unter deinen Füßen, nicht voll und ganz ernst nimmst:
> Nimm mir nicht den Weg unter meinen Füßen weg!
> Auch nicht, wenn mein Weg, nach deinem
> Weg geurteilt, ein Umweg ist. [...]
> *Wie kannst du alles erreichen?*
> Um zu dem zu kommen, was du noch nicht fühlst,
> mußt du den Weg gehen, auf dem du noch nicht fühlst.
> Zum Erkennen der Dinge, die du nicht weißt,
> führt der Weg des Nichtwissens.«

Realität erkennen und anerkennen. Hier ist Awareness, die Bewusstheit im Hier-und-Jetzt unabkömmlich bzw. grundlegende Voraussetzung dafür, dass es zu diesem Moment der Veränderung kommt. Der Therapeut drängt den Klienten nicht, sondern unterstützt ihn, seine Bewusstheit voll auf sich als Ganzes und auch auf jene Bereiche zu richten, die ihm im Augenblick noch nicht zugänglich sind. Das ist ein Ausprobieren, ein Dialog, ein bewusstseinsmäßiger Annäherungsprozess an die eigene Wahrheit, an die Wahrheit der Situation, an Bedürfnisse, Fertigkeiten. Es ist ein Prozess der Selbststützung, d.h. der Annahme der eigenen Person wie auch der Selbsterkenntnis (Yontef 1999a, 47).

Fuhr & Gremmler-Fuhr (1995, 142–145) haben auf eine Komponente hingewiesen, die nicht unerwähnt bleiben soll. Annehmen, was ist, statt es abzulehnen und zu bekämpfen. Der andere, zu diesem auf Akzeptanz ausgerichtete Pol, ist jener, der auf Veränderung und Wandel ausgerichtet ist. Der Mensch ist *auch* auf Zukunft ausgerichtet, ist ein Wesen, das vorausschaut, plant, Absichten, Visionen hat. Diese beiden Polaritäten sind im Bewusstseinszustand enthalten, den die Gestalttherapie »Mittlerer Modus« nennt (ebd. 144). Stehen-Bleiben *und* Weitergehen – in dieser Dynamik, in dieser Polarität und Balance vollzieht sich für mich Mensch-Sein.

Wandlung geschieht nicht auf Knopfdruck. Wandlung passiert. Die christliche Tradition hat in der Vergangenheit den Aspekt der Veränderung mit dem »Kehre um« (weil du so, wie du bist, nicht genügst, weil du so, wie du lebst …) sehr einseitig und von oben herab interpretiert und damit einhergehend einen Buchhaltergott und ein Marionettendrama vermittelt. Dieses »Kehre um« deutet Peter Orban um in ein: Kehre nach innen. Suche deine Mitte. Wende dich dir zu. »Geh endlich deinen eigenen Weg« (Orban 1991,105f; 109). Dass auch Therapeuten nicht davor gefeit sind, den Klienten, aber auch sich selbst unter Druck zu setzen, darauf hat das Autorenpaar Eidenschink (1992) sehr klar verwiesen.

Den eigenen Weg gehen, das zeigt der Film »I Will Dance« von Stephen Daldry sehr schön. Der Junge Billy Elliot entdeckt seine Liebe zum Ballett, nicht ohne Selbstzweifel zu hegen, denn Männer tanzen nicht in der Welt der Bergarbeiter und zeigen auch keine Gefühle. Und er widmet sich dem mädchenhaften Ballett und geht den Weg des Tanzes mit den vorprogrammierten Konflikten …

Bereits ein Blick auf die Gezeiten, auf die verschiedenen Jahreszeiten verdeutlicht den grundlegenden Wechsel alles Lebendigen. Eine Spiritualität der Wandlung sehe ich akzeptierender, gütiger, realitätsnäher und menschenfreundlicher, da sie nicht auf eine ferne Zukunft verweist. Wandel geschieht. Freilich nicht auf Knopfdruck. Wandlung geschehen lassen und nicht partout anpeilen, lautet die Grundeinsicht des gestalttherapeutischen Prinzips der Veränderung. Eine Spiritualität der Wandlung wird den Fokus mehr auf die Gegenwart lenken, im geduldigen Vertrauen auf die Kraft der Wandlung und den ablaufenden Prozess.

Wandlung: Vom Nullpunkt zum Punkt Null. Dabei wird sie auch den Blick weiten auf das Ganze der Lebensgestalt, denn: Das Beständigste und Sicherste im Leben ist, neben Geburt und Tod, Wandel. Pointierter formuliert: Nix ist fix. Außer den drei sicheren Gegebenheiten: Dass wir geboren wurden, dass wir sterben werden und dass nichts fix ist zwischendrin. Veränderungen begleiten uns durch unser gesamtes Leben, freilich, manchmal willkommen, unscheinbar, manchmal so häufig und unvermittelt und so »lieb« und »gern gesehen« wie Salz anstelle von Zucker. Eine Spiritualität der Wandlung wird dieses alte »Stirb und Werde« wieder neu formulieren – ohne zu beschleunigen und Sofortlösungen parat zu haben. Und sie wird für das Erleben dessen, »was ist« offen bleiben, mit allen Sinnen.

Selbsterkenntnis ist kein statisches, starres, einmaliges Ereignis, sondern ein Prozess, ein Weg durch die Zeit und die Erlebnisse … Sie ist keine fertige Einwegpackung, kein Endprodukt. Das wäre dem Wirrwarr an Mogelpaketen aus der Werbeindustrie ähnlich.

Wenn wir uns von dem, was ist, ergreifen lassen, können sich scheinbare Engstellen weiten zu neuen Anfängen. Ein »Nullpunkt« kann so zum »Punkt Null« werden (Schellenbaum 2001, 312; 316). Notwendig dabei ist, unmittelbar und so wahrhaftig wie möglich die Lebenswirklichkeit anzunehmen und zu erfassen. Einswerden, einverstanden sein, das wäre eine Erfahrung von Transzendenz (ebd. 308). Und: In Verbundenheit mit dem, was ist, (einfach) sein.

7. In sich gegründet sein

> »[D]as Selbst im mittleren Modus des Gewahrseins
> sprengt die Trennung zwischen Geist, Körper und Außenwelt.«
> *(Perls et al. 2000, 184)*

> »Dieses Offensein für jede neue Erkenntnis im Außen und Innen:
> das ist das Wesenhafte des modernen Menschen,
> der in aller Angst des Loslassens doch die Gnade des Gehaltenseins
> im Offenwerden neuer Möglichkeiten erfährt.«
> *(Pablo Picasso)*

Einblende
Ich suche nicht, ich finde. Oder: Pilze suchen lernen

Ein konfuses Selbstgespräch nach rastloser Lektüre:
Der weglose Weg (Meister Eckehart).
»Ich suche nicht – ich finde.«
Suchen, das ist Ausgehen von alten Beständen
und ein Finden-Wollen
von bereits Bekanntem im Neuen. […]

Alle Wege sind offen,
und was gefunden wird,
ist unbekannt.
Es ist ein Wagnis –
ein Abenteuer.

Die Ungewissheit solcher Wagnisse
können eigentlich jene auf sich nehmen,
die sich im Ungeborgenen geborgen wissen –
die in der Ungewissheit geführt werden –
die sich im Dunklen einem unsichtbaren Stern überlassen –
die sich vom Ziel ziehen lassen und nicht
menschlich beschränkt und eingeengt das Ziel bestimmen.
...
Pablo Picasso

Finden ist ein Geschenk, das passiert im vorübergehenden Leben, dessen Mitgestalter ich bin.
Gnade ist dafür ein altmodischer Begriff. Heilung geschieht. Leben geschieht. Verwandlung geschieht. Wenn die rechten Bedingungen da sind.
In der Polarität von Tun und Lassen aktiv sein und passiv zugleich.
Trotzdem keine Garantie im Sinne des Kausalitätsprinzips »Wenn – dann ...«
Deshalb: »Werdet Vorübergehende« (Thomas-Evangelium). Der Geist weht immer wo er will und wann er will.
Lange gesucht und nichts gefunden. Quälend der Gedanke an Entwicklung und Veränderung in den Stromschnellen des Lebensflusses. Alles Dröhnen, wenn man immer wieder dieselben Schleifen dreht. Der Kopf voll, die Energie verbraucht, die Hoffnung unter dem Gefrierpunkt und immer noch kein rettendes Land in Sicht. Wie da die Teile des Puzzles auf den richtigen Platz legen bzw. überhaupt erst sortieren und finden?
An diesem Punkt, zwischen Festhalten und Weitergehen, wenn man so richtiggehend durchgebeutelt und leergeschüttelt ist, da müssen andere Daten her. Time-out ist angesagt – wie beim Sport. Eine andere Perspektive einnehmen, Aussteigen, quer oder anders denken und handeln, ähnlich der Szene im »Club der toten Dichter«, wo der Lehrer gegen Ende des Films vor seinen Schülern im ultrastrengen Internat – Skandal! – auf den Tisch steigt.

Sehnsucht nach Mitte, nach Balance. Die Mitte finden, wie es schön-
färberisch heißt. Pardon: Wie gelange ich zur Mitte, wenn ich nicht
weiß, wo sie ist und nicht weiß, wo anfangen und suchen?
Ist es etwa so wie beim Pilzesammeln? Ohne an Elfen oder Waldgnome
zu glauben, die mich an paradiesische Fundstellen führen, sehe ich Pilze
meist dann, wenn ich sie nicht suche, sondern gleichgültig, absichtslos
durch Gras und Moos streife. Von einem Baum zum anderen hüpfend,
spiegelt mir meine Tochter mein zeitweiliges, angespannt-gieriges, doch
letztlich erfolgloses Suchen.
Pilze suchen, ein meditativer Vorgang. Also: aktiv und passiv zugleich
sein. Das könnte eine Spur werden.

Der Mensch – ein Suchender. Der Gestalttherapeut Jorge Bucay
(2006, 17) erzählt in seinem Buch »Geschichten zum Nachdenken« die
Geschichte eines suchenden Menschen und er beschreibt einen solchen
Menschen wie folgt: »Ein Suchender ist jemand, der sucht, nicht unbedingt jemand, der findet.

Auch ist es nicht unbedingt jemand, der weiß, wonach er sucht. Es ist
schlicht und einfach jemand, für den das Leben eine Suche ist.«

Der mittlere Modus, ein gestalttherapeutischer Begriff, der einen
Bewusstseinszustand beschreibt, wird mit vielen Worten umschrieben:
indifferenter Nullpunkt, nichts Tun tun bzw. »Nicht-tun tun« (Buber,
zit. n. Portele 1992, 109), sowohl-als-auch, Zustand der Ausgewogen-
heit, inneres Schweigen, kein innerer Dialog, kreative Spontaneität,
absichtslose Awareness, kein Objekt-kein Subjekt, Offenheit gegenüber
Widersprüchen, Tun und Aushalten, Handeln und Geschehenlassen,
eine interessenlose, nichtfixierte, unparteiliche Grundhaltung zwischen
»Absichtlichkeit einerseits und Entspannung andererseits«, ein »Modus
zwischen Tun und Erleiden« (Perls et al. 2000, 170), zwischen Aktivität
und Passivität.

Die Mitte, die sich leicht anfühlt. Mit dieser Kurzformel könnte man den
mittleren Modus umschreiben. Fuhr & Gremmler-Fuhr (1995, 159) definieren ihn als einen »Zustand der Ausgeglichenheit und Ausgewogen-
heit ›vor‹ jeder Differenzierung«. Es ist eine Art Nullpunkt, vor jeglicher polaren
Differenzierung, (von) wo (aus) alles, vieles möglich ist, ein »Zustand des
inneren Schweigens, des Aussetzens aller inneren Dialoge« (ebd.). Diesem
Gewahrsein, diesem Buberschen »Tun des Nichtstuns« wird eine heilende
Wirkung zugeschrieben (Helg 2000, 189), und es wird mit dem taoistischen
»wu-wei« verglichen.

Perls beschreibt den mittleren Modus auch als »Zentriertsein im eigenen Mittelpunkt, im ›Nichts des Nullpunktes‹ der fruchtbaren Leere« (1981, 80, zit. n. Gremmler-Fuhr, 1999, 384). Er beschreibt die fruchtbare Leere als ein Finden der eigenen Mitte, als ein In-sich-selbst-gegründet-Sein und wenn sie fehlt, wäre man nicht wachsam (Perls 1988, 45). Perls wörtlich:

> »Die Erfahrung der fruchtbaren Leere ist weder objektiv noch subjektiv. Noch ist sie introspektiv. Sie ist einfach.« (Perls 1973 in Übersetzung von H. Beaumont, zit. n. Portele 1992, 101)

Perls, Hefferline und Goodman gehen in Bezug auf die Eigenschaften des Selbst auf den mittleren Modus ein:

> »Das Selbst ist spontan, im mittleren Modus (im Hinblick auf Tun oder Erleiden) und geht in seinen Situationen auf [...]. [...] Das Spontane ist zugleich aktiv und passiv, sowohl das, wozu man bereit ist, wie auch das, was einem zustößt, oder, besser, es ist ein mittlerer Modus zwischen Tun und Erleiden, eine [...] Einheit vor (und nach) der Trennung von Aktivität und Passivität, die beides einschließt.« (Perls et al. 2000, 170)

Martin Buber hat das wu-wei schön umschrieben als eine »Tätigkeit des ganz gewordenen Menschen«, er wirkt und »greift nicht mehr ein, und er läßt auch nicht bloß geschehen« (Buber 1979, 78, zit. n. Portele 1999, 277).

Eine Spiritualität des Seins. Auch über das Sein ist viel geschrieben, geredet und gedacht worden. Die Fülle der Leere provokativ durch blanke Seiten ausdrücken?

Kurz, immer den gestalttherapeutischen mittleren Modus mit bedenkend: Eine Spiritualität des Seins umschreibe ich als Rückzug und Abstand aus der aktiven Geschäftigkeit in die Stille, in die Natur (oder wohin auch immer), wo Leere, wo Beteiligung[8] erfahrbar wird, wo es nichts mehr zu machen gibt (zu verändern, zu wollen, zu tun, zu denken), als ein Eintauchen ins »Nichts« und ins Leben. Sie wird ihren Fokus ausrichten auf existentielle Momente und Augenblicke, in denen Entspannung eintreten darf, Mühelosigkeit erlebbar wird, Gedanken und Sinneseindrücke schweigen bzw. schweifen oder in den Hintergrund treten dürfen.

Lauschen fällt mir ein, Gleichgültigkeit als aktiv-passive Achtsamkeit und Aufgehen in den verschiedenen Situationen (ohne sich zu verlieren). Absichtsloses, spontanes »genussvolles Genießen« und In-Kontakt-Kommen. Auch Zustände, wo Frieden, Liebe, Mitgefühl, Verbundenheit erlebbar werden, wo Fragen, Suchen, Jammern, Aktion usw. keine (so große) Rolle mehr spielen.

»In the middle of nowhere«: Immer wieder neu diese Mitte, diese Balance zu suchen und zu finden, das ist die Schwierigkeit und die Herausforderung.

Spielerisches Sein. Vielleicht müsste eine solche Spiritualität des Seins – als Gegenpol zum oftmals ernsten, westlich-philosophisch eher starren, fest in sich ruhenden und wohl auch »überhöhten« »Sein« – wieder mehr »spielerische« Qualitäten erhalten. In Anlehnung an Huizingas (1981) Werk »homo ludens« möchte ich den »spirituellen« Menschen als »homo ludens«, als spielenden Menschen bezeichnen. Spiel, interpretiert als zweckfreies Tun, Sein, als Einbringen von Welt- und Daseinserfahrungen, als Entwurf von Zukunft, als spielerisch-kreatives Abstandnehmen zum Alltag und zur Welt, das ein Neu-sehen-Lernen, ein Begreifen und Erahnen der den Menschen innewohnenden Möglichkeiten und Talente ermöglicht.[9]

Ein kritisches Sein. Eine solche Spiritualität wird auch gesellschaftskritisch SEIN (müssen) gegenüber Aktivität, gegenüber Tätigkeiten wie Machen, Tun, Produzieren usw., die seit der technischen Revolution überbewertet werden. Durch diese kritische Haltung drückt sich letztlich Verbundenheit aus, das zentrale Kennzeichen von Spiritualität. Auch hier gilt es, eine sinnvolle Balance zu erreichen und auf eine solche zu verweisen, wie sie etwa in der bereits erwähnten Grundregel »ora et labora«, einem Erbe europäischer Spiritualität, zum Ausdruck kommt. Beten und arbeiten. Das meint Rückzug und Auszug. Alltag und Sonntag. Das heißt Ruhe und Tun. Sein und Lassen. Aktivität und Passivität.

Und nochmals anders: Nicht auf dem täglichen Meditationskissen oder durch welche spirituelle Andacht auch immer, ebenso wenig in der (sonntäglichen) Beschäftigung in einer Kirche oder einem Tempel verwirklicht sich Spiritualität. Der Prüfstand ist auch hier – wie in jeder Therapie – der Alltag. Ein authentisches Beispiel diesbezüglich ist Dorothee Sölle, die evangelische Theologin, die »vom Tode Gottes« schrieb und gleichzeitig mit ihrem Einsatz für andere, mit ihrer Parole von »Mystik und Widerstand« diesem Totgesagten ihre Hände verlieh.

Ohne mit Höllen-Mahnungen oder unzähligen Reinkarnationen zu drohen: Unser größtes Werk ist unser Leben (Simone de Beauvoir).

8. Den Abschied atmen[10]

«To suffer one's death and to be reborn is not easy."
(Frederick Perls 1988, 5)

»Die ganze Philosophie des Nichts ist sehr faszinierend.
In unserer Kultur hat ›Nichts‹ eine andere Bedeutung
als in den östlichen Religionen. Wenn wir ›Nichts‹ sagen,
dann ist da ein Loch, eine Leere, etwas Todähnliches.
Wenn der östliche Mensch ›Nichts‹ sagt,
nennt er es *nicht Etwas* (no thingness) – es gibt da keine Dinge.
Es gibt nur Geschehen, Ereignis. Nichts existiert für uns nicht [...].
Und wir finden dies heraus: Wenn wir dieses Nichts, diese Leere,
annehmen und da *hineingehen*, dann fängt die Wüste zu blühen an.
Das leere Loch wird lebendig und füllt sich an.
Die unfruchtbare Leere wird zur fruchtbaren Leere.«
(Frederick Perls 1988, 65)

«Tod ist etwas, was ganz fest zum Leben gehört, was Meganormales.
(Horst Lichter, zit. n. Lanz 2007, 108)

Einblende
Ein Selbstgespräch mit schwarzumrandeten Augen vor dem Spiegel

und wenn die winde tausend tänze tanzen
... aufbrechen, zelte abbrechen, ausbrechen ...
regenbogen wetterleuchtet
wenn winde tänze tanzen

Fallenlassen. Losgehen, wenn das Alte nicht mehr trägt und Neues
noch nicht im Blickfeld ist.
Muster aufgeben, ein langwieriges Ringen.

Allmähliche Spiegelerkenntnis: Sind wir nicht alle oft viel zu faul, Vertrautes aufzugeben, weil irgendwie schummeln wir uns doch recht
gut durchs Leben? Na ja, vielleicht nicht so energievoll, nicht so hoffnungsvoll, nicht so gradlinig, nicht so ... Eben: Solange es irgendwie
geht (und »irgendwie« geht's immer), geht's.
Nicht zum Aushalten. Wo bitte die Geduld hernehmen, das Da-Zwischen zu gestalten?

206

Verwandlung: ein langsamer Weg.
Doch richtig bleibt, als Fahne quasi, die vor mir herweht oder als unsicher flackerndes Teelichtlein: Es ist der wohl einzig gangbare Weg: weil er sich tragfähiger erweist als so manche ruckartige, emotionsgeladene, rauschhafte »Bekehrung«, »Erleuchtung«, »Verwandlung« …

Und danach: Die feinen, zarten Linien des Lebens orten … Die Puzzleteilchen, die ein Bild zeigen. Fein. Danach. Nur nicht, wenn du drinnen steckst.

Vieles in uns ist lebensgiftig. Ist es auch notwendig? Das, was wirklich zählt, zeigt sich erst in einem oft mühsamen Prozess. Die Entdeckung? Es ist alles da! – »Ups«.

Krise erschüttert mein Weltbild. Nichts ist mehr so, wie es war. Was gegolten hat, trägt nicht mehr.
Die unliebsamen Erschütterungen: Unvorhersehbare Schicksalsschläge zwingen mich in eine völlig neue Situation und nötigen mich, Lebensperspektiven unter die Lupe zu nehmen.
Alles gerät aus den Fugen. Ereignisse katapultieren mich schlagartig aus der gewohnten Lebensperspektive hinaus. Die Dioptrien anpassen an ermüdete Augen.

Lähmung. Angst breitet sich aus. Zitternde Nässe erfasst mich. Mich ganz auf mich konzentrieren, auf mich selbst besinnen. Richtig? – Stimmig. Notwendig.
Warum nur brauche ich immer erst Krisen und Krankheiten, um diese Besinnung zu vollziehen?
Brisante, offene Themen aussparen, bis es nicht mehr geht …
Mut ist angesagt, die eigene Dunkelheit auszuhalten, mich zu riskieren. Das Wagnis wagen. Durchgehen durch Dunkelheiten, durch Wirrwarr.

Hoffnung, wo steckst du? Schenkst du mir tatsächlich Gewissheit, dass etwas sinnvoll ist (Václav Havel)?
Hingeben. Ich probiere es. Der Versuch ist es wert.

Perls spricht vom »impasse« im Zusammenhang mit seinem Phasen- bzw. Schichtenmodell der Neurose und bezeichnet ihn als Konfusion, als Blockierung und als Gefühl der Festgefahrenheit. Dieser Engpass[11] – wie er auch genannt wird – ist für Perls (1988, 36) in den letzten Lebensjahren von entscheidender Bedeutung: »Die *Blockierung* ist die entscheidende Stelle in der Therapie, die entscheidende Stelle im Wachstum.« Die Blockierung vor der Todesschicht beschreibt Perls in eindringlichen Worten:

> Wir erleben »die Anti-Existenz, wir erfahren das Nichts, die Leere Das ist der *tote Punkt*, die Blockierung, [...] das Gefühl, festgefahren zu sein und verloren. [...] Wir [...] vermeiden das Leiden [...]. Wir [...] wollen nicht durch die Höllentore des Leidens hindurchgehen: [...] die Schmerzen des Sich-Weiterentwickelns [...] erleiden.« (Ebd. 63)

Aus den unterschiedlichen und ungenauen Konzeptionen von Perls hat Frambach folgendes übersichtliches Prozess-Modell herausgearbeitet (Frambach 1993, 83–105; vgl. auch Frambach 1999, 621–628):

Schritte durch den Engpass

1. Die »*aufgesetzte Schicht*« der Masken und Rollenspiele.

2. Die »*phobische Schicht*«, in der die Widerstände (und widerstrebenden Impulse) zu Tage treten und bewusst werden.

3. Die *Sackgasse, der Engpass oder die Blockierung,* charakterisiert durch eine existentielle Verwirrung, das Gefühl der Festgefahrenheit, der Ausweg- und Orientierungslosigkeit, die schmerzhafte Erfahrung von Chaos und Nicht-weiter-Wissen bzw. Nicht-weiter-Können.

4. Die »*Implosionsphase*«, von Perls als »Schicht des Todes«, als Implosion oder fruchtbare Leere beschrieben (vgl. Frambach 1993, 100). Die Todesschicht charakterisiert Perls (1988, 65) als Leblosigkeit, als Implosion, die dann zur Explosion wird. Die Leere ist eine totale Erfahrung des »Noch-nicht« und »Nicht mehr«, einer Leere, die im Hineingehen, im Erleben furchtbar ist und sich erst im Nachhinein als fruchtbares Nichts herausstellt.

5. Die »*Explosionsschicht*«. Hier nennt Perls (ebd. 64) vier Grundarten: Trauer, Orgasmus, Wut und Freude bzw. Lachen. Auch Perls geht es hier nicht um Durchbrüche (er hebt sich vom reichianischen Durchbruch ab). Er betont die Notwendigkeit eines therapeutischen Durcharbeitens. Frambach (1993, 103) bezeichnet diese Schicht als Integration.

Diese chaotischen Zustände, existentiellen Befindlichkeiten, dieses »Nicht-mehr-Wissen-wie-es-weitergeht« gilt es auszuhalten, dabeizubleiben, ganz zu erleben, zu durchleiden (im Sinne der »paradoxen Verwandlung «). Der »Part« des Therapeuten ist es, in der Begleitung da zu sein, zu bleiben und nicht – gemeinsam mit dem Klienten – einem Intellektualisieren und Beschwichtigen zu verfallen. Perls (1988, 48) wörtlich:

> »Ich kann euch kein Rezept geben, denn ein jeder versucht, aus der Sackgasse herauszukommen, ohne durch sie hindurchzugehen; ein jeder versucht, die Fesseln zu zerreißen, und das gelingt nie. Es ist das Bewußtsein, das volle Erleben, das Gewahrsein dessen, *wie* du festsitzt, das dich gesund werden lässt [...].«[12]

Dreitzel (2004, 127) macht darauf aufmerksam, dass es sich bei diesem Schichtenmodell nicht um ein Neurosenmodell handelt, sondern um das Modell eines therapeutischen Prozesses, dessen Ziel Katharsis sei. Er sieht den »impasse« im (historischen) Kontext eines kathartischen Gestalt-Arbeitsstiles und spricht sogar von der Notwendigkeit einer »Ent-Hysterisierung eines gestalttherapeutischen Stils«. Trotz dieser Vorbehalte betont Dreitzel, dass der Klient immer wieder »in eine existentielle Krise gebracht werden muss« (ebd. 124).

Diese Entmystifizierung des Engpasses gefällt mir, da sie im Grunde nicht dessen Wertstellung schmälert.

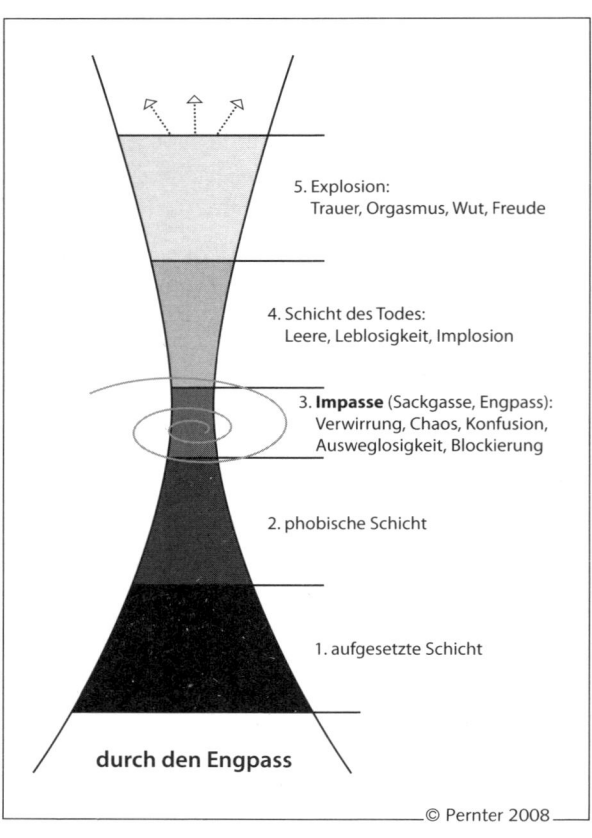

5. Explosion:
Trauer, Orgasmus, Wut, Freude

4. Schicht des Todes:
Leere, Leblosigkeit, Implosion

3. **Impasse** (Sackgasse, Engpass):
Verwirrung, Chaos, Konfusion,
Ausweglosigkeit, Blockierung

2. phobische Schicht

1. aufgesetzte Schicht

durch den Engpass

© Pernter 2008

Abb. 19: Das Prozessmodell des Engpasses

Im Engpass steckt nicht bloß eine therapeutische, sondern eine tiefgründige, allgemeingültige Weisheit. Manches Ende ist tatsächlich ein Anfang. In der therapeutischen Arbeit und im Alltag geht es daher darum, durchzugehen durch diese schier unüberwindliche enge Schwelle bzw. – ganz buchstäblich – »umzudrehen«, wenn die Sackgasse endet und es so wie bisher nicht mehr weitergeht.

Mit diesen Einschränkungen kann ich nun gelassen und authentisch das »Lob« auf den Engpass singen:

> »Denn richtig bleibt, dass es ohne den *impasse*, eine existentielle Krise, wie klein sie immer sein mag, und die Befreiung aus ihr im therapeutischen Dialog, keine Heilung im Sinne der Gestalttherapie geben kann.« (Dreitzel 2004, 127)

Die existentielle Bedeutung des Todes. Der Tod ist eine wesentliche, existentielle Gegebenheit. Wir können ihm nicht entfliehen. Für Ken Wilber ist der Tod »das existentielle Tabu, der fundamentale Schrecken« (Wilber 1988, 75) und es gibt quasi keinen anderen Weg als den der Verdrängung. Nach Yalom (2000b) haben wir schon sehr früh gelernt, die Wahrheit, dass wir sterben müssen, zu verdrängen. Der Kernkonflikt ist dabei die Spannung zwischen der Bewusstheit, dass wir dem Tod nicht ausweichen können und dem Wunsch, weiterzuleben. Yaloms Ausführungen in seinem Werk »Existentielle Psychotherapie« sind ein eindringliches Plädoyer für mehr Todesbewusstheit. Diese Beschäftigung mit dem Tod meint keine morbide Fixiertheit, sondern es geht ihm vor allem um ein »›Mitbewusstsein‹ der eigenen Endlichkeit« (Wittkowski 2001, 12), auch durch den Verweis auf Philosophie und Literatur, deren Tenor ist, dass »gut zu leben gut zu sterben lernen heißt« (Yalom 2000a, 138). Da Therapie immer eine »tiefe und umfassende Ergründung des menschlichen Lebens und seines Sinnes ist« (Yalom 2002, 138), fordert er vom Therapeuten eine diesbezügliche Bewusstheit und den Einbezug des Todes.

Warum der Tod so wichtig ist ...
Der Einbezug des Todes in Therapie und Beratung

Die Beschäftigung mit dem Tod nämlich

- besitzt verwandelndes Potential, führt zu neuer Seinstiefe und neuer Lebensweisheit (Yalom 2000a, 176);
- fungiert so als Katalysator, weil Tod »Auslöschung des Bewusstseins« bedeutet (ebd. 177);

> - und diese Bewusstheit um den Tod verändert die Perspektive und verleiht dem Leben mehr Intensität.

Die ganz alltägliche Bedeutung des Todes: Intensivierung des Lebens.
Yalom hat keinen engen Todesbegriff, sondern verwendet ihn in einem extensiven Sinn, wenn er die Konsequenzen für die Therapie bespricht bzw. überdenkt. Er erweitert den Begriff des Todes vom medizinischen, theologischen Bereich auf Alltagssituationen, in denen alle Menschen aufgrund von Veränderungen in ihrem Leben immer wieder Verluste erfahren. Damit wird »Tod« auch abseits von Extremsituationen bzw. Schicksalsschlägen (wie der Tod eines nahe stehenden Menschen bzw. eigene Todeskrankheit) zugänglich als eine Erfahrung, die zu unserem Leben dazugehört. Diese alltäglichen Aspekte von Tod bei sich selbst wahrzunehmen und auszuhalten, empfinde ich als eine wichtige und fundamentale Voraussetzung für die Arbeit mit Klienten. Yalom (2000b, 208) verweist auf unterschiedliche Alltagssituationen, die in jeder Therapie vorkommen und die der Therapeut unter diesem Aspekt nur aufzugreifen braucht, wie Jahrgangsfeiern, Geburtstage, körperliche und sonstige Veränderungen (Altern oder Karriereeinbrüche), Verluste, Lebensphasen (Lebensmitte, Pensionierung, Auszug der Kinder), Filme, Bücher (vgl. auch Yalom 2002, 140). All diese Situationen sind Gelegenheiten, den Blick für die Endlichkeit des Lebens zu schärfen und als »Verbündete bei dem Streben nach Integration und Reife« (Yalom 2000b, 200) aufzugreifen (als Ziel von Therapie). All diese Vorkommnisse (die ein Klient einbringt) soll der Therapeut aufgreifen.

Zwei Weisen des Seins

Mit Heidegger unterscheidet Yalom (ebd. 44f) zwei unterschiedliche Seinsweisen: die sogenannte Alltagsseinsweise (wo der Einzelne »gefesselt« ist von vordergründigen, materiellen Dingen) sowie die ontologische Seinsweise. Letztere ist für die Therapie wesentlich, und er hebt sie insofern von der erstgenannten ab, weil der Mensch in dieser offen ist für positive Veränderung. Erlebbar bzw. erfahrbar wird sie in den Grenzerfahrungen des Lebens, wo der Mensch radikal auf sich selbst zurückgeworfen wird.

All diese Anlässe sollten Therapeuten nutzen, denn es sind Momente, in denen machtvolle Erfahrungen gemacht werden können, Erfahrungen, die die Kraft haben, die eigene Sicht der Welt schnell zu verwandeln.

Es sind Augenblicke, in denen frühere Überzeugungen und überkommene Meinungen wie von selbst abfallen und uns völlig verwandelt zurücklassen.

Tod ist nicht nur ein therapeutisches Thema, sondern auch ein gesellschaftliches. Die Integration des Todes wird nach Einschätzung des Wiener Zukunftsforschers Horx (2005b, 328) ein »Mega-Thema« werden. Und auch ein Geschäft. Was uns hier aber interessiert ist, dass der Tod Perspektiven verändert, die alltägliche Sicht der Dinge:

> »Denn der Gedanke an den eigenen Tod intensiviert unser Leben, weckt uns auf, hilft uns, unsere Prioritäten zu finden, neu zu ordnen und deutlich zu sehen, was das Wesentliche im Leben ist. Wenn wir dagegen glauben, alle Zeit der Welt zu haben, kann es passieren, dass wir das ›wirkliche Leben‹ immer wieder auf ›später‹ verschieben und die Zeit – perspektivlos in der Routine des Alltags versunken – bewusstlos verfließen lassen.« (Aanerud 1998, 220)

Brennpunkt Endlichkeit. Eine Spiritualität, die den Aspekt der Endlichkeit berücksichtigt, wird die »angeborene Illusion der Unsterblichkeit« (Keen 1996, 34) aufdecken, ohne die Fehler europäischer Religionsgeschichte zu wiederholen. Die Beschäftigung mit dem Thema Endlichkeit und Tod kann zu Wachheit führen und bringt die Chance mit sich, aufzuwachen, bewusst und letztlich lebendiger, vitaler, ehrlicher, authentischer, ganzheitlicher zu werden. Sie fokussiert ein fundamentales Thema des Menschen: das »unsichere« Leben, die Ungewissheit und Vergänglichkeit menschlicher Existenz. Ohne Höllenfantasien, moralinsauren Botschaften oder esoterischen Eskapaden zu verfallen, wird dieser Aspekt wohl Demut und Ehrfurcht, zwei vielleicht veraltete, aber deswegen umso aktuellere Tugenden, nähren.

Tod und Endlichkeit bilden schon seit alters her eine Grenze, der die Menschheit ins Auge schauen musste (Tugendhat 2005, 97). In dieser Auseinandersetzung fließen sämtliche Ausführungen und alle bisherigen Erörterungen zusammen. Die Gefahr einer Wiederholung ist groß. Eine Spiritualität der Endlichkeit wird relevante Fragen aufwerfen: Was mache ich eigentlich? Wie lebe ich? Was für einen Sinn hat mein Leben? In dieser Gestalt habe ich doch nicht ewig Zeit. Albert Einstein betonte einmal den Wert des Rückschauhaltens: Wenn das Menschenleben »kein Ende hätte, könnten wir es nicht als Ganzes sehen. Abschied nehmen ist eine Anerkennung dessen, dass etwas vorbei ist und sich als Ganzes ansehen lässt« (zit. n. Dilts & McDonald 1998, 134). Eine solche Spiritualität wird aufzeigen, dass eine Beschäftigung mit Endlichkeit Sinn macht, weil der Tod zeigt, wie und wer wir sind. Das heißt aber auch, dass eine solche Spiritualität ganz wesentlich Selbsterfahrung zulässt und fördert. Eine solche Reflexion über Tod und Vergänglichkeit war eigentlich schon immer ein fundamentaler Grundpfeiler jeglicher spiritueller Praxis, wie es die Totenbücher in den unterschiedlichen Religionen und spirituellen Traditionen bezeugen.

Kristallisationspunkt einer alltags- und lebenstauglichen Spiritualität. Eine solche Spiritualität der Endlichkeit fasst meiner Ansicht nach alle Aspekte, die ich in diesem Kapitel beschrieben habe, in einer Synthese zusammen: das Hier-und-Jetzt, den Kontakt und Kontaktzyklus, das Prinzip des Wandels … Letztlich geht es ums Leben.

Unabhängig davon, woran wir glauben, kann eine Spiritualität der Frage nach dem Tod nicht ausweichen. Dies zeigt auch die Psychotherapeutin Elisabeth Schlumpf auf, die meiner Sicht von Spiritualität ganz nahe ist:

> »Woran auch immer wir glauben, wir können auf keine Art und Weise den Tod und die Frage des Danach aus unserem Leben ausklammern. Wir müssen mit der zitternden Kompassnadel leben. Was kann uns dabei helfen? Ich glaube, es ist die Verbindung mit dem, was unsere individuelle Existenz übersteigt, der Anschluss an den universellen Puls. Wir finden dann zu einer Spiritualität, die nicht in erster Linie auf ein jenseitiges Leben zielt, sondern unser diesseitiges Leben durchdringt und mit Sinn erfüllt. Spiritualität in diesem Sinn bedeutet, die Verbindung zur Heiligkeit unseres Lebens zu finden und entsprechend damit umzugehen. Wenn wir uns öffnen für das Wunderbare unseres gegenwärtigen Lebens, offenbart es sich zuerst und vor allem im Alltag, im Aufgehen der Sonne, in der Begegnung mit Menschen, im Duft einer Rose, aber auch im Moment eines tiefen Schmerzes oder des Sehnens nach Frieden. In Verbindung mit dieser Erfahrung von Spiritualität können wir uns dem Tag und der Nacht, dem Leben und dem Tod anvertrauen.« (Schlumpf 2004, 137f)

Eine Spiritualität, die von den »Erkenntnissen« des Engpasses ein wenig lernen möchte, wird schließlich ihr Krisenverständnis überdenken und Chaos, Nichts und Blockierung zu begleiten wissen.

Im Wind den Abschied atmen. So ähnlich dichtete Rainer Maria Rilke (1980, 262). Den Abschied atmen – eine Einladung, von Atemzug zu Atemzug die Kunst des Sterbens einzuüben.

Ich möchte hier in einigen verdichteten, »meditativen« Auszügen meine Ansprache aus »meinem Requiem«[13] zitieren, in dem ich anhand der Metastruktur bzw. des roten Fadens »katholische Eucharistiefeier«[14] das Thema Tod, (existentielle) Therapie und Spiritualität zu fassen versucht habe. Als Einstimmung einige Bilder aus der dekorierten Kirche:

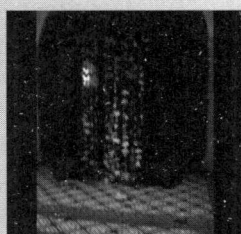

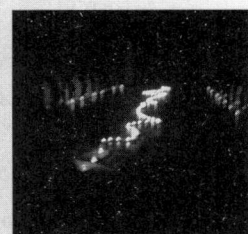

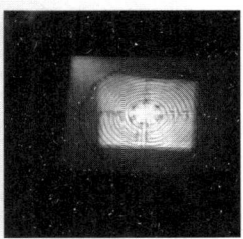

Abb. 20: Trennung: ein Vorhang aus Herbstblättern

Abb. 21: Die Lebenslinien und -wege

Abb. 22: Das Labyrinth von Chartres

Tod, Krise ist immer ein Verlassen der normalen Welt, Sand im Getriebe des Alltags ... eine Schwellenzeit, in der nichts mehr gilt, was sonst so war.
Zeit für Besinnung (wenn die Kraft da ist)?

... irgendwo am Horizont verlaufen sie sich. Leben ist Prozess, ständige Wandlung, ein Auf und Ab ... Sind Grundgestalten, Grundthemen erkennbar, wenn ich auf sie schaue?

... ein uraltes Sinnbild für menschliche Lebenswege der Wandlung. Hier gilt »Der Weg ist das Ziel«.

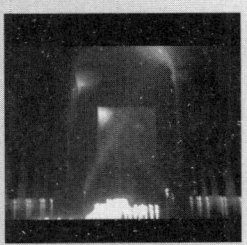

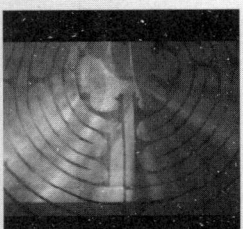

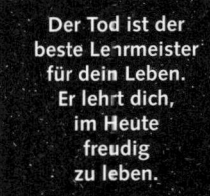

Abb. 23: Requiem

Abb. 24: Kein Programm

Zitat: Ebo Rink

Ein Abend, mitten im Leben: Musik, Licht und Bilder, Impulse aus Spiritualität, Literatur und Therapie führen in alte und tiefe Lebensweisheiten, zwischen »memento mori« (bedenke, dass du sterben musst) und »carpe diem« (nutze den Tag).

Es gibt kein Programm oder Rezept für gut genutzte Lebenszeit im Sinne von: Wenn Sie dies und das lassen, dann machen Sie es richtig ... Es gibt kein objektives »Richtig« oder »Falsch«, wenn es um die Gestaltung des eigenen Lebens geht. Was für den einen richtig ist, kann ganz verkehrt sein für jemand anderen.

Der Tod ist der beste Lehrmeister für dein Leben. Er lehrt dich, im Heute freudig zu leben.

Man kann den Tod zwar nicht verstehen – doch man kann versuchen, ihn in Worte zu fassen, in Musik, in Bildern und man kann über ihn nachdenken, sich mit ihm auseinandersetzen und sich von ihm berühren lassen.
Heute, jetzt, nicht morgen oder dann, wenn es zu spät ist ... Dies geschieht hier in den Etappen und Schritten eines uralten Rituals der Wandlung.

Vita brevis – Das Leben ist kurz. Wir alle wissen, dass wir sterben werden, doch keiner glaubt es.

Angesichts des Todes können wir Folgendes lernen, wenn wir wollen: So lange währt das Leben nicht. Es ist wertvoll, deshalb vergeude es nicht. Mache jeden Tag das Beste daraus, in der Art, die du schätzt. Kontrolliere deine Prioritäten. Schiebe nichts vor dir her.

Die Kunst des Sterbens ist die Kunst des Liebens. »›Die Kunst des Sterbens‹ besteht nicht in irgendeiner speziellen asketischen Technik. Sterben […] wird vielmehr mitten im Leben eingeübt, nicht an den Rändern des Lebens, sondern dort, wo wir am intensivsten leben: in der Liebe. Die Ars moriendi (die Kunst des Sterbens) ist eigentlich nichts anderes als die Ars vivendi (die Kunst des Lebens), und dies ist wesentlich Ars amandi (die Kunst des Liebens).« (Nocke 2001, 63) Denn im Tod gilt nicht die Leistung, sondern das, worauf wir uns bezogen haben: Kurz, die Beziehung zu mir, zu den anderen und (sofern wir daran glauben) zu unserer »Mitte«, zur Transzendenz.

»Die Existenz kann nicht vertagt werden.« (Yalom 2000b, 194) Der Tod erinnert uns daran, dass die Existenz, das Leben nicht vertagt werden kann und dass immer noch Zeit zu leben verbleibt (Yalom 2000b, 196). Wenn man Glück genug hat. Der Tod ist die »Unmöglichkeit weiterer Möglichkeiten« (Heidegger). Das heißt aber, solange wir leben, haben wir Möglichkeiten, das Leben zu ändern, bis – aber nur bis – zum letzten Augenblick. Aber was, wenn der Tod eintritt, bevor das wirkliche Leben begonnen hat? Wäre es nicht tragisch, sich zu vergegenwärtigen, dass man kaum jemals gelebt hat, wenn es zu spät ist?

Tun, worauf es ankommt. Vielleicht lehrt uns der Tod noch etwas: Tun, worauf es ankommt. Das meint lernen, was in jeder Therapie geschieht und in jeder ernst zu nehmenden spirituellen Praxis eingeübt wird: Anfangen, nach innen zu horchen, zu spüren, was mir gut tut und was nicht, ahnen, was ich brauche, draufkommen, was zu mir passt, was zählt, und folgende Fragen zu stellen: Wo, wer, wie bin ich jetzt? Aus welchen Werten lebe ich? Was ist wichtig? Was schiebe ich vor mich her? Wo in meinem Leben bin ich mit mir und mit jenen, mit denen ich lebe, unversöhnt? Was ist offen? Was habe ich versäumt? Habe ich überhaupt je gelebt?

Lebe! Lehrt uns der Tod. Mich versöhnen mit meinen vielen Seiten und Facetten, mich anfreunden mit meinen Schwächen, mit den Ungereimt-

> heiten meiner Geschichte. Das Leben ernst nehmen und versuchen, es auf eigene Weise zu leben, den Platz finden, wo man sagen kann: So bin ich, und ich bin das, und es ist gut so, wie und wo ich bin. Und schließlich: Die Ernte ist groß, wenn wir uns mit dem Tod beschäftigen. Dann nämlich, wenn wir endlich anfangen zu leben.

Horx bemerkt süffisant, dass wir Menschen, obwohl wir sowohl die Endlichkeit als auch die Unendlichkeit fürchten, doch lernen müssten, mit beiden auszukommen, so gut wie es eben möglich ist (Horx 2005b, 334).

Finale »furioso«? Diese theoretischen Ausflüge in Gestalttherapie und Spiritualität schließe ich ab mit einem Zitat aus »Gras unter meinen Füßen« von de Roeck, meinem ersten Büchlein über Gestalt, das ich gelesen habe. Was der Autor in seiner prägnant einfachen Sprache über »Bewusstseinserweiterung« schreibt, ist wie eine Zusammenfassung meiner Ausführungen:

> »Ich denke, daß Bewußtseinserweiterung jedem möglich ist. Wenn wir nur Augen haben wollen für das Wunder der alltäglichen Dinge. [...] Die Bewußtseinserweiterung ist nicht irgendeine okkulte Wissenschaft, sondern die Realität des Hier und Jetzt und Wie, die gar nicht so weit zu suchen ist und auf der Hand liegt. [...]
> Das ist keine rein individuelle Angelegenheit. [...]
> Man kann es nicht machen oder erobern oder lernen. Es wird dir geschenkt. Oder auch nicht. Gleichzeitig mit dem Leben. [...] Wenn du Abstand nimmst von vielen Dingen, den alten Geschichten, den ängstlichen Phantasien, dem Grübeln, dem Herumstochern. Das Leben läßt sich nicht erzwingen durch Beten oder Wüste oder Drogen oder Fasten, bis du die Sterne siehst. [...]
> Ich denke, Gestalt verweist auf den Strom des ›geheimnisvollen‹ einfachen Lebens. Dort geschieht Schöpfung.« (de Roeck 1992b, 88–90)

Und: Streiten wir um verschiedene Linsen? (Yontef 1999a, 240)

Anmerkungen

1. Diese Überschrift geht auf einen Artikel von Almut Ladisich-Raine (1990) zurück. Herzlichen Dank für dein Einverständnis.
2. Diese ›WC-Lyrik‹ (VerfasserIn unbekannt) stammt aus einer therapeutischen Praxis.
3. Ich danke Werner Gill, Frankfurt, für diese Geschichte.
4. Laura Perls 2005, 7. Richard Kitzler fasst Laura Perls Anschauung in dieser Triade zusammen.

5. Die Überschrift ist eine Abwandlung des Titels von Eidenschink & Eidenschink 1992.

6. Ich verwende hier bewusst den Begriff »Wandel« und folge damit den Autoren Fuhr und Gremmler-Fuhr, die im Zusammenhang mit dem »Prinzip« (wie sie es nennen im Unterschied zum herkömmlichen Begriff »Theorie«) den Terminus »Wandel« gebrauchen. Im Wort »Veränderung« – darauf hat in einem anderen Kontext Anselm Grün hingewiesen – stecken negative, »gewaltsame« Konnotationen bzw. ein übertriebener Optimismus, demgegenüber das Wort »Wandel« natürlicher und sanfter ist. Vgl. Grün 1993a, 7 und: Grün 1993b, 7.

7. Vgl. Edwin C. Nevis 1988.

8. Vgl. Anm. 5 zum mittleren Modus bei Perls et al. 2000, 171.

9. Vgl. Funke 1986, 170–172. Funke bringt mit der Abnahme der Spielfähigkeit die Bedeutungslosigkeit von Religion im Selbstverständnis heutiger Menschen in Zusammenhang (ebd. 171).

10. Dieses Kapitel widme ich meinem Bruder Luis († 1.10.2007) zum Gedenken.

11. Vgl. die verschiedenen Konnotationen der Begriffe »impasse« und Engpass: Enge und »Nicht mehr weiter«.

12. In seinem Buch »Grundlagen der Gestalt-Therapie« drückt Perls (1992, 170) die feste Überzeugung aus, »daß wir mit der Gestalttherapie zum erstenmal fähig sind, durch die Sackgasse hindurchzugehen«.

13. Diese Abendveranstaltung war sozusagen Frucht meiner langjährigen Beschäftigung und Auseinandersetzung mit dem Thema »Tod« in existentieller Hinsicht, die ich mit Musik und Texten, einer Fantasiereise zu den eigenen Lebenswegen und einem abschießenden Ritual in eine passende Form gegossen habe (Pernter 2005, 7).

14. Diese Etappen sind auch vergleichbar mit den Prozess-Phasen einer Therapiestunde.

VI Ausklang: Das Herz öffnen

>»Lausche still und schweigend auf dein Herz.
Wenn es dann zu dir spricht, steh auf und geh, wohin es dich trägt.«
(*Susanna Tamaro 1995, 190*)

>»Für mich gibt es nur / Das Gehen auf den Wegen, / die Herz haben, /
auf jedem Weg gehe ich, / der vielleicht ein Weg ist. / der Herz hat.

>Dort gehe ich, / und die einzig lohnende Herausforderung ist, /
seine ganze Länge zu gehen. /

>Und dort gehe ich und / Dort sehe ich / Und sehe atemlos.«
(*Carlos Castaneda*)

Coda 1: Die gestalttherapeutische Mülltonne zum Schluss. »Resümee und Abschluss« sollte dieses Kapitel ursprünglich lauten. Da könnte der Autor dann alles, was sich bei der Recherche nicht verwerten ließ, hineinwerfen wie in eine Mülltonne (Perls lässt grüßen!) – nur eben ein wenig eleganter verkleidet. Oder: Wo er selber keine Lösung fand – oder sich zu keiner durchringen konnte –, noch blitzgescheit Verweise ziehen und Bezüge herstellen.

Nein, das will ich nicht machen. Dies wäre ganz im Stile von: Gestalttherapie, die sich dem Phänomen »Spiritualität« nähert, müsste noch viel stärker eine am Kontaktprozess-Modell orientierte Spiritualität entwickeln. Oder: Gestalttherapie könnte ihr Verständnis bei schizoiden, depressiven, hysterischen Prozessen für die Entwicklung einer persönlichen Spiritualität einbringen und der Sturheit und Einseitigkeit tradierter Spiritualitäten »Paroli« bieten.

Mein Wunsch: Dass es mir ein Stück weit (so eine sehr beliebte Theologenfloskel) gelungen ist, Spiritualität hoffähig zu machen in den heimischen Breitengraden therapeutischer Räume und für die Entwicklung einer stringenten Gestalt-Seel-Sorge einen Anfang gemacht zu haben. Weiters, dass Spiritualität im Grunde etwas ganz Normales, Alltägliches ist und es dazu nicht viel braucht. Ich hoffe, dass – zumindest in Teilen – durchschimmern konnte, dass sich Spiritualität mit den Grundannahmen der Gestaltphilosophie und Gestalttheorie durchaus vereinen lässt. Und: Dass es auch für Spiritualität eine Mündigkeit braucht und individuelle Weisen des Seins. Das können wir auch aus der Geschichte des 20. Jahrhunderts lernen. Gestalt lehrt einige einfache und doch wiederum schwierige Wahrheiten (Bucay 2006, 9–16):

Erstens: Was ist, das ist. (Ableitung Nr. 1: Ich bin, wer ich bin. Ableitung Nr. 2: Du bist, wer du bist.)

Zweitens: Das Gute gibt es nicht umsonst.

Drittens: Niemals etwas tun, was man nicht will.

Coda 2: Philosophische Betrachtungen über das Mehr. Das Leben ist kein Selbstbedienungsladen. Etwas müssen wir schon tun. Es ist auch keine Einrichtung mit Glücksgarantie (nur weil ich Therapie gemacht habe oder an all die spirituellen Dinge glaube). Gestalt und Spiritualität haben mich gelehrt, mir gezeigt und mich erfahren lassen, dass und wie Heilung, wie das Gut-Sorgen für die Seele, die ich bin, geschieht; wie ich mich dem Ungelebten in mir und meinen Grenzen stellen kann; wie ich mir die brennenden Fragen nicht vom Leib halte; wie ich ganz bei mir und eigenartigerweise ganz »drinnen« im Draußen sein kann; dass manchmal das Herz sich öffnet und manchmal dieses »Manchmal« viel zu wenig war; dass es MEHR zu leben gibt: mehr LEBEN eben.

»Bleibt alles anders?« (Herbert Grönemeyer)

Coda 3: Die Botschaft ist einfach. Ich hoffe sehr, dass dieses Buch in seiner Unvollkommenheit, mit den Ecken und Kanten, die es noch aufweist, ein wenig Orientierung ist im Dschungel des oft verwirrenden Themas Spiritualität und Gestalttherapie oder wenigstens das Gewahrsein schulen kann.

Ich lasse nochmals Dreitzel (2004, 112) zu Wort kommen, der von einer jedem Menschen innewohnenden spirituellen Dimension spricht. Therapie muss keine Antworten parat haben. Für den Therapeuten geht es nur darum, das Herz des Klienten zu öffnen für die spirituelle »Dimension und ihm mit der Entdeckung seiner eigenen Kreativität und seiner Gestaltungsmöglichkeiten einen Sinn dafür zu vermitteln, dass er Teil hat und Teil ist an und in einem unendlichen kosmischen Zusammenhang, der das Mysterium ist und bleibt.«

Coda 4: Ein herzliches Dankeschön. Ich schließe ab und merke, wie ich bin: müde und steif (vom Schreiben), traurig, ängstlich, demütig, verbunden, freudig, lustvoll, dankbar … lebendig eben. Ich schließe ab und ziehe mich zurück, bis auf Weiteres, zum Nachsinnen, Entspannen, Feiern – zum Ausklang eben. Ich schließe ab mit einem Kalender-Spruch:

»Die Seele lebt in Bildern, die nur dann zu Landschaften werden, wenn du sie ernst nimmst.«

Mein Blick schweift hinaus ins Dunkel der Nacht: Schweigen.

Literatur

AANDERUD, C. (1998): Weniger ist mehr. Zurück zum einfachen Leben. Hamburg: Kabel

ALBANI, C./BAILER, H./BLASER, G./GEYER, M./BRÄHLER, E./GRULKE, N. (2003): Psychometrische Überprüfung der Skala »Transpersonales Vertrauen« (TVP) in einer repräsentativen Bevölkerungsstichprobe. In: *Transpersonale Psychologie und Psychotherapie* 9 (1/2003), 86–98

AMENDT-LYON, N./BOLEN, I./HÖLL, K. (2004): Konzepte der Gestalttherapie. In: M. Hochgerner u.a. (Hg.), Gestalttherapie. Wien: Facultas, 101–124

ANTONOVSKY, A. (1997): Salutogenese. Zur Entmystifizierung der Gesundheit. Hg. A. Franke. Tübingen: DGVT-Verlag

ANZENBACHER, A. (^{8}2002): Einführung in die Philosophie. Freiburg: Herder

AUHAGEN, A.E. (Hg.) (2004): Positive Psychologie. Anleitung zum »besseren« Leben. Weinheim: Beltz

AUSLÄNDER, R. (1987): Der Traum hat offene Augen. Unveröffentlichte Gedichte. Frankfurt a.M.: Fischer

BAECKER, D. (2005): Manager seiner selbst sein: In: W. Schmid (Hg.), Leben und Lebenskunst am Beginn des 21. Jahrhunderts. München: Fink, 25–37

BAMBAREN, S. (2007): Der träumende Delphin. München: Piper

BAUER, S. (2005): Spiritualität und Furcht vor Tod & Sterben. Eine Untersuchung über den Zusammenhang von Spiritualität, psychischer Befindlichkeit und Furcht vor Tod und Sterben bei Patienten mit hämato-onkologischen Systemerkrankungen. Dissertation. Universität München

BAUMGARTNER, I. (1990): Pastoralpsychologie. Einführung in die Praxis heilender Seelsorge. Düsseldorf: Patmos

BEAUMONT, H. (2008): Auf die Seele schauen. Spirituelle Psychotherapie. München: Kösel

BECK, U./BECK-GERNSHEIM, E. (Hg.) (1994): Riskante Freiheiten. Individualisierung in modernen Gesellschaften. Frankfurt a.M: Suhrkamp

BEISSER, A.R. (2003): Wozu brauche ich Flügel? Ein Gestalttherapeut betrachtet sein Leben als Gelähmter. Wuppertal: Hammer

BELSCHNER, W. (2001): Tun und Lassen: Ein komplementäres Konzept der Lebenskunst. In: *Transpersonale Psychologie und Psychotherapie* 7 (2/2001), 85–102

BENSON, H./STARK, M. (1997): Heilung durch Glauben. München: Heyne

BENTZEN, M. (2006): Formen des Erlebens: Neurowissenschaft, Entwicklungspsychologie und somatische Charakterbildung. In: G. Marlock u.a., Handbuch der Körperpsychotherapie. Stuttgart: Schattauer, 304–328

BERNHARDT, R. (2005): Spiritualität im Spannungsfeld von Esoterik und christlicher Tradition. In: S. Leutwyler u.a. (Hg.), Spiritualität und Wissenschaft. Zürich: vdf Hochschulverlag, 63–76

BIDDULPH, S. (1996): Männer auf der Suche. Sieben Schritte zur Befreiung. München: Beust

BLANKERTZ, S. (²2000): Gestalt begreifen. Ein Arbeitsbuch zur Theorie der Gestalttherapie. Wuppertal: Hammer

BLANKERTZ, S./DOUBRAWA, E. (2005): Lexikon der Gestalttherapie. Wuppertal: Hammer

BLATTNER, J./GAREIS, B./PLEWA, A. (Hg.) (1992): Handbuch der Psychologie für die Seelsorge. Bd. 1. Düsseldorf: Patmos

BOCIAN, B. (1988): Selbst, Meditation und erotisches Erfassen der Wirklichkeit. In: Gestalttherapie 2 (2/1988), 59–68

BOCIAN, B. (2000): Von der Revision der Freudschen Theorie und Methode zum Entwurf der Gestalttherapie – Grundlegendes zu einem Figur-Hintergrund-Verhältnis. In: B. Bocian u.a. (Hg.), Gestalttherapie und Psychoanalyse. Göttingen: Vandenhoeck & Ruprecht, 11–108

BOCIAN, B./STAEMMLER, F.-M. (Hg.) (2000): Gestalttherapie und Psychoanalyse. Berührungspunkte – Grenzen – Verknüpfungen. Göttingen: Vandenhoeck & Ruprecht

BOCK, W. (2000): Der Glanz in den Augen – Wilhelm Reich, ein Wegbereiter der Gestalttherapie. In: B. Bocian u.a. (Hg.), Gestalttherapie und Psychoanalyse. Göttingen: Vandenhoeck & Ruprecht, 109–141

BOECKH, A. (2006): Die Gestalttherapie. Stuttgart: Kreuz

BÖHM, G./PAUSCH, J. (2005): Himmlisch leben: 100 Klosterweisheiten für den Alltag. München: Kösel

BONGERS, D./SCHULTHESS, P. (2005): Gestalttherapie. In: D. Bongers u.a., Gestalttherapie und Integrative Therapie. Einführung in Therapiekonzepte, Anwendung und Forschungsstand. Bergisch Gladbach: EHP, 13–50

BONGERS, D./SCHULTHESS, P./STRÜMPFEL, U./LEUENBERGER, A. (2005): Gestalttherapie und Integrative Therapie. Einführung in Therapiekonzepte, Anwendung und Forschungsstand. Bergisch Gladbach: EHP

BÖSCH, J./CLAES, A. (2006): Spirituell Orientierte Therapie (SPOT). Neues Therapie-Konzept für Medizin und Psychotherapie. In: P. Heusser (Hg.), Spiritualität in der modernen Medizin. (Komplementäre Medizin im interdisziplinären Diskurs Bd. 10). Bern: Lang, 55–69

BRUNNER, A. (2002): Dialogische Verantwortung in der Gestaltberatung. In: Gestalttherapie 16 (2/2002), 62–80

BUBER, M. (¹¹1994): Der Weg des Menschen nach der chassidischen Lehre. Gerlingen: Schneider

BUBER, M. (1995): Ich und Du. Stuttgart: Reclam

BUBER, M. (⁸1997): Das dialogische Prinzip. Gerlingen: Schneider

BUCAY, J. (2005): Komm, ich erzähl dir eine Geschichte. Zürich: Ammann

BUCAY, J. (2006): Geschichten zum Nachdenken. Zürich: Ammann

BUCHER, A. (2007): Psychologie der Spiritualität. Handbuch. Weinheim: Beltz

BÜNTIG, W.E. (2006): Zur Dimension des Seins in der Körperpsychotherapie. In: G. Marlock u.a., Handbuch der Körperpsychotherapie. Stuttgart: Schattauer, 943–951

BUTOLLO, W. (1996): Konfrontation und Kontakt: Integration von Gestalt- und Verhaltenstherapie bei Angststörungen. Eine empirische Untersuchung. In: *Gestalttherapie* 10 (1/1996), 60–70

CLARKSON, P./MACKEWN, J. (1995): Frederic S. Perls und die Gestalttherapie. Köln: EHP

COMTE-SPONVILLE, A. (2008): Woran glaubt ein Atheist? Spiritualität ohne Gott. Zürich: Diogenes

CORETH, E./EHLEN, P./SCHMIDT, J. (1984): Philosophie des 19. Jahrhunderts. *(Grundkurs Philosophie Bd. 9)*. Stuttgart: Kohlhammer

CSIKSZENTMIHALYI, M. ([10]2002): Flow – Das Geheimnis des Glücks. Stuttgart: Klett-Cotta

DAECKE, K. (2006): Moderne Erziehung zur Hörigkeit? Die Tradierung strukturell-faschistischer Phänomene in der evolutionären Psychologieentwicklung und auf dem spirituellen Psychomarkt. Neuendettelsau: Edition Psychotherapie und Zeitgeschichte. Neuendettelsau:

DELLSPERGER, R. (2005): Spirituelle Aufbrüche – Anzeichen gesellschaftlicher Umwälzungen? In: S. Leutwyler u.a. (Hg.), Spiritualität und Wissenschaft. Zürich: vdf Hochschulverlag, 169–184

DIETZFELBINGER, K. (Hg.) ([3]1991): Apokryphe Evangelien aus Nag Hammadi: vollständige Texte / neu formuliert und kommentiert von Konrad Dietzfelbinger. Andechs: Dingfelder

DILTS, R.B./McDONALD, R. (1998): Und dann geschieht ein Wunder … Tools of the Spirit. Angewandtes NLP. Paderborn: Junfermann

DISNEY, W. (1994): Der König der Löwen. (Walt Disney classics 19). München: Schneider

DIVAKARUNI, C.B. ([13]2001): Die Hüterin der Gewürze. München Heyne

DOUBRAWA, E./STAEMMLER, F.-M. (Hg.) (1999): Heilende Beziehung: dialogische Gestalttherapie. Wuppertal: Hammer

DOUGLAS-KLOTZ, N. (1992): Das Vaterunser. Meditationen und Körperübungen zum kosmischen Jesusgebet. Aus dem Aramäischen übertragen und kommentiert von Neil Douglas-Klotz. München: Knaur

DOWNING, G: (1996): Körper und Wort in der Psychotherapie. Leitlinien für die Praxis. München: Kösel

DREITZEL, H.P. (1998): Emotionales Gewahrsein. Psychologische und gesellschaftliche Perspektiven in der Gestalttherapie. München: dtv; zuerst: Köln: EHP 1992; korr. u. erg. Neuaufl. u. d. T.: Reflexive Sinnlichkeit I: Emotionales Gewahrsein 2007

DREITZEL, H.P. (2004): Gestalt und Prozess. Eine psychotherapeutische Diagnostik oder: Der gesunde Mensch hat wenig Charakter. Bergisch Gladbach: EHP

DREITZEL, H.P. (2007): Reflexive Sinnlichkeit I: Emotionales Gewahrsein. Die Mensch-Umwelt-Beziehung aus gestalttherapeutischer Sicht. Bergisch Gladbach: EHP

DREWERMANN, E. ([3]1988): An ihren Früchten werdet ihr sie erkennen. Olten: Walter

DREWERMANN, E. ([4]1992): Tiefenpsychologie und Exegese. Bd. 1 und 2. Olten: Walter

DREWERMANN, E. ([5]1989): Das Markus-Evangelium. Teil 1. Bilder von Erlösung. Olten: Walter

EIDENSCHINK, K./EIDENSCHINK, H. (1992): »Du darfst so bleiben, wie du bist!« Zur therapeutischen Haltung und der Paradoxie der Veränderung. In: *Gestalttherapie* 6 (1/1992), 39–45

FODOR, I.E. (2001): Bewusstheit und die Konstruktion von Bedeutung. In: F.-M. Staemmler (Hg.), Gestalttherapie im Umbruch. Von alten Begriffen zu neuen Ideen. Köln: EHP, 55–85

FOSTER, J. (2008): Weshalb freuen Sie sich übers Älterwerden, Jodie Foster? (Interview: Severin Mevissen). In: *emotion* Mai 2008, 20–25

FRAMBACH, L. (1993): Identität und Befreiung in Gestalttherapie, Zen und christlicher Spiritualität. Petersberg: Via Nova

FRAMBACH, L. (1999): Spirituelle Aspekte der Gestalttherapie. In: R. Fuhr u.a. (Hg.), Handbuch der Gestalttherapie. Göttingen: Hogrefe, 613–632

FROMM, E. (1971): Psychoanalyse und Zen-Buddhismus. In: E. Fromm u.a., Zen-Buddhismus und Psychoanalyse. Frankfurt a.M: Suhrkamp, 101–179

FROMM, E. ([6]2004): Psychoanalyse und Religion. München: dtv

FROMM, E./SUZUKI, D.T./MARTINO, R., DE (1971): Zen-Buddhismus und Psychoanalyse. Frankfurt a.M.: Suhrkamp

FUCHS, G. ([3]2000): Spiritualität (VI. Praktisch-theologisch). In: W. Kasper (Hg.), Lexikon für Theologie und Kirche (Bd. 9). Freiburg: Herder, 858–859

FUHR, R. (1987): Gestalt versus Gestalttherapie – Eine irreführende Alternative. In: *Gestalttherapie* 1 (1/1987), 11–16

FUHR, R. (1999): Praxisprinzipien: Gestalttherapie als experientieller, existentieller und experimenteller Ansatz. In: R. Fuhr u.a. (Hg.), Handbuch der Gestalttherapie. Göttingen: Hogrefe, 416–437

FUHR, R./GREMMLER-FUHR, M. (1995): Gestalt-Ansatz. Grundkonzepte und -modelle aus neuer Perspektive. Köln: EHP

FUHR, R./GREMMLER-FUHR, M. (2001): Wachstum – vom Beschwören eines Mythos zur Unterstützung von Qualität in der Gestalttherapie. In: F.-M. Staemmler (Hg.), Gestalttherapie im Umbruch. Von alten Begriffen zu neuen Ideen. Köln: EHP, 87–116

FUHR, R./GREMMLER-FUHR, M./SRECKOVIC, M. (1999a): Einführung. In: R. Fuhr u.a. (Hg.), Handbuch der Gestalttherapie. Göttingen: Hogrefe, 1–11

FUHR, R./GREMMLER-FUHR, M./SRECKOVIC, M. (Hg.) (1999b): Handbuch der Gestalttherapie. Göttingen: Hogrefe

FUNKE, D. (1986): Im Glauben erwachsen werden. Psychische Voraussetzungen der religiösen Reifung. München: Pfeiffer

GEISS, G./BELSCHNER, W./OLDENBOURG, R. (2005): Ohne meinen Glauben könnte ich diese Arbeit hier nicht tun. In: *Transpersonale Psychologie und Psychotherapie* 11 (2/2005), 42–55

GOLAS, T. (2003): Der Erleuchtung ist es egal, wie du sie erlangst. München: Hugendubel

GÖRLITZ, G. (^{2}2001): Körper und Gefühl in der Psychotherapie – Basisübungen. *(Leben lernen 120)*. München: Pfeiffer

GOTTWALD, C. (2006): Neurobiologische Perspektiven zur Körperpsychotherapie. In: G. Marlock u.a., Handbuch der Körperpsychotherapie. Stuttgart: Schattauer, 119–137

GRÄB, W. (2008): Wie Glaube entsteht. Das Konzept der Spiritualität. In: *Theologisch-praktische Quartalsschrift* 156 (2/2008), 132–141

GREMMLER-FUHR, M. (1999): Grundkonzepte und Modelle der Gestalttherapie. In: R. Fuhr u.a. (Hg.), Handbuch der Gestalttherapie. Göttingen: Hogrefe, 345–392

GRILLMEIER-REHDER, U. (2001): Die Philosophien und Theorien im Hintergrund der Gestalttherapie. (Schriftenreihe des IGWien). Wien: IGWien

GRIMM, J./GRIMM, W. (1949): Deutsches Wörterbuch. Deutsche Akademie der Wissenschaften (Hg.), Stichwort: Glauben. (Vierter Band I. Abteilung 4.Teil.) Leipzig: Verlag von Hirzel, 7819

GROM, B. (^{3}2007): Religionspsychologie. München: Kösel

GROSS, P. (1999): Ich-Jagd. Im Unabhängigkeitsjahrhundert. Frankfurt a.M.: Suhrkamp

GRUEN, A. (^{14}2001): Der Verrat am Selbst. Die Angst vor Autonomie bei Mann und Frau. München: dtv

GRÜN, A. (1993a): Bilder der Verwandlung. Eine vergessene Dimension geistlichen Lebens. Mainz: M.-Grünewald-Verl.

GRÜN, A. (1993b): Bilder von Verwandlung. *(Münsterschwarzacher Kleinschriften 71)*. Münsterschwarzach: Vier Türme

HARMAN, R. L. (Hg.) (2001): Werkstattgespräche Gestalttherapie: mit Gestalttherapeuten im Gespräch. Wuppertal: Hammer

HARTMANN-KOTTEK, L. (2004): Gestalttherapie. Berlin: Springer

HAYNES, C. (2001): Nur wer sich wandelt, bleibt sich treu. Freiburg: Herder

HEINZMANN, R./KLÖCKNER, D. (2002): Postmoderne Kleinkunst oder: die fragmentarische Inszenierung gestalttherapeutischer Wirklichkeiten. In: *Gestaltzeitung* 15 (2002), 3–13

HEISTERKAMP, G. (2006): Selbst und Körper. In: G. Marlock u.a., Handbuch der Körperpsychotherapie. Stuttgart: Schattauer, 281–289

HEITLINGER, S.A. (2005): Spiritualität: eine vernachlässigte Dimension? Was Mitarbeiterinnen und Mitarbeiter einer Langzeitpflegeinstitution mit Spiritualität verbinden und welche Wirkung dies auf ihren Berufsalltag zeigt. Bern: Edition Soziothek

HELG, F. (2000): Psychotherapie und Spiritualität. Östliche und westliche Wege zum Selbst. Düsseldorf: Walter

HELKE, W. (2001): Körper – Seele – Geist wahrnehmen. Die Personale Leibtherapie weiterentwickelt in Theorie und Praxis. Schaffhausen: Oratio

HENNEZEL, M., DE/LELOUP, J.-Y. (2000): Die Kunst des Sterbens. Der Tod und wie wir mit ihm umgehen können. Frankfurt a.M: Krüger

HENNING, C./MURKEN, S./NESTLER, E. (Hg.) (2003): Einführung in die Religionspsychologie. Paderborn: Ferdinand Schöningh. Internet: www.psychology-of-religion.de/deutsch/munkel/mudownl-f.htm (2.1.2008)

HEUSSER, P. (2006b): Steht der wissenschaftlichen Medizin eine neue spirituelle Epoche bevor? In: P. Heusser (Hg.), Spiritualität in der modernen Medizin. *(Komplementäre Medizin im interdisziplinären Diskurs Bd. 10)*. Bern: Lang, 11–33

HEUSSER, P. (Hg.) (2006a): Spiritualität in der modernen Medizin. *(Komplementäre Medizin im interdisziplinären Diskurs Bd. 10)*. Bern: Lang

HIESTAND, F.-X./MÜLLER, C. (2005): Indizien einer tragfähigen Spiritualität. In: S. Leutwyler u.a. (Hg.), Spiritualität und Wissenschaft. Zürich: vdf Hochschulverlag, 269–283

HILLMAN, J. (1969): Suche nach Innen: Psychologie und Religion. Zürich: Daimon

HITZLER, R./HONER, A. (1994): Bastelexistenz. Über subjektive Konsequenzen der Individualisierung. In: U. Beck u.a. (Hg.), Riskante Freiheiten. Individualisierung in modernen Gesellschaften. Frankfurt a.m: Suhrkamp, 307–315

HOCHGERNER, M./HOFFMANN-WIDHALM, H./NAUSNER, L./WILDBERGER, E. (Hg.) (2004): Gestalttherapie. Wien: Facultas

HOLTHUSEN, H.E. (1958): Rainer Maria Rilke in Selbstzeugnissen und Bilddokumenten. Reinbek bei Hamburg: Rowohlt

HONECKER, S. (2000a): Es gibt nicht »die Spiritualität«, d.h. sie lässt sich nicht in einer allgemeingültigen Definition ausdrücken. In: S. Honecker (Hg.), Im Aufwind. Spiritualität in der kirchlichen Jugendarbeit. Kevelaer: Butzon & Bercker, 14–18

HONECKER, S. (Hg.) (2000b): Im Aufwind. Spiritualität in der kirchlichen Jugendarbeit. Kevelaer: Butzon & Bercker

HONECKER, S. (2000c): Spiritualität beginnt bei mir selbst. In: S. Honecker (Hg.), Im Aufwind. Spiritualität in der kirchlichen Jugendarbeit. Kevelaer: Butzon & Bercker, 13

HORX, M. (1995): Megatrends für die späten neunziger Jahre. Düsseldorf: Econ

HORX, M. (2005a): Der Selfness-Trend. Was kommt nach Wellness? Kelkheim: Zukunftsinstitut

HORX, M. (2005b): Wie wir leben werden. Unsere Zukunft beginnt jetzt. Frankfurt a.M.: Campus

HUIZINGA, J. (1981): Homo ludens. Vom Ursprung der Kultur im Spiel. Reinbek bei Hamburg: Rowohlt

HUNDT, U. (2007): Spirituelle Wirkprinzipien in der Psychotherapie. Eine qualitative Studie zur Arbeitsweise ganzheitlicher Psychotherapeuten. Berlin: LIT

JACOBS, L. (2000): Erkenntnisse der psychoanalytischen Selbstpsychologie und Intersubjektivitätstheorie für Gestalttherapeuten. In: B. Bocian u.a. (Hg.), Gestalttherapie und Psychoanalyse. Göttingen: Vandenhoeck & Ruprecht, 203–233

JÄGER, W. (1982): Kontemplation. Gottesbegegnung heute. Der Weg in die Erfahrung nach Meister Eckehard und der »Wolke des Nichtwissens«. Salzburg: Otto Müller

JÄGER, W. (1991): Suche nach dem Sinn des Lebens. Bewußtseinswandel durch den Weg nach innen. Vorträge – Ansprachen – Erfahrungsberichte. Petersberg: Via Nova

JÄGER, W. (2005): Konfessionslose Religiosität. In: S. Leutwyler u a. (Hg.), Spiritualität und Wissenschaft. Zürich: vdf Hochschulverlag, 199–217

JÄGER, W./GRIMM, B. (2000): Der Himmel in dir. Einübung ins Körpergebet. München: Kösel

JAGGI, K.H. (2005): Spiritualität im therapeutischen Geschehen. Erfahrungen aus der Arzt-Praxis. In: S. Leutwyler u.a. (Hg.), Spiritualität und Wissenschaft. Zürich: vdf Hochschulverlag, 237–243

JÄNKE, L. (2005): Wie unterscheidet das Gehirn zwischen Illusion und Realität? In: S. Leutwyler u.a. (Hg.), Spiritualität und Wissenschaft. Zürich: vdf Hochschulverlag, 77–86

JECKLIN, H. (2005): Spirituelles Denken und Handeln in der Wirtschaft. In: S. Leutwyler u.a. (Hg.), Spiritualität und Wissenschaft. Zürich: vdf Hochschulverlag, 225–236

KAISER, A./JANS, F.-X: (2005): Meister, Guru, Seelenführer: Wie finde ich einen seriösen Lehrer? In: S. Leutwyler u.a. (Hg.), Spiritualität und Wissenschaft. Zürich: vdf Hochschulverlag, 253–268

KARNICK, J. (2006): »Glauben ist Poesie und trotzdem harte Arbeit«, sagt Ex-Mönch Fulbert Steffensky. Ein Gespräch über Halbherzigkeit. Hoffnung und Humor. Dossier »Kann man glauben lernen? In: *Brigitte. Das Magazin für Frauen* 26/2006, 113–115

KASPER, W. (Hg.) (^{3}2000): Lexikon für Theologie und Kirche (Bd. 9). Freiburg: Herder

KEEN, S. (1992): Feuer im Bauch. Über das Mann-Sein. Hamburg: Kabel

KEEN, S. (1996): Wider die Leere in unserer Zeit. Eine praktische Philosophie für den Alltag. Hamburg: Kabel

KELEMAN, S. (1994): Forme dein Selbst. Wie wir Erfahrungen verkörpern und umgestalten. Ein Übungsbuch. München: Kösel

KEPNER, J.I. (1989): Körperprozesse. Ein gestalttherapeutischer Ansatz. Köln: EHP

KEPNER, J.I. (2002): Erfahrungsfelder und die Erschaffung eines verkörperten Feldes. Überarbeitete Fassung des Vortrags anlässlich der DVG-Tagung in Bad Kissingen. In: *Gestalttherapie* 16 (2/2002), 31–61

KEPNER, J.I. (2003): Healing Tasks. Psychotherapy with Adult Survivors of Childhood Abuse. Cambridge: Gestalt Press

KEPNER, J.I. (2005): Heilsame Körperprozesse in der Psychotherapie. Aufbau-Curriculum 2005-2006. Organisation: IGW und G.E.N.I. Seminarunterlagen von James Kepner und eigene Mitschrift beim Workshop Nr. 1. September 2005

KÖGLER, M. (2006): Spiritualität als Ressource? Zusammenhang von Spiritualität mit psychischer Belastung und Therapieerfolg bei PatientInnen der psychosomatischen Klinik Bad Grönebach. Diplomarbeit. München

KOPP, S.B. (1988): Triffst du Buddha unterwegs. Psychotherapie und Selbsterfahrung. Frankfurt a.M.: Fischer

KOPP, S.B. (1994): Wieder bei Eins anfangen. Ein praktisches Handbuch für Therapeuten und Gruppenleiter. Oldenburg: Transform

KORNFIELD, J. ([5]2000): Frag den Buddha und geh den Weg des Herzens. München: Kösel

KRAUSS, O. (2001): Konstruktion und Evaluation eines Trainingsprogramms zum Umgang mit Sterbenden und ihren Angehörigen. Dissertation. Universität Leipzig

KRAUSS-KOGAN, W. (2006a): Der Körper als Stütze (self-support) – Unterstützung (support) für den Körper. Die Rolle des Körpers in der Gestalttherapie. In: *Gestalttherapie* 20 (1/2006), 6–17

KRAUSS-KOGAN, W. (2006b): Die Bedeutung des Körpers in der Gestalttherapie. In: G. Marlock u.a., Handbuch der Körperpsychotherapie. Stuttgart: Schattauer, 897–905

KÜNG, H. (1987): Freud und die Zukunft der Religion. München: Piper

KÜNG, H. ([4]2005): Der Anfang aller Dinge. Naturwissenschaft und Religion. München: Piper

LADISICH-RAINE, A. (1990): Gestaltwege zur inneren Wahrheit – Gedanken zum Selbst. In: *Gestalttherapie* 4 (1/1990), 61–64

LADISICH-RAINE, A. (1998): Von den Süchten der Therapeuten und der Weisheit des Schlichten. In: H. Laubreuter (Hg.), Psychotherapie und Religion. Innsbruck: Tyrolia, 115–121

LANG, K. (2005): Transpersonale Dimensionen und Perspektiven der Gestalttherapie. In: *Gestalttherapie* 17 (1/2003), 41–63

LANZ, M. ([4]2007): Und plötzlich guckst du bis zum lieben Gott. Die zwei Leben des Horst Lichter. Gütersloh: Gütersloher Verlagshaus

LATNER, J. (2001): Alles einbeziehen – Gedanken über Ganzheitlichkeit. In: F.-M. Staemmler (Hg.), Gestalttherapie im Umbruch. Von alten Begriffen zu neuen Ideen. Köln: EHP, 117–141

LAUBREUTER, H. (Hg.) (1998): Psychotherapie und Religion. Innsbruck: Tyrolia

LESSIN, U. (2002): Fragment als Korrektiv. Plädoyer für ein Gegengewicht zu Totalisierungstendenzen des Ganzheitsbegriff. In: *Gestalttherapie* 16 (1/2002), 19–51

LEUTWYLER, S. (2005): Spiritualität und Wissenschaft: Zwei Wege, die Welt wahrzunehmen. In: S. Leutwyler u.a. (Hg.), Spiritualität und Wissenschaft. Zürich: vdf Hochschulverlag, 13–25

LEUTWYLER, S./NÄGELI, M. (Hg.) (2005): Spiritualität und Wissenschaft. Zürich: vdf Hochschulverlag

LEVY, M. ([25]2007): Solange du da bist. Berlin: Aufbau

LIPOVETSKY, G. (1995): Narziß oder Die Leere. Sechs Kapitel über die unaufhörliche Gegenwart. Hamburg: Europäische Verlagsanstalt

LÜDKE, C./CLEMENS, K. (2003): Kein Trauma muss für immer sein. Bergisch Gladbach: EHP

LUKAS, E. ([3]2002): In der Trauer lebt die Liebe weiter. München: Kösel

MACK, B. (1996): Der Liebe einen Sinn geben. Wege zur Liebe – Wege zum Kern. Grundlagen der CoreDynamik. Berlin: Simon + Leutner

MACK, B. (1999): Kontakt, Intuition und Kreativität. Vom Umgang mit wachsender Komplexität im Management und Alltagsleben. Ein Übungs- und Erfahrungsbuch. Paderborn: Junfermann

MARLOCK, G. (2006a): Körperpsychotherapie – eine Traditionslinie der modernen Tiefenpsychologie. In: G. Marlock u.a., Handbuch der Körperpsychotherapie. Stuttgart: Schattauer, 61–74

MARLOCK, G. (2006b): Körperpsychotherapie als Wiederbelebung des Selbst – eine tiefenpsychologische und phänomenologisch-existenzielle Perspektive. In: G. Marlock u.a., Handbuch der Körperpsychotherapie. Stuttgart: Schattauer, 138–151

MARLOCK, G./WEISS, H. (2006): Handbuch der Körperpsychotherapie. Stuttgart: Schattauer

MEHRGARDT, M. (2006a): Und Ischa knurrte. Eine Collage von SINN, Feld und Gestalt mit drei Erzählungen (Teil 1). In: *Gestalttherapie* 20 (1/2006), 98–118

MEHRGARDT, M. (2006b): Und Ischa knurrte. Eine Collage von SINN, Feld und Gestalt mit drei Erzählungen (Teil 2). In: *Gestalttherapie* 20 (2/2006), 63–73

MELNICK, J./MARCH NEVIS, S. (1999): Intimität und Macht in dauerhaften Beziehungen. Systeme aus gestalttherapeutischer Sicht. In: G. Wheeler/S. Backman (Hg.), Gestalttherapie mit Paaren. Wuppertal: Hammer, 273–288

MERTON, T. (Hg.) (1971): Sinfonie für einen Seelenvogel und andere Texte des Tschuang-tse. Düsseldorf: Patmos

MORRIS, R. (1999): Gott würfelt nicht. Universum, Materie und kreative Intelligenz. Wien: Europa-Verlag

MOSER, T. (2001): Psychotherapie und Andacht – Über heilsame und krankmachende Religion. In: L. Riedel (Hg.) (2001a), Couch oder Kirche? Psychotherapie und Religion – zwei mögliche Wege auf der Suche nach Sinn. Beiträge der Basler Psychotherapie-Tage 2001. Riehen: Perspectiva-Media-Verl., 177–194

MOUNTAIN DREAMER, O. (2000): Die Einladung. München: Goldmann

MÜLLER, F.N. (2005): Kontemplation – mystischer Versenkungsweg aus altchristlicher Tradition. In: S. Leutwyler u.a. (Hg.), Spiritualität und Wissenschaft. Zürich: vdf Hochschulverlag, 133–152

MÜLLER, W. (Hg.) (1992): Psychotherapie in der Seelsorge. (Freiburger Akademieschriften). Düsseldorf: Patmos

MURKEN, S. (1998): Gottesbeziehung und psychische Gesundheit. Die Entwicklung eines Modells und seine empirische Überprüfung. Münster: Waxmann. Im Internet: http://www.psychology-of-religion.de/deutsch/murken/mudownl_f.htm (2.1.2008)

MURKEN, S. (2003a): Die Bedeutung von Religiosität und Spiritualität für die Behandlung von Patienten in der psychosomatischen Rehabilitation. In: S. Murken u.a. (2003) (Hg.), Spiritualität in der Psychosomatik. Konzepte und Konflikte zwischen Psychotherapie und Seelsorge. CD-ROM Dokumentation der Tagung am 21./22. September 2001 in Bad Kreuznach. Marburg: Diagonal-Verlag. Im Internet: http://www.psychology-of-religion.de/deutsch/murken/mudownl_f.htm (2.1.2008)

MURKEN, S. (2003b): Spiritualität in der Psychosomatik? Konzepte und Konflikte zwischen Psychotherapie und Seelsorge. Eine Einführung in das Tagungsthema. In: S. Murken u.a. (Hg.), Spiritualität in der Psychosomatik. Konzepte und Konflikte zwischen Psychotherapie und Seelsorge. CD-ROM Dokumentation der Tagung am 21./22. September 2001 in Bad Kreuznach. Im Internet: http://www. psychology-of-religion.de/deutsch/murken/mudownl_f.htm (2.1.2008)

MÜSSEN, P. (1995): Lebenskunst – ein gemeinsames Anliegen von Psychologie und Theologie. In: *Lebenskunst lernen. Psychologie und Glaube* (Themenhefte Gemeindearbeit 23). Aachen: Bergmoser + Höller, 4–14

NÄGELI, M. (2005): Spiritualität und Wissenschaft: Eine Übersicht. In: S. Leutwyler u.a. (Hg.), Spiritualität und Wissenschaft. Zürich: vdf Hochschulverlag, 27–47

NARANJO, C. (1996): Präsenz, Gewahrsein, Verantwortung. Grundhaltung und Praxis einer lebendigen Therapie. Freiamt: Arbor

NAUSNER, L. (1999): Phänomenologische und hermeneutische Grundlagen der Gestalttherapie. In: R. Fuhr u.a. (Hg.), Handbuch der Gestalttherapie. Göttingen: Hogrefe, 463–484

NAUSNER, L. (2004): Anthropologische Grundlagen der Integrativen Gestalttherapie. In: M. Hochgerner u.a. (Hg.), Gestalttherapie, Wien: Facultas, 37–52

NEUHAUS, U. (2006): Pflege zwischen Wissenschaft, Handlung und Spiritualität. In: P. Heusser (Hg.), Spiritualität in der modernen Medizin. (Reihe: Komplementäre Medizin im interdisziplinären Diskurs Bd. 10). Bern: Lang, 130–144

NEVIS, E.C. (1988): Organisationsberatung. Ein gestalttherapeutischer Ansatz. Köln: EHP (4. Aufl. Bergisch Gladbach 2005; orig. 1987)

NOCKE, F.-J. (2001): Hingabe. Zum Thema Sterben und Tod in der gegenwärtigen Theologie. In: M. Schlagheck (Hg.), Theologie und Psychologie im Dialog über Sterben und Tod. Paderborn: Bonifatius, 47–71

OBERMÜLLER, K. (2005): Spiritualität und Verantwortung. In: S. Leutwyler u.a. (Hg.), Spiritualität und Wissenschaft. Zürich: vdf Hochschulverlag, 109–119

ORBAN, P. (1991): Die Reise des Helden. Die Seele auf der Suche nach sich selbst. Frankfurt a.M.: Fischer

OSER, F./GMÜNDER, P. (1984): Der Mensch. Stufen seiner religiösen Entwicklung. Zürich: Benziger

PARLETT, M. (1999): Feldtheoretische Grundlagen gestalttherapeutischer Praxis. In: R. Fuhr u.a. (Hg.) Handbuch der Gestalttherapie. Göttingen: Hogrefe, 279–293

PERLS, F. (1978): Das Ich, der Hunger und die Aggression. Die Anfänge der Gestalttherapie. Stuttgart: Klett-Cotta

PERLS, F. ([5]1988): Gestalt-Therapie in Aktion. Stuttgart: Klett-Cotta

PERLS, F. ([8]1992): Grundlagen der Gestalt-Therapie. Einführung und Sitzungsprotokolle. *(Leben lernen 20).* München: Pfeiffer

PERLS, F.S. (1980): Gestalt – Wachstum – Integration. Aufsätze, Vorträge, Therapiesitzungen. Paderborn: Junfermann

PERLS, F.S. (1981): Gestalt-Wahrnehmung. Verworfenes und Wiedergefundenes aus meiner Mülltonne. Frankfurt a.M.: VHP

PERLS, F.S./HEFFERLINE, R.F./GOODMAN, P. (⁵2000): Gestalttherapie. Grundlagen. München: dtv

PERLS, L. (2005): Ein Trialog. Im Gespräch mit Richard Kitzler und E. Mark Stern. In: *Gestaltkritik* 15 (2/2005), 4–9; 12–19

PERLS, L. (²1999): Leben an der Grenze. Essays und Anmerkungen zur Gestalt-Therapie. Hg. M. Sreckovic. Köln: EHP

PERNTER, G. (2005): Was uns der Tod sagen kann. In: *»Katholisches Sonntagsblatt«*. Kirchenzeitung der Diözese Bozen-Brixen vom 17.4.2005, 7

PERNTER, G. (2006): Lebst du schon oder lebst du nur? In: *tau_zeit* (September 2006), 2f

PERNTER, G. (2006): Sehnsucht nach Mehr leben. Sehnsucht nach mehr Leben. Gestalttherapie und Spiritualität. Unveröffentlichtes Manuskript

PERNTER, G. (2007a): Ich suche nicht. Ich finde. In: *tau_zeit* (September 2007), 17

PERNTER, G. (2007b): Von der Kunst, erwachsen zu werden. In: *tau_zeit* (Juni 2007), 12-15

PERNTER, G. (2008): Das Leben nehmen. Wie es kommt. In: *tau_zeit* (März 2008), 6f; 11

PETZOLD, H.G. (2006): Der »informierte Leib«: »embodied and embedded« – ein Metakonzept für die Leibtherapie. In: G. Marlock u.a., Handbuch der Körperpsychotherapie. Stuttgart: Schattauer, 100–118

PICKER, R. (2000): Die kostbare Entdeckung. 45 Briefe zur Gestalttherapie. Gösing/Wagram: Ed. Neue Wege

PLATSCH, K.-D. (2006): Die spirituelle Dimension in der Chinesischen Medizin – ein Modell für den Westen? In: P. Heusser (Hg.), Spiritualität in der modernen Medizin. *(Komplementäre Medizin im interdisziplinären Diskurs Bd. 10)*. Bern: Lang, 71–90

PLEWA, A. (1992): Psychologie als Wissenschaft. In: J. Blattner u.a. (Hg.), Handbuch der Psychologie für die Seelsorge (Bd. 1). Düsseldorf: Patmos, 13–44

POLAK, R. (Hg.) (2002): Megatrend Religion? Neue Religiositäten in Europa. Ostfildern: Schwabenverlag

POLSTER, E. (1987): Jedes Menschen Leben ist einen Roman wert. Köln: EHP

POLSTER, E./POLSTER, M. (1983): Gestalttherapie. Theorie und Praxis der integrativen Gestalttherapie. Frankfurt a.M.: Fischer

POLSTER, E./POLSTER, M. (2002): Das Herz der Gestalttherapie. Beiträge aus vier Jahrzehnten. Wuppertal: Hammer

PORTELE, G.H. (1992): Der Mensch ist kein Wägelchen. Gestaltpsychologie – Gestalttherapie – Selbstorganisation – Konstruktivismus. Köln: EHP

PORTELE, G.H. (1999b): Martin Buber für Gestalttherapeuten. In: E. Doubrawa u.a. (Hg.), Heilende Beziehung: dialogische Gestalttherapie. Wuppertal 1999, 10–23

PORTELE, G.H. (2002): Wer bin ich? Gedanken zu Selbst und Nicht-Selbst. Bergisch-Gladbach: EHP

PORTELE, H. (1987): Gestalt-Theorie, Gestalttherapie und Theorien der Selbstorganisation. In: *Gestalttherapie* 1 (1/1987), 25–29

PORTELE, H. (1999a): Gestaltpsychologische Wurzeln der Gestalttherapie. In: R. Fuhr u.a. (Hg.), Handbuch der Gestalttherapie. Göttingen: Hogrefe, 263–278

PRÖPPER, M. (2007): Gestalttherapie mit Krebspatienten. Eine Praxishilfe zur Traumabewältigung. Wuppertal: Hammer

QUEKELBERGHE, R., VAN (2007): Grundzüge der spirituellen Psychotherapie. Eschborn: Klotz

RAHM, D. (2004): Gelassenheit. In: A.E. Auhagen (Hg.), Positive Psychologie. Weinheim: Beltz, 33–51

RATZINGER, J. (Papst Benedikt XVI) (2005): Gott und die Welt. Glauben und Leben in unserer Zeit. Ein Gespräch mit Peter Seewald. München: Knaur

RENZ, M. (2001): Spiritualität – wesentliche Dimension gelingender Psychotheapie. In: L. Riedel (Hg.) (2001a), Couch oder Kirche? Psychotherapie und Religion – zwei mögliche Wege auf der Suche nach Sinn. Beiträge der Basler Psychotherapie-Tage 2001. Riehen: Perspectiva-Media-Verl., 285–304

RENZ, M. (2006a): Ein Heilmittel namens »Spiritualität?«. Vom Versuch, die therapeutische Wirkung immaterieller Kräfte zu quantifizieren. In: *Neue Zürcher Zeitung* 6.5.2006. Im Internet: www.nzz.ch/2006/05/06/zf/articleDP1MK.html (2.1.2008)

RENZ, M. (2006b): Spiritualität und die Frage nach dem, was heilt: Wesen, Wirkungen, Inhalte spiritueller Erfahrung. In: P. Heusser (Hg.), Spiritualität in der modernen Medizin. *(Komplementäre Medizin im interdisziplinären Diskurs Bd. 10).* Bern: Lang, 35-48

RICHTER, K.F. (1997): Erzählweisen des Körpers. Kreative Gestaltarbeit in Therapie, Beratung, Supervision und Gruppenarbeit. Seelze-Velber: Kallmeyer

RIEDEL, L. (Hg.) (2000): Dem Wesentlichen auf die Spur. Beiträge zu den Basler Psychotherapietagen 2000. Riehen: Perspektiva-Media-Verl.

RIEDEL, L. (Hg.) (2001a): Couch oder Kirche? Psychotherapie und Religion – zwei mögliche Wege auf der Suche nach Sinn. Beiträge der Basler Psychotherapie-Tage 2001. Riehen: Perspektiva-Media-Verl.,

RIEDEL, L. (Hg.) ([2]2001b): Mit Krisen leben. Beiträge der Luzerner Psychotherapie-Tage 1995. Riehen: Perspektiva-Media-Verl.

RILKE, R.M. (1972): Das Stundenbuch. Frankfurt a.M.: Insel

RILKE, R.M. (1980): Werke, Bd. II. Rilke Archiv u.a. (Hg.). Frankfurt a.M.: Insel

RISSMANN, W. (2006): Der spirituelle Schulungsweg des Arztes. In: P. Heusser (Hg.), Spiritualität in der modernen Medizin. *(Komplementäre Medizin im interdisziplinären Diskurs Bd. 10).* Bern: Lang, 205–220

ROECK, B.-P., DE ([21]1992 a): Dein eigener Freund werden. Wege zu sich selbst und anderen. Reinbek bei Hamburg: Rowohlt

ROECK, B.-P., DE (1992b): Gras unter meinen Füßen. Eine ungewöhnliche Einführung in die Gestalttherapie. Reinbek bei Hamburg: Rowohlt

ROECK, B.-P., DE/ABEELE, J., VAN DEN (1988): Leben lernen, statt gelebt zu werden. Ein praktischer Lebensunterricht. Offenbach: Burckhardthaus-Laetare

ROOS, T. ([2]2006): Philosophische Vitamine. Die Kunst des guten Lebens. Köln: Kiepenheuer & Witsch

ROSENBLATT, D. (²1996): Gestalttherapie für Einsteiger. Wuppertal: Hammer

RUDOLF, O. (²⁹1936): Das Heilige. Über das Irrationale in der Idee des Göttlichen und sein Verhältnis zum Rationalen. München: Beck

RUMPLER, P. (1996): Die Gestalt der Seele – Die Seele der Gestalt. In: *Gestalttherapie* 10 (1/1996), 84–100

RUMPLER, P. (1999): Kulturelle Einflüsse auf die Gestalttherapie. Kritische Anmerkungen zu ihrer Entwicklung. In: R. Fuhr u.a. (Hg.), Handbuch der Gestalttherapie. Göttingen: Hogrefe, 330–344

RUSCHMANN, E. (1999): Philosophische Beratung. Stuttgart: Kohlhammer

RUSSEL, P. (2002): Quarks, Quanten und Satori. Wissenschaft und Mystik: Zwei Erkenntniswege treffen sich. Bielefeld: J. Kamphausen

RUTISHAUSER, C.M. (2005): Spiritualität im Kontext. Eine zeitgeschichtliche und religionswissenschaftliche Verortung. In: S. Leutwyler u.a. (Hg.), Spiritualität und Wissenschaft. Zürich: vdf Hochschulverlag, 185–196

SARTORY, A./MARLOCK, G./WEISS, H. (2006): Übersicht zu einigen Varianten körperpsychotherapeutischer Charaktertheorie. In: G. Marlock u.a., Handbuch der Körperpsychotherapie. Stuttgart: Schattauer, 329–332

SASS, H./WITTCHEN, H.-U./ZAUDIG, M./HOUBEN, I. (2003): Diagnostisches und Statistisches Manual Psychischer Störungen – Textrevision – DSM-IV-TR. Göttingen: Hogrefe

SATIR, V./ENGLANDER-GOLDEN, P. (1994): Sei direkt. Der Weg zu freien Entscheidungen. Paderborn: Junfermann

SCHARFETTER, C. (2005a): Chancen und Gefahren auf dem spirituellen Weg. In: S. Leutwyler u.a. (Hg.), Spiritualität und Wissenschaft. Zürich: vdf Hochschulverlag, 219–224

SCHARFETTER, C. (2005b): Warum Wissenschaft und Spiritualität nicht in Widerspruch geraten. In: S. Leutwyler u.a. (Hg.), Spiritualität und Wissenschaft. Zürich: vdf Hochschulverlag, 87–93

SCHARFETTER, C. (⁴1997): Der spirituelle Weg und seine Gefahren. Spiritualität, Begriff, Typen, Bewusstseinsbereiche, Induktoren und Inhalte, Meditation, Spirituelle Krise, Sekten und totalitäre Kulte. Eine Übersicht für Berater und Therapeuten. Stuttgart: Enke

SCHELLENBAUM, P. (2001): Im Einverständnis mit dem Wunderbaren. In: L. Riedel (Hg.) (2001a), Couch oder Kirche? Psychotherapie und Religion – zwei mögliche Wege auf der Suche nach Sinn. Beiträge der Basler Psychotherapie-Tage 2001. Riehen: Perspectiva-Media-Verl., 305–323

SCHIFFER, E. (2001): Wie Gesundheit entsteht. Salutogenese: Schatzsuche statt Fehlerfahndung. Weinheim: Beltz

SCHLAGHECK, M. (Hg.) (2001): Theologie und Psychologie im Dialog über Sterben und Tod. Paderborn: Bonifatius

SCHLEEGER, B.M. (1992): … und … wo ist das Problem …? Zen-Buddhismus und Gestalttherapie. Sankt Augustin: Academia

SCHLENZIG, E. (2003): Entwicklung, Durchführung und Evaluation eines Ausbildungsprogrammes zur persönlichen Auseinandersetzung mit Sterben und Tod für Medizin- und Psychologiestudenten. Dissertation. Universität Leipzig

SCHLUMPF, E. (^{2}2004): Wenn ich einst alt bin, trage ich Mohnrot. Neue Freiheiten genießen. München: Kösel

SCHMID, G. (2005): Spiritualität im Angebot. In: S. Leutwyler u.a. (Hg.), Spiritualität und Wissenschaft. Zürich: vdf Hochschulverlag, 51–62

SCHMID, G. (^{2}2001): Spiritualität als Therapie und Therapie als Spiritualität in den Krisen der modernen Zivilisation. In: L. Riedel (Hg.) (2001b), Mit Krisen leben. Beiträge der Luzerner Psychotherapie-Tage 1995. Riehen: Perspektiva-Media-Verl., 191–200

SCHMID, W. (1998): Philosophie der Lebenskunst. Eine Grundlegung. Frankfurt a.m.: Suhrkamp

SCHMID, W. (1999):»Arbeit an sich selbst. Das ist Lebenskunst.« Ein Gespräch mit Wilhelm Schmid über die Frage: Können wir von den alten Philosophen Lebenskunst lernen? (Interview: Heiko Ernst) In: *Psychologie heute. Compact* Nr. 4 Lebenskunst, 6–11

SCHMID, W. (2000): Schönes Leben? Einführung in die Lebenskunst. Frankfurt a.m.: Suhrkamp

SCHMID, W. (2005a): Die Kunst der Balance. 100 Facetten der Lebenskunst. Frankfurt a.m.: Insel

SCHMID, W. (Hg.) (2005b): Leben und Lebenskunst am Beginn des 21. Jahrhunderts. München: Fink

SCHMID, W. (2007): Mit sich selbst befreundet sein. Von der Lebenskunst im Umgang mit sich selbst. Frankfurt a.m.: Suhrkamp

SCHMIDT, A. (2002): Religion für Nicht-Religiöse. Neue Zugänge zur eigenen Religiosität. Ein innerer Dialog. Petersberg: Via Nova

SCHMIDT-LELLEK, C.J. (2001): Ich und Du – dialogische Beziehung und sokratisches Gespräch. In: F.-M. Staemmler (Hg.), Gestalttherapie im Umbruch. Von alten Begriffen zu neuen Ideen. Köln: EHP, 143–175

SCHMIDT-LELLEK, C.J. (2004): Gestalttherapie als dialogisches Verfahren. In: Hochgerner u.a. (Hg.), Gestalttherapie. Wien: Facultas, 53–76

SCHMIDT-SALOMON, M. (2005): Manifest des evolutionären Humanismus. Plädoyer für eine zeitgemäße Leitkultur. Aschaffenburg: Alibri

SCHMITT, E.-E. (^{2}2007): Oskar und die Dame in Rosa. Frankfurt a.m.: Fischer

SCHNEIDER, K. (1990): Grenzerlebnisse: zur Praxis der Gestalttherapie. Köln: EHP

SCHOEN, S. (1996): Wenn Sonne und Mond Zweifel hätten. Gestalttherapie als spirituelle Suche. Wuppertal: Hammer

SCHOWALTER, M./MURKEN, S. (2003): Religion und Gesundheit – empirische Zusammenhänge komplexer Konstrukte. In: C. Henning, S. Murken & E. Nestler (Hg.), Einführung in die Religionspsychologie. Paderborn: Ferdinand Schöningh, 138–162. Im Internet: http://www.psychology-of-religion.de/deutsch/murken/mudownl_f.htm (2.1.2008)

SCHOWALTER, M./RICHARD, M./MURKEN, S./SENST, R./RÜDDEL, H. (2003): Die Integration von Religiosität in die psychotherapeutische Behandlung bei religiösen Patienten – ein Klinikvergleich. In: *Zeitschrift für Klinische Psychologie, Psychiatrie und Psychotherapie*, 51, 361–374. Im Internet: http://www. psychology-of-religion.de/deutsch/murken/mudownl_f.htm (2.1.2008)

SCHRADER, M. (2007): Sind fromme Menschen gesünder? *Stern 18.11.2007.* Im Internet: http://www.psychology-of-religion.de/deutsch/aktuelles/presse_f.htm; www.stern.de/wissenschaft/mensch/:Religion-Gesundheit-Sind-Menschen/602819. html (2.1.2008)

SCHULTHESS, P. (2006): Die Fähigkeit zur sozialen und politischen Verantwortung als gestalttherapeutisches Ziel. In: *Gestalttherapie* 20 (1/2006), 34–45

SCHULZE, G. (1992): Die Erlebnisgesellschaft – Kultursoziologie der Gegenwart. Frankfurt a.m: Campus

SCHÜTZ, C. (1988a): Christliche Spiritualität. In: C. Schütz (Hg.), Praktisches Lexikon der Spiritualität. Freiburg 1988, 1171–1180

SCHÜTZ, C. (Hg.) (1988b): Praktisches Lexikon der Spiritualität. Freiburg 1988

SCHWENNEN, C. (2004): Verzeihen. In: A. E. Auhagen (Hg.), Positive Psychologie. Weinheim: Beltz, 139–153

SCHWINGES, R.C. (2005): Geleitwort. In: S. Leutwyler u.a. (Hg.), Spiritualität und Wissenschaft. Zürich: vdf Hochschulverlag, 9–11

SELG, P. (2006): Die ideellen Beziehungen des Christentums zur Heilkunde und die Anthroposophische Medizin. In: P. Heusser (Hg.), Spiritualität in der modernen Medizin. *(Komplementäre Medizin im interdisziplinären Diskurs Bd. 10).* Bern: Lang, 145–196

SELIGMAN, M.E.P. (2003): Der Glücksfaktor. Bergisch Gladbach: Ehrenwirth

SIEGEL, S. (2007): Gestalttherapeutische Diagnostik. Widersprüchliche Vielheit oder Chance zum differenzierten Blick? In: *Gestalttherapie* 21 (2/2007), 35–43

SIMKIN, J.S. (²2000): Gestalttherapie. Mini-Lektionen für Einzelne und Gruppen. Wuppertal: Hammer

SLOTERDIJK, P. (1983): Kritik der zynischen Vernunft. Bd. 2. Frankfurt a.M.: Suhrkamp

SMITH, E. (2001): Die Interviews. In: R.L. Harman (Hg.), Werkstattgespräche Gestalttherapie: mit Gestalttherapeuten im Gespräch. Wuppertal: Hammer, 13–42

SRECKOVIC, M. (1999): Geschichte und Entwicklung der Gestalttheapie. In: R. Fuhr u.a. (Hg.), Handbuch der Gestalttherapie. Göttingen: Hogrefe, 16–178

STAEMMLER, F.-M. (1993): Therapeutische Beziehung und Diagnose. Gestalttherapeutische Antworten. *(Leben lernen 90).* München: Pfeiffer

STAEMMLER, F.-M. (2000): Regressive Prozesse in der Gestalttherapie. In: B. Bocian u.a. (Hg.), Gestalttherapie und Psychoanalyse. Göttingen: Vandenhoeck & Ruprecht, 142–202

STAEMMLER, F.-M. (2001a): Das Hier und Jetzt ist auch nicht mehr das, was es mal war – Kometenschweif, Janus-Kopf und die Unendlichkeit von Möglichkeiten. In: F.-M. Staemmler (Hg.), Gestalttherapie im Umbruch. Von alten Begriffen zu neuen Ideen. Köln: EHP, 177–219

STAEMMLER, F.-M. (Hg.) (2001b): Gestalttherapie im Umbruch. Von alten Begriffen zu neuen Ideen. Köln: EHP

STAEMMLER, F.-M. (2001c): Vorwort: 50 Jahre Gestalttherapie – Spekulationen zwischen den Zeiten. In: F.-M. Staemmler (Hg.), Gestalttherapie im Umbruch. Von alten Begriffen zu neuen Ideen. Köln: EHP, 9–31

STAEMMLER, F.-M. (2006): Babylonische Sprachverwirrung? Über die vielfältigen Verwendungen und Bedeutungen des Feldbegriffs. In: *Gestalttherapie 20* (2/2006), 30–62

STAEMMLER, F.-M./BOCK, W. (1991): Ganzheitliche Veränderung in der Gestalttherapie. *(Leben lernen 78)*. München: Pfeiffer

STAEMMLER, F.-M./BOCK, W. (Mitarbeit) (1999): Verstehen und Verändern – Dialogisch-prozessuale Diagnostik. In: R. Fuhr u.a. (Hg.), Handbuch für Gestalttherapie. Göttingen: Hogrefe, 673–687

STAUSS, K. (2000): Leben lernen ist Beziehungslernen. In: L. Riedel (Hg.) (2000), Dem Wesentlichen auf die Spur. Beiträge zu den Basler Psychotherapietagen 2000. Riehen: Perspectiva-Media-Verl., 279–296

STAUSS, K. (2003): Zum Menschenbild einer postmodernen Psychotherapie. In: *Transpersonale Psychologie und Psychotherapie* 9 (2/2003), 39–66

STEINVORTH, M.M. (1999): Im Körper zu Hause. Eine bioenergetische Entdeckungsreise. Göttingen: Vandenhoeck & Ruprecht

STEVENS, B. (2000): Don't push the river. Gestalttherapie an ihren Wurzeln. Wuppertal: Hammer

STOCKMANN, C. (2006): Pastoralmedizin: Zusammenwirken von Ärzten und Priester. In: P. Heusser (Hg.), Spiritualität in der modernen Medizin. *(Komplementäre Medizin im interdisziplinären Diskurs Bd. 10)*. Bern: Lang, 196–203

STOLZ, J. (2005): Der Erfolg der Spiritualität. Gesellschaftsentwicklung und Transzendenzerfahrung am Beispiel der Schweiz. In: S. Leutwyler u.a. (Hg.), Spiritualität und Wissenschaft. Zürich: vdf Hochschulverlag, 121–132

STRÜMPFEL, U. (2006): Therapie der Gefühle. Forschungsbefunde zur Gestalttherapie. Bergisch Gladbach: EHP

STUTZ, P. (2003): Verwundet bin ich und aufgehoben. Für eine Spiritualität der Unvollkommenheit. München: Kösel

SUDBRACK, J. (^{3}2000): Spiritualität (IV. Systematisch-theologisch). In: W. Kasper (Hg.), Lexikon für Theologie und Kirche (Bd. 9). Freiburg: Herder, 856f

TAMARO, S. (1995): Geh, wohin dein Herz dich trägt. Zürich: Diogenes

TAUSCH, R. (2004): Sinn in unserem Leben. In: A.E. Auhagen (Hg.), Positive Psychologie. Weinheim: Beltz, 86-102

TESCHKE, D. (1999): Gestalttherapeutische Prozessforschung am Beispiel einer Untersuchung über »Existentielle Momente in der Psychotherapie«. In: R. Fuhr u.a. (Hg.), Handbuch der Gestalttherapie. Göttingen: Hogrefe, 1161–1178

THURNEYSEN, A. (2006): Spirituelle Elemente in der Homöopathie. In: P. Heusser (Hg.), Spiritualität in der modernen Medizin. *(Komplementäre Medizin im interdisziplinären Diskurs Bd. 10)*. Bern: Lang, 119–130

TRACY, B. (2004): Der Weg zur erfolgreichen Selbständigkeit. MediaTraining®. Freiburg: JFB Bornhorst

TUGENDHAT, E. (2005): Spiritualität, Religion und Mystik. In: S. Leutwyler u.a. (Hg.), Spiritualität und Wissenschaft. Zürich: vdf Hochschulverlag, 95–106

UNTERRAINER, H. (2007): Spiritualität und psychische Gesundheit. Glaube als Ressource in der Krankenverarbeitung. Saarbrücken: VDM, Müller

UTSCH, M. (2004): Religiosität und Spiritualität. In: A.E. Auhagen (Hg.), Positive Psychologie. Weinheim: Beltz, 67–85

UTSCH, M. (2005): Religiöse Fragen in der Psychotherapie. Psychologische Zugänge zu Religiosität und Spiritualität. Stuttgart: Kohlhammer

VENTURA, M./HILLMAN, J. (1999): Hundert Jahre Psychotherapie – und der Welt geht's immer schlechter. Düsseldorf: Walter

VORGRIMLER, H. (2000): Neues Theologisches Wörterbuch. Freiburg: Herder

WALACH, H. (2000): Narzissmus – Der Schatten der Transpersonalen Psychologie. In: *Transpersonale Psychologie und Psychotherapie* 6 (2/2000), 53–67

WALACH, H. (2006): Achtsamkeit und Achtsamkeitsmeditation als Ressource. In: P. Heusser (Hg.), Spiritualität in der modernen Medizin. *(Komplementäre Medizin im interdisziplinären Diskurs Bd. 10)*. Bern: Lang, 91–107

WALSER, C./WILD, P. (2002): Men's Spirit. Spiritualität für Männer. Freiburg: Herder

WEHOWSKY, A. (2006a): Der Energiebegriff in der Körperpsychotherapie. In: G. Marlock u.a., Handbuch der Körperpsychotherapie. Stuttgart: Schattauer, 152–166

WEHOWSKY, A. (2006b): Wirkprinzipien der Körperpsychotherapie. In: G. Marlock u.a., Handbuch der Körperpsychotherapie. Stuttgart: Schattauer, 188–201

WELTER, J. (2005): Weg ohne Weg – Zur Aktualität von Meister Eckharts spirituellem Weg. In: S. Leutwyler u.a. (Hg.), Spiritualität und Wissenschaft. Zürich: vdf Hochschulverlag, 153–168

WELWOOD, J. (1995): Über echte und falsche spirituelle Autorität. In: K. Wilber u.a. (Hg.), Meister, Gurus, Menschenfänger. Franfurt a.M.: Krüger, 39–61

WHEELER, G. (1993): Kontakt und Widerstand. Ein neuer Zugang zur Gestalttherapie. Köln: EHP

WHEELER, G. (2006): Jenseits des Individualismus. Für ein neues Verständnis von Selbst, Beziehung und Erfahrung. Wuppertal: Hammer

WHEELER, G./BACKMAN, S. (Hg.) (1999): Gestalttherapie mit Paaren. Wuppertal: Hammer

WILBER, K. (1988): Der glaubende Mensch. Die Suche nach Transzendenz. München: Goldmann

WILBER, K. (1991): Das Spektrum des Bewusstseins. Eine Synthese östlicher und westlicher Psychologie. Reinbek bei Hamburg: Rowohlt

WILBER, K. (^{2}1996): Eros, Kosmos, Logos. Eine Vision an der Schwelle zum nächsten Jahrtausend. Frankfurt a.M.: Krüger

WILBER, K./ECKER, B./ANTHONY, D. (Hg.) (1995): Meister, Gurus, Menschenfänger. Über die Integrität spiritueller Wege. Frankfurt a.M.: Krüger

WILD, P. (2005): Spiritualität innerhalb und ausserhalb der Kirche: Verantwortung und Schulungskompetenz. In: S. Leutwyler u.a. (Hg.), Spiritualität und Wissenschaft. Zürich: vdf Hochschulverlag, 245–251

WITTKOWSKI, J. (2001): Erleben und Verhalten bei der Begegnung mit Sterben und Tod – Ergebnisse der Psychologie des Todes. In: M. Schlagheck (Hg.), Theologie und Psychologie im Dialog über Sterben und Tod. Paderborn: Bonifatius, 11–46

WOLF, U. (1999): Psychosomatik – die Leib-Seele-Einheit in der Gestalttherapie. In: R. Fuhr u.a. (Hg.), Handbuch der Gestalttherapie. Göttingen: Hoegrefe, 789–811

YALOM, I.D. (2000a): Die Reise mit Paula. München: Goldmann

YALOM, I.D. (2002): Der Panama-Hut oder Was einen guten Therapeuten ausmacht. München: Goldmann

YALOM, I.D. (^{3}2000b): Existentielle Psychotherapie. Köln: EHP

YALOM, I.D. (^{7}1998): Die rote Couch. München: Goldmann

YALOM, I.D. (^{7}2003): Theorie und Praxis der Gruppenpsychotherapie. Ein Lehrbuch. Stuttgart: Klett-Cotta

YALOM, I.D./ELKIN, G. (2001): Jeden Tag ein bißchen näher. München: Goldmann

YONTEF, G.M. (1999a): Awareness, Dialog, Prozess. Wege zu einer relationalen Gestalttherapie. Köln: EHP

YONTEF, G.M. (1999b): Gestalttherapie als dialogische Methode. In: E. Doubrawa u.a. (Hg.), Heilende Beziehung. Wuppertal: Hammer, 24–52

ZABRANSKY, D./WAGNER-LUKESCH, E. (2004): Grundlagen der Gestalttheoretischen Psychotherapie. In: M. Hochgerner u.a. (Hg.), Gestalttherapie. Wien: Facultas, 125–145

ZAHRNT, H. (1989): Gotteswende. Christsein zwischen Atheismus und Neuer Religiosität. München: Piper

ZINKER, J.C. (1982): Gestalttherapie als kreativer Prozess. Paderborn: Junfermann

ZINKER, J.C. (1997): Auf der Suche nach gelingender Partnerschaft. Gestalttherapie mit Paaren und Familien. Paderborn: Junfermann

ZULEHNER, P.M./HAGER, I./POLAK, R. (2001): Kehrt die Religion wieder? Religion im Leben der Menschen 1970–2000. (Bd. 1).Ostfildern: Schwabenverlag

Claudio Hofmann

TATORT GOTT

Wie Christen, Juden und Muslime uns verderben oder retten können. Mit Achtsamkeitsübungen

ISBN: 978-3-89797-050-2 • 180 Seiten; zahlr. Abb., Zeittafeln und Übungen

»Dieses Buch habe ich für christliche, jüdische, muslimische Männer und Frauen geschrieben und für die vielen, die einer anderen oder gar keiner Religion angehören und die sich dennoch fragen, wozu wir heute Religionen brauchen. Das Buch wendet sich an Alte und Junge, Lehrende und Lernende, Arbeitslose, Priester, Programmierer, Hausfrauen und alle, die für den viel beschworenen Dialog der Religionen nach guten Gründen suchen. Und wenn Sie jetzt dieses Buch in den Händen halten, würde ich mich freuen, wenn Sie hier den einen oder anderen neuen Zugang zu den Religionen finden oder auch an alte, längst vergessene Anfänge wieder anknüpfen können.«

Der Autor verknüpft die aktuelle Frage nach der Bedeutung der Religionen innerhalb unserer Gesellschaft mit praktischen Übungen zur Achtsamkeit.

Stefan Blankertz

VERNUNFT IST WIDERSTAND

Thomas von Aquin und die Theorie der Gestalttherapie

ISBN: 978-3-926176-57-8 · 152 Seiten

Das intellektuelle Abenteuer im Grenzgebiet zwischen Theologie, Philosophie und Psychotherapie: Thomas von Aquin. Ein Buch wie eine Entdeckungsfahrt zu einem radikalen Aufklärer. Eine Einladung, mitzudenken, durchzudenken und nachzudenken.

Thomas von Aquin war auch ein »Vorläufer« der Gestalttherapie. Einer, der den therapeutischen und politischen Optionen der Gestalttherapie philosophische Tiefe gibt.

»Seiner Vernunft nicht zu folgen, ist Ungehorsam gegen Gott.«

(Thomas von Aquin)

Heide Anger, Peter Schulthess (Hrsg.)

GESTALT-TRAUMATHERAPIE

Vom Überleben zum Leben:
Mit traumatisierten Menschen arbeiten

(IGW-Publikationen in der EHP)
280 Seiten; ISBN: 978-3-89797-901-7

Der Band vermittelt den State of the Art der gestalttherapeutischen Arbeit mit traumatisierten Menschen: Grundlagen, Methoden und Praxis der Traumatherapie, u.a. Kriegstraumatisierung, Armut und Trauma, Trauma-folgestörungen, Dissoziative Fugue, Traumabehandlung von Kindern und Jugendlichen, Albträume, Genderperspektiven.

Mit Beiträgen von: Heide Anger, Irina Bezić, Willi Butollo, Brigitte Holzinger, Colette Jansen Estermann, Anja Jossen, Rotraud Kerner, Almut Ladisich-Raine, Thomas Schön, Peter Schulthess, Beatrix Wimmer, Wolfgang Wirth.

»Die Autorinnen und Autoren dieses Bandes erarbeiten in unterschiedlicher und beeindruckender Weise eine Verankerung der Traumatherapie mit der Theorie und den Konzepten der Gestalttherapie und zeigen, wie gut sich diese eignet, um mit traumatisierten Menschen zu arbeiten. Sie fördern damit die gestalttherapeutische Theoriebildung.«

Christoph J. Schmidt-Lellek

RESSOURCEN DER HELFENDEN BEZIEHUNG

Modelle dialogischer Praxis und ihre Deformationen

ISBN 978-3-89797-040-3 / 390 Seiten

Der Autor wendet sich an Professionelle in allen helfenden und beratenden Berufen und an Studierende (Psychologie, Psychotherapie, Medizin, Sozialarbeit, Sozialpädagogik, psychosoziale Beratung, Seelsorge, Supervision, Coaching) und lenkt die Aufmerksamkeit auf eine zentrale Kategorie für die Qualität helfenden Handelns: auf das Beziehungsgeschehen zwischen den Beteiligten: die Bedeutung der dialogischen Haltung für helfendes Handeln und deren Merkmale; die kulturgeschichtlichen, religiösen und philosophischen Ressourcen dieser Haltung, die eine Reflexionskultur in den helfenden Berufen unterstützen.Diese Ressourcen werden Praktikern hier zum ersten Mal zugänglich gemacht. Eine differenzierte Auseinandersetzung mit Ressourcen und Modelltypen erleichtert es, deren Bedeutung für die Praxis zu erkennen und zugleich ihre möglichen Ambivalenzen (»Helfer-Kitsch«, Grenzverletzungen, Machtmissbrauch) wahrzunehmen und zu reflektieren.

»Eine bedeutende Erweiterung des Wissens, auch in beruflicher und praktischer Hinsicht.«
> (Prof. Dr. Nando Belardi, Technische Universität Chemnitz)

»Die Darstellung hat eine Qualität, die auch Studierenden und interessierten Laien zugänglich ist.«
> (Prof. Dr. Bernhard Koring, Technische Universität Chemnitz)

»Der Autor behandelt die Thematik der Helferberufe aus einer disziplinübergreifenden Perspektive, was nicht nur ein neuer Ansatz ist, sondern auch zu höchst differenzierten, bisher nicht berücksichtigten Forschungsergebnissen führt.«
> (Prof. Dr. Dr. Werner Wiater, Universität Augsburg)